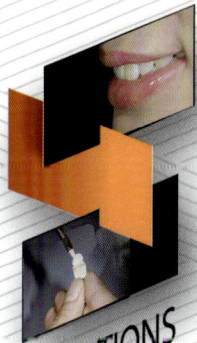

ALL-CERAMIC RESTORATIONS

口腔临床操作技术丛书 第一辑

全瓷 修复技术
ALL-CERAMIC RESTORATIONS

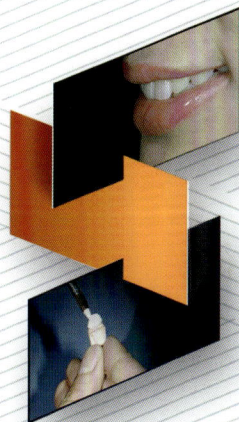

主　编　万乾炳

副主编　游　伦

编　委（以姓氏笔画为序）

于　林　万乾炳　王　剑

王　航　吕　杰　吕胡玲

李东方　李洪伟　杨静远

肖鸣鹭　张杰华　郑　郁

蒋　丽　游　伦　裴锡波

谭　震

人民卫生出版社

图书在版编目（CIP）数据

全瓷修复技术 / 万乾炳主编 . —北京：人民卫生出
版社，2009.9
ISBN 978-7-117-11553-7

Ⅰ. 全… Ⅱ. 万… Ⅲ. 金属烤瓷 – 修复术 Ⅳ. R783.2
中国版本图书馆 CIP 数据核字（2009）第 122368 号

门户网：www.pmph.com	出版物查询、网上书店
卫人网：www.ipmph.com	护士、医师、药师、中医师、卫生资格考试培训

全瓷修复技术

主　　编：万乾炳
出版发行：人民卫生出版社（中继线 010-59780011）
地　　址：北京市朝阳区潘家园南里 19 号
邮　　编：100021
E - mail：pmph @ pmph.com
购书热线：010-59787592　010-59787584　010-65264830
印　　刷：北京盛通印刷股份有限公司
经　　销：新华书店
开　　本：787 × 1092　1/16　印张：11
字　　数：262 千字
版　　次：2009 年 9 月第 1 版　2021 年 7 月第 1 版第 12 次印刷
标准书号：ISBN 978-7-117-11553-7/R・11554
定　　价：75.00 元

打击盗版举报电话：010-59787491　E-mail: WQ @ pmph.com
（凡属印装质量问题请与本社市场营销中心联系退换）

序 一

有幸应邀为万乾炳教授的新作《全瓷修复技术》写序，尽管已退休数年，但我还是欣然同意了。因为鼓励年轻人多创作自己的作品、撰写有关书籍是我义不容辞的责任，同时自己也从书中学到不少新的知识。

全瓷修复是近年来越来越受欢迎的一种修复技术，它与全瓷材料、美学、力学、工艺等多个学科交叉渗透、相互融合。随着现代科学的进步，全瓷修复的材料和制作技术的发展与更新都比较迅速，作为口腔修复医师，必须及时更新自己的知识，才能制作出完美的全瓷修复体，《全瓷修复技术》正是在此背景下应运而生。本书是从全瓷修复的材料、临床技术到制作技术等全方面对各种全瓷修复体进行了系统的、深入浅出的、图文并茂的介绍，将对临床工作有积极的指导意义。

万乾炳教授是我的博士研究生，他从事全瓷修复的基础和临床方面的研究已有二十年左右，对各种全瓷修复系统有比较深入的了解，本书字里行间体现了他多年来在全瓷修复知识方面的积累、体会和思考，现在他将自己对全瓷修复的理解和体会撰写成册，定会对口腔全瓷修复起到积极的推动作用。

衷心祝贺《全瓷修复技术》新书顺利出版，并向对全瓷修复感兴趣的口腔修复医师、口腔医学本科生、研究生等推荐此书。

杜传诗

2009年7月

序 二

　　全瓷修复体具有色泽稳定自然、导热低、不导电、耐磨损且生物相容性好、无需金属加强结构特点，是较为理想的修复体。1984年出现的商品化产品Dicor是全瓷修复体最早的代表，早期的全瓷材料由于脆性大，限制了临床应用和普及。近年来，随着陶瓷材料性能的改进，高强度牙科全瓷材料已经大幅度提高了材料的抗断裂强度，满足了临床要求；同时随着全瓷加工工艺的发展，出现了粉浆涂塑渗透技术、热压铸技术、CAD/CAM机加工技术、电离沉积技术等，为全瓷冠、全瓷固定桥、瓷嵌体、瓷贴面、瓷桩核、瓷基桩等主要全瓷修复体的制作提供了保障。

　　随着人民生活水平的提高，患者对牙体美观的要求明显增加，对高强度全瓷修复体的亲昧突显，成为口腔修复临床的热点之一。为了配合全瓷修复体的临床应用，需要有专门的工具书，由于全瓷的历史较短，国内的专著和工具书甚少，亟须相关书籍。在四川大学华西口腔医学院万乾炳教授主持下，一批中青年学者共同完成了《全瓷修复技术》一书，该书共分十章，主要包括了全瓷材料、全瓷加工技术、临床诊断和治疗技术。此外还介绍了全瓷修复常见并发症的预防及临床处理、对粘结的要求；探讨了全瓷修复选色和透射性、疲劳与使用寿命等重要问题。该书是修复医师和技师的一本全瓷修复工具书，也是研究生学习全瓷修复重要的参考书。

　　万乾炳教授与时俱进，掌握口腔修复发展动向，关注发展前沿领域，为让国内口腔修复水平与国际先进水平接轨而不断努力，我们应该称赞中青年学者这种精神并且给予支持。对于书中不足之处，也恳请读者和同行批评指正。

　　请允许我代作者们谢谢口腔修复学教研室和华西口腔医学院对本书的大力支持。期待本书尽早出版，为我国修复水平逐步进入世界先进行列作出一点贡献，谨以此为序。

巢永烈

2009年7月

前　言

　　全瓷修复材料是21世纪最热门的修复材料，它具有美观、生物相容性好等诸多优点，深受患者和口腔医师的欢迎。随着材料科学和技术的不断进步和发展，众多新型全瓷修复材料不断涌现，原来的一些旧的全瓷修复材料便相应地不断被淘汰。面对纷繁复杂的新型全瓷修复材料和技术，如何选择和掌握最新的全瓷修复技术成为众多口腔修复医师的渴望，但遗憾的是，到目前为止国内有关全瓷修复的专著仍很少。有鉴于此，作者将临床上常见的一些全瓷修复系统编写成册，对全瓷修复系统的材料特性、临床操作和技工操作工艺等进行了比较详尽的介绍，企望通过本书对当今全瓷修复材料和技术做一个系统的、图文并茂的介绍，让更多的修复医师能更准确地掌握全瓷修复技术。

　　作者从20世纪八九十年代开始便从事全瓷材料和技术的相关研究，对全瓷修复材料的基础和临床有较深入的认识，如果能将作者自己的感受和思考通过本书传递给修复同行，我将感到不胜荣幸！同时，在目前患者日益关心修复材料生物相容性的情况下，让更多的医师掌握生物相容性更好的全瓷修复材料和制作新技术也是作者义不容辞的责任。

　　全瓷修复与传统的金瓷修复有一定的联系，更有很多的不同，但目前大量的临床医师却采用自己的金瓷修复知识来制作全瓷修复，常常会导致临床修复的失败，本书将为广大修复医师，特别是缺少资料的基层医师提供专业指导。

　　本书具有一定的理论基础和临床实用价值，可供口腔修复专业同行、口腔医学院本科生、研究生参考。

　　本书的出版要感谢四川大学华西口腔医学院、口腔修复教研室的大力支持。我要特别感谢参与本书编写的各位作者，同时我还要感谢给予我大力支持的修复科全体医护人员以及华西义齿制作中心的众多老师，是他们的鼎力相助才使得该书顺利完成。

　　承蒙导师杜传诗教授和巢永烈教授为本书作序，万分感谢！

　　才疏学浅，如有谬误之处，多多包涵，并敬请指正。

万乾炳

于成都四川大学华西口腔医学院

2009年春

目　录

第一章

全瓷修复材料——历史、现状和未来

第一节　口腔陶瓷材料

一、概　念

陶瓷和烤瓷，临床上常常将它们混用，实际上两者之间既有区别又有联系。

陶瓷（ceramics），一般凡是非金属、非有机物材料都称为陶瓷。但是为了与同样为非金属无机材料的岩石和矿物相区别，相对严谨的定义为：凡是人工在高温下焙烧制成的固体物都称之为陶瓷。英文 ceramics 一词来源于希腊语 keramos，意为烧过的材料，即体现了人工焙烧之意。中文一般将 ceramic 翻译为"陶瓷的"、"陶器的"，将 ceramics 翻译为"陶瓷"或"陶器"。

烤瓷（porcelain）是一类特殊的陶瓷，传统上一般认为它是由纯白黏土、石英和长石三种天然材料混合，经过粉碎、混合、成型和烧结形成的白色陶器。故烤瓷一般是一类有较高强度和透明度的白色陶器。中文一般将 porcelain 翻译为"瓷"或"瓷器"。

虽然在概念上陶瓷应包括烤瓷，烤瓷只是陶瓷的一个分支，但在口腔科领域，陶瓷材料（ceramic materials）和烤瓷材料（porcelain materials）并非包含和所属关系，而是赋予了不同的含义。烤瓷材料一般指：①活动义齿用成品瓷牙的瓷材料；②用于烤瓷熔附金属修复体的长石质瓷材料。而目前用于全瓷修复的瓷材料一般都称为陶瓷材料，所以"全瓷修复材料"的英文表述为"all-ceramic materials"。但是现在这种区别越来越不明显，如烤瓷熔附金属全冠（porcelain-fused-to-metal crown）现在更多被称为金属 - 陶瓷全冠（metal-ceramic crown）。我们的理解是，传统的更多采用天然材料的、强度较低的长石质瓷一类的口腔瓷材料一般称为烤瓷，而现代的更多采用人工合成材料的、具有更多无机非金属材料颗粒、较少玻璃相的口腔瓷材料称为陶瓷材料。

二、发 展 史

纵观口腔陶瓷材料的发展历史，以下一些事件具有重要意义：

公元前 40 万年，人类开始使用火。

公元前 23000 年，第一件瓷器（ceramic article）制成。

公元前 4000~5000 年，第一件陶器（pottery）制成。

公元 1000 年，第一件中国陶瓷（Chinese porcelain）制成。

1708 年，第一次对陶瓷材料进行实验室分析。

1717 年，法国人 d'Entrecolles 从中国工匠那里学到如何制作中国陶瓷。

1728 年，法国人 Fauchard 最早建议将陶瓷应用于口腔领域。

1774 年，法国人 Duchateau 制作了第一副陶瓷义齿。

1800 年，Wedgwood 开始为口腔领域提供陶瓷材料。

1806 年，Fonzi 首次将陶瓷熔附于金属表面。

1816 年，De Chemant 建议用陶瓷制作固定桥。

1886 年，应用瓷嵌体和瓷甲冠。

1905 年，第一台电烤瓷炉诞生。

1923 年，第一次铸造口腔科陶瓷。

1940 年，真空烤瓷炉诞生。

1956 年，推出烤瓷熔附金合金系统。

1965 年，Mclean 和 Hughes 推出口腔铝瓷材料。

1968 年，MacCulloch 在口腔开始应用玻璃陶瓷材料。

1970 年，推出烤瓷熔附非贵金属系统。

1984 年，推出 Dicor 铸造玻璃陶瓷系统。

1985 年，Francois Duret 推出第一台 CAD/CAM 系统样机。

1989 年，Vita 公司推出 In-Ceram 渗透陶瓷材料。

1993 年，Andersson 和 Oden 介绍了采用高纯超细氧化铝致密烧结的 Procera Allceram 系统。

2002 年，Cercon smart ceramics（泽康）氧化锆陶瓷推出，挠曲强度大于 1300 MPa。

从陶瓷的发展史可以看出中国作为瓷器大国对人类的巨大贡献，甚至中国的英文名字 "China" 也因此而来，但遗憾的是在口腔陶瓷的发展史上我国却成了旁观者。让人欣慰的是，近年来随着我国综合实力的提高，我国在新型陶瓷的研究方面取得了很大的进展，如华西口腔医学院杜传诗教授和巢永烈教授领衔研制的渗透铝瓷材料已由上海齿科材料厂生产，在临床上取得了良好的效果。

从上面的重要历史事件我们还可以看出，最早在口腔领域应用的陶瓷修复体均为全瓷修复体，只是早期的全瓷无论是强度、美观性还是适合性都无法真正满足临床要求。在 20 世纪 40 年代甲基丙烯酸树脂发明后，很长一段时间口腔陶瓷修复体的临床应用急剧下降，直到 20 世纪 60 年代推出烤瓷熔附金属全冠修复体，克服了早期全瓷修复材料强度低、适合性差的缺点后，口腔陶瓷修复体才在临床广泛的开展起来，目前金瓷修复体仍然是临床最主要的、应用最多的固定修复方法。但是，金瓷修复体在提高了陶瓷修复体的适合性和成功率的同时，也带来了美观和过敏等诸多问题，于是 20 世纪 80 年代以来随着人们美学需求的提高，全瓷修复的研究和应用又日趋广泛。

三、口腔陶瓷的分类

口腔陶瓷的分类方法有多种，一般常根据熔点、应用或材料性质等分类。

1. 根据熔点分
（1）高熔陶瓷：熔点 1290~1370℃。
（2）中熔陶瓷：熔点 1096~1260℃。
（3）低熔陶瓷：熔点 870~1060℃。

2. 根据应用性质分
（1）烤瓷修复材料
（2）全瓷修复材料
（3）陶瓷人工牙
（4）陶瓷种植体

3. 根据使用部位分
（1）植入体内的陶瓷
（2）非植入体内的陶瓷

4. 根据陶瓷材料的组成性能分
（1）单组分陶瓷（如氧化铝陶瓷、氧化锆陶瓷等）
（2）复合陶瓷（如氧化铝-氧化锆复合陶瓷等）

四、口腔陶瓷的基本结构及性能

口腔陶瓷材料包括陶瓷和烤瓷材料，全瓷修复用陶瓷材料将在下一节叙述，而全瓷修复体表面使用的饰面瓷多属于烤瓷材料，其构成及性能如下：

烤瓷材料一般由长石（钠长石 $Na_2O.Al_2O_3.6SiO_2$ 或钾长石 $K_2O.Al_2O_3.6SiO_2$）、石英（SiO_2）和白陶土（$Al_2O_3.2SiO_2.2H_2O$）组成，同时还含有一定的金属氧化物着色剂以调整瓷材料的颜色。这些成分的作用如下：

1. 长石　是口腔烤瓷材料的主要成分，长石受热后分解，形成玻璃相和晶体，口腔科烤瓷具有的半透明性能正是因为含有较多长石。

2. 石英　在口腔烤瓷材料中起到骨架或核的作用，其周围被其他熔融材料包绕，从而保持烤瓷冠在烧结过程中形态基本稳定。

3. 白陶土　传统烤瓷中加入陶土或黏土是为了在堆塑烤瓷冠时易于操作和成型。但由于陶土有较强的阻光性能，在口腔陶瓷材料中的加入量都较少，相对来讲，牙本质瓷中的陶土要比釉质瓷含有的陶土要多些。

目前的口腔烤瓷材料一般通过添加有机结合材料来改善操作性能，有时也通过改变瓷材料的颗粒大小来方便操作，并维持烤瓷冠的外形稳定。

4. 着色剂　口腔瓷材料一般通过添加不同种类和数量的金属氧化物来调整瓷材料的颜色，常用的有二氧化钛（白黄色）、氧化钴（青色）、氧化镍（灰色）、氧化铁（灰、黄或褐色）、氧化锰（红色）、氧化锡（黄色）、氧化钒（黄色）、氧化钛和氧化铁混合物（黄红色）等。

5. 熔剂　一般采用氧化锂及硅酸钙等作为助熔剂，以大幅降低烧结温度及调整热膨胀系数，但其会影响瓷强度，所以助熔剂的添加量少。添加的熔剂之所以可以降低烧结温度，是因为熔剂减少了氧和硅之间的连接。

需要强调的是，全瓷修复用表面饰瓷与金瓷修复体所用的烤瓷材料是不同的，不能用金瓷修复体用的饰面瓷材料堆塑到全瓷核冠材料表面，否则会导致崩瓷等现象，这是因为两种烤瓷材料的热膨胀系数不同、组成成分不同。一般金瓷修复用烤瓷材料的热膨胀系数为 $12 \times 10^{-6}/℃$，而全瓷修复用表面饰瓷的热膨胀系数为 $(7\sim10) \times 10^{-6}/℃$左右。如 Vita VM9 适用于热膨胀系数约为 $10.5 \times 10^{-6}/℃$的全瓷底冠材料（CAD/CAM 氧化锆内冠），而 Vita VM7 适用于热膨胀系数约为 $(7.2\sim7.9) \times 10^{-6}/℃$的全瓷底冠材料（渗透铝瓷等）。

6. 荧光剂　一般加入铀元素使口腔科瓷材料具有一定的荧光效果。

7. 染色料　用于改变瓷颜色浓度的材料，既可以加入瓷粉内调整瓷粉的颜色，又可以涂布在瓷修复体表面改变修复体颜色。一般颗粒很细，烧结时易于熔附于瓷表面，与瓷很好地结合在一起。

8. 釉料　一般是透明的玻璃，能够在较低的温度下烧结，从而使瓷修复体表面显出光泽。但如果釉料与体瓷的热膨胀系数不匹配，就会出现表面裂纹，甚至从瓷修复体表面剥脱。

第二节　口腔全瓷修复材料

一、概念及发展史

以陶瓷材料制成的全冠或固定桥称为全瓷冠（桥），制作全瓷冠桥的材料称为全瓷修复材料。全瓷修复材料之所以区别于普通烤瓷修复材料，主要在于全瓷修复材料的强度更高，在适合性的控制上也有较高要求。实际上最早使用的口腔陶瓷修复体均为全瓷修复体，如 Land 制作的瓷甲冠（porcelain jacket crown）等，但早期使用的全瓷材料无论是强度还是适合性都较差，故后来被逐渐淘汰。

自从 Land1886 年制作出第一个瓷甲冠以来，由于陶瓷的色泽美观、自然，生物相容性好，它已和金属、高分子材料一起成为口腔修复的三大支柱材料。但由于陶瓷的脆性问题，目前广泛使用的陶瓷修复体仍是采用金属增强的烤瓷熔附金属修复体。金属底层的使用，在增强了陶瓷修复体强度、改善了适合性的同时，也带来了诸多问题，如美观问题（透光性差、龈缘黑线等）；金属毒性与过敏问题；牙体组织磨除较多；金-瓷匹配性问题等。为了克服金瓷修复体的不足，以满足患者和牙医对修复体美观的要求，长期以来，人们一直在试图寻找一种既美观，强度又高，又便于制作的全瓷修复材料。

1965 年 Mclean 采用含 50% Al_2O_3 颗粒的高铝瓷制作核冠（Vitadur-N Core），强度较瓷甲冠提高了约 50%，挠曲强度为 110MPa。

1973 年 Southan 和 Jorgensen 开发了一种名为 Hi-Ceram 的瓷甲冠，第一次采用了在耐火代型上直接烧烤铝瓷技术，提高了瓷甲冠的强度和适合性，其氧化铝含量超过 50%，挠曲强度为 140~180 MPa。

1975 年 Mclean 指出，用于制作全瓷桥的口腔陶瓷，其强度必须在 300MPa 以上。

1984 年 Corning 和 Dentsply 公司推出 Dicor 铸造陶瓷，通过微晶化处理后，玻璃基质中的云母结晶相互交错，使该瓷强度提高，挠曲强度为 115~150MPa。

1989 年，德国 Vita 公司对法国人 Sadoun 的粉浆涂塑技术进行了部分改进后正式推出 In-Ceram 渗透铝瓷全瓷修复系统（In-Ceram Alumina），挠曲强度可达 350MPa 以上，可用于制作全瓷桥。1994 年后该公司又相继推出渗透尖晶石瓷（In-Ceram Spinell）和渗透锆瓷（In-Ceram Zirconia）材料，可分别用这些材料修复前牙和后牙。

1993 年，Andersson 和 Oden 介绍了采用高纯超细氧化铝致密烧结的 Procera Allceram 系统。

2002 年，Cercon smart ceramics 氧化锆陶瓷推出，挠曲强度大于 1300MPa。氧化锆全瓷材料是目前口腔陶瓷中抗弯强度最高的陶瓷材料，逐渐广泛的应用于全瓷桥的修复。

二、全瓷材料的分类

全瓷材料按材料及制作工艺的不同，一般分为铸造玻璃陶瓷（castable glass ceramic）、渗透陶瓷（infiltrated ceramic）、热压铸陶瓷（pressed castable ceramic）、切削陶瓷（CAD/CAM）和氧化锆增韧陶瓷等。

本书将 20 世纪 80 年代以前出现的强度较低的全瓷修复材料称为传统全瓷修复材料，这类材料目前已基本不用于临床，但它们在全瓷修复的历史进程上具有重要的作用。现代全瓷修复材料是指 20 世纪 80 年代后逐渐推出的、目前仍在临床广泛应用的具有较高强度的各类全瓷材料，现代全瓷修复材料是当前全瓷修复的主流。下面两节将分别对这两种材料加以叙述。

第三节　传统全瓷修复材料及特点

陶瓷材料由于其良好的光学性能，能比较逼真地模仿牙釉质和牙木质，加上其良好的生物相容性和化学稳定性，长期以来一直在口腔领域广泛使用。初期人们试图用既有良好透光性能又有一定强度的一种陶瓷材料来制作全瓷修复体，但后来逐渐发现，要增强强度往往要增加陶瓷材料中无机颗粒的含量，相应地就减少了陶瓷中玻璃基质的含量，使陶瓷材料的透光性降低，因此很难在保证高强度的同时又具有良好的透光性。现在有学者将全瓷材料分为两类：①美学陶瓷材料：以强调透光性等美观因素为主，全瓷材料中含有较多的玻璃相结构；传统全瓷材料多为此类。②结构陶瓷材料：以强调强度为主，全瓷材料中几乎不含玻璃相，主要为无机陶瓷颗粒。现代陶瓷材料多属此类。由于结构陶瓷强度高，透光性略差，所以一般多用作美观要求相对低一些的核瓷，而表面堆塑透光性好的全瓷材料，这样制作的全瓷修复体既有较高的强度，又有较好的美观效果。

一、传统长石质烤瓷全瓷材料

1886 年 Land 用铂箔做底衬，采用大气烤瓷炉烧制成了烤瓷全冠，并获得专利。由于烤瓷全冠良好的美学性能，所以这种方法很快被口腔临床用来制作全瓷甲冠，在当时无疑是口腔修复的一大进步。

传统长石质烤瓷全瓷材料主要是以长石和二氧化硅为基本成分。

1. 长石（Feldspar） 是传统烤瓷材料的主要成分，主要采用天然钾长石（$K_2O.Al_2O_3.6SiO_2$）或钠长石（$Na_2O.Al_2O_3.6SiO_2$），或者两者的混合物组成。长石熔化后形成玻璃基质，金属氧化物与钾长石在高温下烧结后形成白榴石（leucite），故传统长石质烤瓷一般也可叫做白榴石烤瓷。

2. 石英（quartz） 主要成分为 SiO_2，熔点约 1800℃，由于其熔点远高于长石的熔点，故它在烧结过程中不发生变化，呈细晶体颗粒悬混在玻璃基质中，起到增强剂的作用，提高了陶瓷材料的强度。同时由于石英的折光率较大（约 1.55），会在不连续的界面上产生光散射，从而降低了烤瓷的透明度。

3. 熔剂 在烤瓷材料中起助熔的作用，降低陶瓷的熔融温度，减少陶瓷内的孔隙。常用的熔剂有碳酸钠、碳酸钾、碳酸钙等。

传统长石质烤瓷材料的很多物理机械性能与牙釉质相似，如其弹性模量（83GPa）、热膨胀系数（12×10^{-6}/℃）分别与牙釉质的弹性模量（84GPa）、热膨胀系数（11.4×10^{-6}/℃）近似，但其压缩强度（345MPa）低于牙釉质（400MPa）。传统长石质烤瓷材料的弯曲强度仅为 55MPa，采用此种材料制作的瓷甲冠易折裂，难以保证长期修复效果。传统长石质烤瓷材料制作瓷甲冠的技术直到 20 世纪 60 年代才逐渐被烤瓷熔附金属全冠和铝瓷冠所取代。传统长石质烤瓷全瓷材料的代表有 MarkII（Vident）等。

二、白榴石增强长石质烤瓷材料

以 Optec HSP 为代表的白榴石增强长石质烤瓷材料（leucite-reinforced feldspathic porcelain）是以白榴石为增强相的长石质烤瓷，往往含 45% 体积比的四方晶系白榴石。白榴石晶体可阻止烤瓷裂纹的扩展，增强了烤瓷的强度，白榴石增强长石质烤瓷材料的弯曲强度为 140MPa。由于白榴石晶体的热膨胀系数（20×10^{-6}/℃）较玻璃基质的热膨胀系数（8×10^{-6}/℃）高，当陶瓷冷却时白榴石晶体周围的玻璃基质产生切向压应力，处于压缩状态，从而增强了陶瓷强度。白榴石增强长石质烤瓷材料的代表有 Ceramco（登士柏）等。

三、氧化铝基烤瓷材料

氧化铝基烤瓷材料是在传统长石质烤瓷全瓷材料的基础上发展起来的，它在全瓷修复材料的发展史上具有较大的影响。

1965 年 Mclean 在传统长石质烤瓷全瓷材料中加入 40%~50% 的氧化铝微粒（粒径小

于 30μm），形成核铝瓷 Vitadur-N，其强度增加到约 118MPa。此种氧化铝基烤瓷材料包括制作核内冠的底层材料和表面饰瓷材料两层。

1. 核内冠材料　含有 40%~50% 质量比、粒径小于 30μm 的氧化铝晶体，烧结温度为 1050℃。氧化铝晶体增加了强度的同时，降低了其透光性，故只将此陶瓷用于制作核瓷。

2. 表面饰瓷　分为体瓷材料和釉瓷材料，都含有一定的氧化铝，但含量少于核瓷材料，故烧结温度也较低，一般仅有 900~950℃左右。

制作时一般采用铂箔成形技术：首先将铂箔片置于代型上，压迫使之与代型密合，然后在铂箔上电镀一层锡，再于炉中氧化形成连续的氧化锡膜，于该膜上烧结氧化铝烤瓷，上饰面瓷，完成修复体的制作。

1973 年，Southan 和 Jorgensen 第一次在耐火代型上直接烧烤铝瓷，即 Hi-Ceram 铝瓷核冠技术，该技术克服了在铂箔上制作、烧烤铝瓷冠时的困难，提高了铝瓷甲冠的强度和适合性，并可用于制作嵌体。Hi-Ceram 铝瓷材料氧化铝含量更高（超过 50%），抗弯强度达到 140~180MPa，具有较好的操作性能和遮色性能。

氧化铝基烤瓷材料的代表有 Vitadur、Hi-Ceram 等。

四、铸造玻璃陶瓷材料

1972 年，Grossman 报道了用玻璃陶瓷经熔化、铸造制作口腔嵌体、贴面和冠的技术；1984 年美国的 Corning 公司和 Dentsply 公司联合开发了 Dicor 铸造玻璃陶瓷，早期 Dicor 全瓷冠均采用表面染色和粘固剂配色技术，但制作出的全瓷冠缺乏生动性，故后期一般仅用该陶瓷来制作核冠，然后再在其表面堆塑表面饰瓷，从而达到良好的美学效果。

铸造玻璃陶瓷是一种结晶化的玻璃，也称微晶化玻璃，其在最初熔化铸造成型时呈一种非晶玻璃态，然后通过一定的温度进行结晶化处理，随着玻璃中的成核及结晶的长大，原有玻璃态结构丧失，形成玻璃相和结晶相共存的玻璃陶瓷。铸造玻璃陶瓷在高温熔化后具有良好的流动性，可采用失蜡铸造法制成各种形态的修复体。

铸造玻璃陶瓷的主要性能如下：

1. 铸造玻璃陶瓷具有较好的物理机械性能，如弯曲强度可达 152MPa，但由于铸造玻璃陶瓷含有 55% 的结晶相和 45% 的玻璃相，晶体形成的强化效果会受到限制，因此后来临床证明存在很高的失败率。但铸造玻璃陶瓷的其他物理性能如硬度、热导率、折光率、透明性和半透明性等与牙釉质接近。

2. 铸造玻璃陶瓷在口腔环境中化学性能稳定，生物安全性好。

3. 采用失蜡铸造法成型，可以很好地补偿陶瓷的收缩，使修复体具有良好的边缘适合性。

4. 对对颌天然牙的磨耗较普通烤瓷修复体少。

5. 铸造玻璃陶瓷具有良好的透光性，比较美观。但因为透明，不能对修复体本身调色及粘固剂调色，会影响修复体的美观性。

铸造玻璃陶瓷主要用于前后牙单冠、贴面、嵌体及高嵌体的制作。

不同的铸造玻璃陶瓷具有不同的组成，形成不同的铸造玻璃陶瓷系统。比较有代表性的铸造玻璃陶瓷有：①Dicor 系统：主晶相为八硅氟云母（$K_2Mg_5Si_8O_{20}F_4$）；②Cerapearl 系统：

主晶相为磷酸钙结晶。

铸造玻璃陶瓷在 20 世纪 80 年代为多数口腔医师所采用，掀起了全瓷修复的第一个高潮，但后来临床资料显示铸造玻璃陶瓷的失败率较高，故目前已趋于淘汰。

铸造玻璃陶瓷材料的代表有 Dicor、Cerapearl 等。

第四节　现代全瓷修复材料及特点

现代全瓷修复材料是指目前仍在临床广泛应用的具有良好强度的各类全瓷材料，它们一般都是采用各种人工制的无机粉末为原料，通过结构设计、精确的化学计量、合适的成型方法和烧结制度而达到特定的性能。正是由于计算机技术和加工技术的飞速发展，才使得目前有较多的现代全瓷材料可应用于临床。目前应用较多的现代全瓷材料包括渗透陶瓷核瓷材料、高纯铝瓷核瓷材料、氧化锆核瓷材料、热压铸全瓷材料等，分别介绍如下。

一、渗透陶瓷核瓷材料

渗透陶瓷是一种高铝瓷，传统的高铝瓷是往玻璃中加入一定的氧化铝颗粒，但往往加入的量有限，铝瓷中仍有大量玻璃基质，晶粒并没有起到很好的颗粒增强的作用，所以传统铝瓷的强度仍然较低。1988 年法国的 Sadoun 采用粉浆涂塑玻璃渗透铝瓷技术，反其道而行之，首先将氧化铝调拌成粉浆在代型上涂塑成型，预烧形成氧化铝立体网络，然后利用毛细管作用将镧系玻璃渗透进入氧化铝颗粒间的孔隙中，形成网状立体交联结构，最终使修复体内的孔隙基本消除，形成相互渗透相复合体，使渗透陶瓷具有良好的物理机械性能，使不透光的氧化铝陶瓷变为有一定透光性的渗透陶瓷，由氧化铝的白色变为牙本质色。此法可使渗透陶瓷的氧化铝含量达到 75% 左右，弯曲强度可达 450MPa。1989 年德国 Vita 公司对该法进行部分改进后正式推出了 "In-Ceram" 渗透陶瓷技术（In-Ceram Alumina）。以后又陆续推出了适合前牙美学修复的渗透尖晶石瓷（In-Ceram Spinell）和适合修复后牙的渗透锆瓷（In-Ceram Zirconia）。国内由杜传诗教授和巢永烈教授领衔的课题组从 1990 年就开始了渗透陶瓷的研究，成功研制出 GI 系列渗透陶瓷材料，并应用于临床，取得了良好的效果。

法国 Sadoun 研制、德国 Vita 公司开发的 In-Ceram 技术，是第一个成功用于全瓷冠桥临床修复的技术，从固定桥修复的意义上说，也是目前可以手工制作的力学性能最好的全瓷修复技术。In-Ceram 的核心是其高强度的玻璃渗透氧化铝陶瓷底层材料。后来 Vita 公司又相继推出了 In-Ceram Spinell、In-Ceram Zirconia 及 Celay/In-Ceram 和 Cerec/In-Ceram 技术（将原来的 In-Ceram 产品命名为 In-Ceram Alumina），使 In-Ceram 发展成为完整的体系，用于嵌体、高嵌体、前后牙冠、前后牙桥的制作修复，不仅强度高，而且美观、边缘适合性好。现以 In-Ceram Alumina 为主介绍 In-Ceram 体系。

1. 粉浆涂塑型 In-Ceram 的主要材料组成　粉浆涂塑型 In-Ceram 产品包括 In-Ceram Alumina（渗透铝瓷）、In-Ceram Spinell（渗透尖晶石瓷）、In-Ceram Zirconia（渗透锆瓷）。其材料主要包括专用代型材料、陶瓷粉末及其调拌液、渗透玻璃粉末、饰面瓷。

（1）专用代型材料：主要成分为二水硫酸钙（$CaSO_4 \cdot 2H_2O$），烧结烧烤时失水收缩比陶瓷粉末的烧结收缩大得多，有助于石膏代型与多孔陶瓷分离，便于取下。

（2）陶瓷粉末：不同的 In-Ceram 产品有不同的陶瓷粉末组成。In-Ceram Alumina 为纯阿尔法氧化铝，粒度 2~5μm。In-Ceram Spinell 含有 1~5μm 粒度的尖晶石粉末，In-Ceram Zinconia 含有 67% 氧化铝、33% 氧化锆，粒度为 1~5μm。

（3）渗透玻璃粉末：主要含有氧化硅、氧化镧、氧化铝、氧化钙等成分。不同 In-Ceram 底层材料含有各自的玻璃粉，如 In-Ceram Alumina 早期有 16 种颜色，现改为 4 种：AL1、AL2、AL3、AL4。In-Ceram Spinell 含有 4 种颜色：S11、S12、S13、S14。In-Ceram Zinconia 的 4 种瓷粉编号是：Z21、Z22、Z23、Z24。每种颜色都与 Vitapan 3D-MASTER 和传统比色板（Vita Classical ShadeGuide）相配，以模拟相应比色下的牙本质颜色。

（4）饰面瓷：早先为 Vitadur N，后来又推出了 Vitadur-ALPHA，目前采用 VM7，专门与 In-Ceram 底层配套使用，使修复体更为逼真自然。饰面瓷热膨胀系数为（6.9~7.3）×10^{-6}/℃，与全瓷底层 [热膨胀系数（7.2~7.9）×10^{-6}/℃] 匹配。

2. 粉浆涂塑型 In-Ceram 的工作原理

（1）粉浆涂塑技术：将陶瓷粉末与其调拌液按一定比例混合，所调拌成的混合物，叫粉浆。把粉浆用毛笔涂塑到代型上，粉浆中的液体通过毛细管作用被代型材料吸收，粉浆中的粉末就附在代型表面，此过程叫涂塑。这种成形技术总称粉浆涂塑。

（2）陶瓷粉末的烧结烧烤：以 In-Ceram Alumina 为例，将涂塑完毕的代型放入专用炉内烧结烧烤：35℃升至 120℃（约 8 小时），再升到 1120℃保持 2 小时。在 1120℃时，陶瓷粉末颗粒间仅初步熔接，颗粒间间隙仍保留，形成稳定的多孔陶瓷底层。其有一定强度，便于调磨，而且收缩率极小，完全可以被代型材料的一般膨胀量补偿。

（3）玻璃渗透：以 In-Ceram Alumina 为例，将调磨好的多孔陶瓷底层表面涂上玻璃粉浆（玻璃粉加蒸馏水），放在铂箔上置于专用炉内渗透烧烤。先从室温升到 600℃维持数分钟，再在半小时内升到 1100℃，渗透单冠则维持 4 小时，桥则维持 6 小时。玻璃在 1100℃熔化，并通过毛细管作用渗入多孔陶瓷底层中，填满全部颗粒之间的间隙，形成相互渗透相复合体，使陶瓷底层的强度比渗透前提高 13 倍以上，并使陶瓷由不透光变为透光，由白色变为牙本质色。这是 In-Ceram 的最大特点，In-Ceram（infiltrated ceramic）由此得名。

3. 粉浆涂塑型 In-Ceram 的性能和用途

（1）强度：In-Ceram 最突出的性能就是修复体底层陶瓷强度较高，是其他几种全瓷系统（如 Dicor、Cerestore、IPS-Empress 等）的 2~6 倍，基本解决了以往全瓷材料强度低的问题，不仅可以制作嵌体、前后牙冠，还可以作前后牙桥。

In-Ceram 体系强度高的机制在于：①玻璃渗透消除空隙；②形成相互渗透相复合体；③陶瓷粉末在复合体中体积含量高达 70%~80%，大大限制了裂纹的发生发展。In-Ceram 不同产品强度不同的原因可能是尖晶石的晶界强度较低，降低了 In-Ceram Spinell 抗弯强度；而氧化锆加入氧化铝后，相变增韧，提高了 In-Ceram Zinconia 的抗弯强度。

（2）临床成功率：In-Ceram 的高强度大大提高了其临床成功率。Levy 等报道 In-Ceram Alumina 前牙后冠失败率仅为 0.01%，前牙桥为 1%，远较其他全瓷系统（单冠）的失败率低。Probster 等报道 In-Ceram Alumina 28 个前牙冠，68 个后牙冠使用 2~4.5 年后未见底层冠破损折裂。也有报道，4 年内 In-Ceram Alumina 前牙桥生存率 98%、后牙桥 80.2%，8 年内 In-Ceram Zinconia 前牙桥生存率 100%、后牙桥 97.5%。

（3）边缘适应性：In-Ceram 边缘适合性好。该体系粉末组成和烧结温度使陶瓷粉末颗粒在烧结时仅初步熔接，烧成后收缩极小，完全可以被代型材料膨胀所代偿，因而边缘适合性好。In-Ceram 嵌体的边缘适合性在 35~50μm 之间，In-Ceram Alumina 单冠边缘适合性在 18.6~44.5μm 之间，桥的适合性为 58μm，远低于 100~120μm 临床要求。

（4）光学性能：In-Ceram 体系的半透明性和透光性好，色泽逼真自然。陶瓷底层有半透明性，能选择不同的牙本质颜色，可以很好地再现天然牙色泽，尤其在颈部。结合使用 Vitadur-ALPHA 或 VM7 作为饰面瓷，更使其色泽逼真自然。In-Ceram Spinell 中尖晶石的透光性很好，使修复体光学性能得到进一步提高，但其强度相对较低，主要用于对强度要求不高而对美观要求比较高的牙位或患者，如嵌体、高嵌体、前牙冠修复。而 In-Ceram Zirconia 虽然强度很高，但氧化锆的加入使透光性降低，主要用于强度要求高而美观要求不高的牙位或患者，如后牙冠桥。而 In-ceram Alumina 的光学性能位于中间。

（5）生物相容性：In-Ceram Alumina 在体内生物学反应与一般烤瓷一样，而且在人工唾液中析出量少，作为非种植修复体不会影响龈缘、口腔和人体的健康。

（6）不同产品的适用范围：厂家建议的适用范围见表 1-4-1。

表 1-4-1　渗透陶瓷核瓷材料的适用范围

产品	强度	美观	适用范围
In-Ceram Spinell	低	高	嵌体、高嵌体、前牙冠
In-Ceram Alumina	中	中	前后牙冠、前牙三单位桥
In-Ceram Zirconia	高	低	后牙三单位桥

也有作者将 In-Ceram 用于制作全瓷核桩和全瓷粘接桥及多单位前后牙桥。

4. Celay/In-Ceram 技术　Celay/In-Ceram 是苏黎世大学与 Vita 公司将 Celay 机加工技术与 In-Ceram 技术结合起来的新技术。Celay 是一种类似于配钥匙但有八轴的切削机器。制作方法是先在代型上作暂时修复体，然后以暂时修复体为母板，在机器上切削出瓷修复体，所以又称复制切磨机。Celay/In-Ceram 是用 Celay 技术加工渗透前的多孔陶瓷块。这种瓷块是用工业方法制成的成品，具有很强的毛细管作用，使玻璃渗透时间由 4 小时减少到 30~40 多分钟。加上不需烧结烧烤，临床上可在一天内作出 In-Ceram 修复体。制作步骤如下：①修整主模型，制作工作模型；②涂隙料；③制作光固化复合树脂冠或桥底层；④以树脂底层为母板复制切磨 In-Ceram 工业块；⑤修整 In-Ceram 多孔陶瓷底层；⑥玻璃渗透；⑦上饰面瓷。

Celay/In-Ceram Alumina 修复体的精度为：切牙冠 38μm，前磨牙冠 45μm，前牙三单位桥 56μm，仅比粉浆涂塑型 In-Ceram 精度略差一点，但抗破坏强度有所提高。

后来 Vita 公司又推出 Celay/In-Ceram Spinell 瓷块和 Zirconia 瓷块，分别用于前牙冠和后牙桥。Celay/In-Ceram 是一种具有 In-Ceram 优点又简便、快捷的全瓷修复技术。

5. Cerec/In-Ceram 技术　Cerec/In-Ceram 是德国 Sinora 公司与 Vita 公司将 Cerec CAD/CAM（计算机辅助设计与计算机辅助制造技术）机加工技术与 In-Ceram 技术结合起来的新型修复技术。制作方法是机加工渗透前的多孔陶瓷块，与 Celay/In-Ceram 一样，这种瓷块是用工业方法制成的成品，具有很强的毛细管作用，使玻璃渗透时间由 4 小时减少到 30~40 多分钟。加上不需翻制工作模型、制作底层模型和烧结烧烤，临床上可在两小时内作出 In-Ceram 单冠。制作步骤如下：①修整主模型；②固定代型在 CAD 上扫描出数字模型；③设计底层结构；④固定并根据设计的底层结构切磨 In-Ceram 工业瓷块；⑤修整 In-Ceram 多孔陶瓷底层；⑥玻璃渗透；⑦上饰面瓷。

Cerec/In-Ceram（Spinell，Alumina，Zirconia）早期只能制作单冠和嵌体，最新的 Cerec Ⅲ 型技术可以进行三单位固定桥修复。但由于 CAD/CAM 设备昂贵，普及尚有困难。

In-Ceram 作为全瓷修复体系，品种多，性能好，适应面广。其强度高，边缘适合性好，美观，临床成功率高，根据不同要求可以作嵌体、高嵌体、前后牙冠、前后牙桥，是一种极有前途的口腔固定修复材料。

渗透陶瓷材料除采用常规的粉浆涂塑技术成型底冠外，近年来也逐渐采用电泳沉积成型技术，如 Wolceram 全瓷沉积技术等。传统的粉浆涂塑法成型渗透陶瓷底冠步骤较复杂，需要翻制专用石膏材料模型，粉浆涂塑成型底冠，修整后进行预烧结。而瓷沉积技术直接在原始代型上电泳沉积瓷材料，不需要翻制专用石膏材料模型，避免了翻制模型等过程中可能出现的误差，能够使修复体与基牙完全密合；底冠厚度由电脑精确控制，通过电泳沉积形成，瓷层均匀致密，不会出现气泡，厚度均一；底冠雏形不需要预烧结即可取下，操作更简便；对技工人员的技术要求降低，自动化程度提高；由于操作步骤减少，电泳沉积系统的工作速度又很快（可达到平均每小时制作 10 件冠/桥修复体），技工室工作时间大大缩短，材料成本也降低。

渗透陶瓷是目前临床应用较多的全瓷修复材料之一。渗透陶瓷核瓷材料的代表有 In-Ceram（Vita）、玉冠（上海齿科材料厂）等。

二、高纯铝瓷核瓷材料

高纯铝瓷一般是指氧化铝含量大于 95% 的铝瓷。渗透陶瓷尽管通过渗透已使铝瓷氧化铝的含量从传统的 50% 提高到 75% 左右，但渗透陶瓷仍有 25% 左右的玻璃基质，此为陶瓷的薄弱环节。如果能进一步提高氧化铝含量，并解决好其加工烧烤工艺，铝瓷的强度还有望得到提高。基于此，1993 年 Adersson 和 Oden 报告了一种致密烧结高纯铝瓷核冠材料（Procera Allceram），该核瓷材料由纯度大于 99.9% 的高纯氧化铝微粒构成，粒径 4μm，瓷粉经干压成型技术成型后在高温下行致密烧结（烧结温度1550℃,保温时间1小时），致密烧结后核瓷的密度为 3.94g/cm³，达到理论密度的 99%，挠曲强度达 601~687 MPa。致密烧结后铝瓷的线收缩率达 15%~20% 左右，无法通过代型材料的膨胀所补偿，实际上该收缩是通过计算机精密设计，采用放大代型及素坯尺寸来予以补偿的，因此必须要有计算机系统辅助制作。

由于透光性的原因，高纯铝瓷仍只用于制作核瓷底层，表面堆塑修饰瓷完成修复。

Procera Allceram 采用先进的工业方法制成致密高纯氧化铝陶瓷，不仅力学性能极好，不导电，而且抗化学腐蚀性、耐磨性、生物相容性等性能优良。要具备这些优良性能尤其是高强度，氧化铝陶瓷必须纯度高、致密、晶粒小，同时氧化铝陶瓷烧结温度高，达 1600~1800℃，烧结收缩达 15%~20%，在制作全瓷冠时必须补偿此收缩。Anderson 和 Oden 研制，Nobel Biocare AB（原为 Nobelpharma AB）和 AB Sandivk Hard Materlals 公司（瑞典）开发的 Procera Allceram 技术将工业技术与口腔要求通过 CAD/CAM 巧妙地结合起来，克服了上述技术难关，使底层冠和冠修复体达到高强度、高化学稳定性、高精度、美观等诸多口腔要求，成为继 In-Ceram Alumina 之后，在力学性能、生物相容性、化学稳定性等方面更为突出的全瓷冠修复材料。

（一）Procera Allceram 系统组成及其作用

1. 计算机辅助设计与计算机辅助制作技术（CAD/CAM）

（1）Procera 识读器或数字化仪（CAD）:包括 Procera 扫描仪、IBM 兼容机、设计软件、彩色显示器、传送媒介。Procera 扫描仪接触式扫描预备体（代型）并记录下数据，约需 3~5 分钟。然后在 IBM 兼容个人计算机内经厂家提供的设计软件处理，在彩色显示器上形成彩色数字化代型。技工通过计算机在屏幕上一般花 5~10 分钟就可设计出底层冠。该软件的另一个重要作用是将数字化代型和底层冠放大 12%~20%，以补偿氧化铝 15%~20% 的烧结收缩。设计后的数据文件通过传送媒介（电信号或磁盘）传送到 Procera 工作站：Procera Sandivk AB 制造厂（瑞典斯德哥尔摩）。

（2）计算机化 Procera 精密加工（CAM）：Procera CAM 根据传送来的数据精确地将放大的数字化代型加工成机制代型；其另一个作用是调改氧化铝底层冠坯体的外形。

2. 氧化铝陶瓷的工业制造技术

（1）氧化铝粉末：Procera Allceram 的氧化铝粉末是采用先进的粉末技术生产的"很细的 α - 氧化铝粉末"，纯度高达 99.9% 以上，属高纯细粉，是 Procera Allceram 底层冠陶瓷的高纯度、致密、晶粒小和高强度的材料基础。

（2）粉末成形技术：Procera Allceram 采用工业技术以极高的压力将氧化铝细粉压在机制代型上，形成坯体，这种成形技术称为干法加压成形。巨大的压力给了材料高堆积密度（致密），明显降低气孔率，减少烧结时间，减缓晶粒长大，是保证 Procera Allceram 底层冠材料优良力学性能的主要因素。底层冠坯体内表面形态已由代型外形决定，其外表面则通过 Procera CAM 研磨而成。烧结前的坯体具有很好的机加工性能，有助于快而精确地完成外形加工。

（3）氧化铝陶瓷的烧结：底层冠坯体从机制代型上取下，在 1550℃ 以上温度下烧结。烧结收缩 15%~20% 后，底层冠形状和厚度就与计算机上设计的一样了。此时氧化铝底层冠呈半透明象牙色，强度高，具有很好的边缘适应性。

3. 饰面瓷　氧化铝底层冠的饰面瓷是专门的低膨胀烤瓷。早期采用 Vita Vitadur N。近年来 Nobel Biocare AB 又开发了自己的 Procera Porcelain Allceram 饰面瓷，供 Procera Allceram 使用。

（二）Procera Allceram 的特性

1. 力学性能　这是 Procera Allceram 对口腔全冠修复体来说最突出的性能。多数文献显示其抗弯强度已远远超过了目前的 In-Ceram Alumina，达到 600MPa 以上，断裂韧性与 In-Ceram Alumina 相当或更高。仅 White 研究认为两者抗弯强度相差不多，在 508 MPa 左右。总的来说 Procera Allceram 比其他全瓷系统（IPS-Empress、Dicor、Cerestore 等）强 3~5 倍。

Procera Allceram 增强补韧机制是形成致密高纯氧化铝陶瓷，几乎没有缺陷，晶粒很小，仅 4μm 左右。当裂纹扩展时，周围都是高强度氧化铝晶粒，不像 In-Ceram 中还有玻璃成分。即使沿相对薄弱的晶界断裂，也因晶粒小、晶界面积大，使裂纹扩展路径漫长而曲折，因此，Procera Allceram 力学性能更佳。

2. 边缘适合性　Procera Allceram 全冠边缘适应性很好，达到 $58\mu m$。这主要是得益于 CAD/CAM 系统的高精度，如 Procera 扫描仪的扫描精度，软件对底层冠烧结收缩的补偿，Procera 加工机的加工精度。另外，由于氧化铝熔点高达 2050℃，但烧结温度在 1550℃，而饰面瓷烧烤温度只在 1000℃ 以下，烧烤时间短，加上致密高纯氧化铝高温强度较高，饰面瓷烧烤对 Procera Allceram 冠精度没有影响。

3. 光学性能　Procera Allceram 冠比较美观。烧结后的底层冠呈半透明象牙色，既可遮住变色预备牙和金属桩核颜色，又可透过材料发生光反射。上饰面瓷后，尤其是新推出的 Procera Porcelain Allceram，增加了荧光效果，进一步加强遮色能力，使冠色泽逼真、自然。另外，底层冠具有 X 线透射性，便于观察所覆盖的牙体组织。

4. 化学稳定性和生物相容性　Procera Allceram 底层冠在各种人工唾液（pH=5、6、7）中都不溶解或没有成分析出。实际上，Procera Allceram 满足国际标准组织 ISO 6474 关于氧化铝种植陶瓷的要求。用其粉末和成形技术生产的髋关节头、关节窝替代材料早已用于临床。可见，Procera Allceram 是以高强度、优良生物相容性和化学稳定性的种植材料应用口腔科冠修复，其材料不会对人体、口腔和龈缘产生刺激。

5. 临床评价　Oden 和 Anderson 采用加州牙科协会（CDA）的"口腔科治疗质量评价"标准对使用了 5 年的 100 个 Procera Allceram 全冠进行了综合评价。100 个冠中有 55 个磨牙冠，28 个前磨牙冠，17 个前牙冠。有完整资料的 97 个冠使用 5 年后全部满意，55 个极好、边缘密合性全部满意。3 个磨牙冠仅饰面瓷裂。可见，Procera Allceram 全冠的失败率很低。

6. Procera Allceram 系统的缺点
（1）目前主要用于做单冠，也可以制作贴面。
（2）底层冠为白色，与牙本质色有所不同。
（3）加压成型和高温烧结很难在口腔制作室实现。底层冠须在 Procera 工作站制作，再邮回口腔制作室上瓷。
高纯铝瓷核瓷材料的代表有 Procera Allceram（Nobel Biocare）等。

三、氧化锆核瓷材料

氧化锆陶瓷由于特有的应力诱导相变增韧效应，其强度和韧性均优于传统的长石瓷和氧化铝陶瓷，近年来成为口腔材料界关注的热点。

氧化锆瓷不仅具有普通陶瓷材料耐高温、耐磨损、耐腐蚀、生物相容性好等优点，而且其抗弯强度可达 900~1200MPa，韧性可达 $15MPa\cdot m^{1/2}$，是目前口腔陶瓷材料中最高的，这主要得益于其相变增韧机制：氧化锆具有 3 种同素异型结构，即单斜相（$m\text{-}ZrO_2$）、四方相（$t\text{-}ZrO_2$）、立方相（$c\text{-}ZrO_2$）。三种晶型存在于不同的温度范围并可相互转化。在室温条件下，氧化锆以 $m\text{-}ZrO_2$ 的形式存在，但当与适当的稳定剂结合后 $t\text{-}ZrO_2$ 也可存在于室温。当材料受到外力产生微裂纹时，裂纹尖端的 $t\text{-}ZrO_2$ 晶体在应力诱导下向更稳定的 $m\text{-}ZrO_2$ 相转变，伴随的体积膨胀和形状变化改变裂纹尖端的应力场，阻止裂纹的延伸并使裂纹扩展需要更高的外界作用载荷，这就是氧化锆的应力诱导相变增韧机制。

目前临床应用的氧化锆陶瓷主要包括两大类：一是主要成分为氧化锆和能够将四方相氧化锆晶体稳定于室温条件下的稳定剂的氧化锆陶瓷；二是氧化锆增强陶瓷。

（一）氧化锆陶瓷

氧化锆陶瓷包括一步烧结的致密氧化锆陶瓷和二步烧结的氧化锆陶瓷两种。

1. 一步烧结的致密氧化锆陶瓷　由于以氧化锆为主体的致密陶瓷硬度可达 1200 Hv，加工困难，因此这种材料最初用于制造成品根管桩如 Cerapost，其含有 94% 的氧化锆和 5.1% 的稳定剂氧化钇，抗弯强度为 820MPa。由于具有较高的弹性模量，在应力状态下发生的形变较小，氧化锆桩在咀嚼过程中较少因粘结层破坏而失败。而且它的高硬度有利于应力在桩与牙根间传递，使其较碳纤维桩更少发生折断，但当其发生折断，断端也较难从根管中取出。与 Cerapost 类似的产品还有 Cosmo-post。它们都可与树脂核、计算机辅助研磨加工瓷核、热压瓷核等配合使用。

随着口腔计算机辅助加工技术的发展，对高强度陶瓷材料进行复杂精密的加工成为可能。DC-Zircon 为高纯度的部分稳定的多晶氧化锆陶瓷，由 95% 的氧化锆和 5% 稳定剂氧化钇组成。在工业条件下烧结至最佳状态，抗弯强度高达 900MPa，硬度 1200Hv，弹性模量 210GPa。可用于加工此材料的口腔计算机辅助加工系统有 Precident-DCS-System 和 Cerec Sirona dental system。

2. 二步烧结的氧化锆陶瓷　为了降低高强度氧化锆陶瓷的加工成本，Suttor 等研究报道了预烧结的多孔四方多晶氧化锆陶瓷，即氧化锆陶瓷坯体先在工业条件下进行低温烧结，形成气孔率为 50% 的低密度疏松结构瓷块，接着在技工中心根据临床所需形态进行计算机辅助放大加工，然后进行高温烧结 7 小时以达到完全致密的状态，最后堆塑饰面瓷完成修复体。此种材料的三点弯曲强度超过 1000MPa。这种加工方式具有加工时间短、机械及磨头损耗小的优点，全数控加工工艺保障了加工的精确性，因此成为目前多种 CAD/CAM 系统采用的加工方式。例如 LAVA 等系统采用二步烧结的氧化锆陶瓷，不仅保证了氧化锆陶瓷的高强度，而且其加工精度良好。有学者报道 LAVA 的边缘缝隙即修复体边缘到基牙表面的垂直距离为 40μm，绝对边缘缝隙即修复体边缘到基牙颈部肩台边缘的距离为 70μm。

（二）氧化锆增韧陶瓷

氧化锆增韧陶瓷是在原有口腔科陶瓷中添加一定的氧化锆组成的复相陶瓷，包括渗透锆瓷、氧化锆增韧铸造玻璃陶瓷等。

1. 渗透锆瓷　其代表产品是 In-Ceram Zirconia，它是在渗透铝瓷的粉体中加入了 33%wt 的稳定剂为氧化铈的氧化锆，该瓷粉主要成分仍为氧化铝（62%）。该材料的加工工艺有粉浆涂塑和计算机辅助加工两种。粉浆涂塑工艺同渗透铝瓷工艺。而计算机辅助加工是将干压成型的瓷块初步烧结形成开放性多孔状，经计算机辅助磨削加工成所需基底冠形态后进行玻璃渗透。由于氧化锆的加入，预烧结陶瓷形成的多孔结构更细且均匀，材料的三点弯曲强度显著提高到 750 MPa，可用于后牙固定修复。

2. 氧化锆增韧铸造玻璃陶瓷　IPS Empress Cosmo 为氧化锆增韧的铸造玻璃陶瓷，采用失蜡法铸造。专用桩核瓷块 850℃预热，在 900℃、压力 0.5MPa 的条件下压铸于成品氧化锆桩 Cosmopost 上形成全瓷桩核。氧化锆桩在与全瓷核共同修复时显示出优越的性能。

氧化锆陶瓷的透光性稍差，故目前仅采用制作全瓷底层，表面仍用透光性良好的饰面瓷堆塑完成修复体。

氧化锆陶瓷材料的代表有 Cercon（德固萨）、LAVA（登士柏）等。

四、热压铸瓷材料

热压铸瓷材料（Hot-pressed castable ceramics）也称注射成型玻璃陶瓷材料（Injection-molded glass ceramic），简称铸瓷，它采用注射热压工艺将陶瓷在高温下加压注入型腔制作完成全瓷修复体。热压铸陶瓷技术是 1983 年首先由瑞士苏黎世大学研制成功，然后在 1987 年由义获嘉（Ivoclar）公司推出 IPS Empress 应用于临床，早期的热压铸瓷材料主要为白榴石强化陶瓷，挠曲强度仅有120MPa左右，故很快淘汰。目前应用较多的是 IPS Empress 2，其主晶相为焦硅酸锂，约占 60% 体积比，晶体细小，长 $0.5\sim5\mu m$，热压处理后的热压铸陶瓷弯曲强度可达 350MPa，因此可以制作嵌体、贴面、全冠甚至全瓷固定桥等。

热压铸瓷材料具有与天然牙相似的光学性能，其微观结构主要有结晶相和残余玻璃，当光线射入修复体后，结晶相使光线发生与天然牙类似的散射现象，同时在深部也能产生乳白色半透明效果，通过向材料中加入荧光剂的方法可使其颜色更接近天然牙，由于热压铸瓷材料良好的半透明性，所以特别适合修复牙体比较透明的患牙。

热压铸瓷材料的代表有 IPS Empress、Optimal Pressable Ceramic、Cerpress、Finesse 等。

第五节　全瓷修复材料的展望

早期的全瓷材料强度低导致了修复的失败，后来的研究都主要集中在如何提高全瓷材料的强度上，有两条路径可供选择，一条是利用与金瓷修复体相似的原理用两种陶瓷材料来制作全瓷修复体，底层为强度高但美观性稍差的核瓷，表面则用美观性好但强度稍低的陶瓷覆盖。另一条是利用既有强度又有美观的全瓷材料来制作全瓷修复体，此路径如能成功，不仅不用增加瓷层厚度来覆盖底层瓷，而且制作相对简单，但遗憾的是，目前强度最好的全瓷材料都是美观性能比较差的结构陶瓷，目前临床应用最多的全瓷修复体多采用核瓷底层结合表面修饰瓷的方式制成。

从全瓷修复发展的历史看，在美观和强度不能兼得的情况下，人们主要追求的是材料强度的提高，然后再寻求满足制作此种高强度全瓷材料的制作工艺及技术，可以说，为了提高全瓷材料的强度，任何必需的设备工艺都在所不惜，比如现代全瓷材料所广泛采用的 CAD/CAM 技术。但是我们认为，如果不考虑烧结温度的高低、烧结时间的长短、烧结设备价格高低等投入，不综合评估制作一个全瓷修复体的成本，这种全瓷修复材料和系统最终将难以广泛应用。

最理想的全瓷修复材料是强度较高，能充分满足各种临床修复需求，制作方便，制作成本较低，美观性能良好，能与不同牙齿的颜色配色，最好少磨或不磨牙体组织，又能在口内行使良好功能且能持续很长时间而不破损。

表 1-5-1 列出了常见的部分全瓷修复材料性能，可以看出，目前尚没有一种全瓷修复材料能完全满足上述要求，但是我们相信，随着全瓷材料性能的不断提高，加工制作工艺的不断改进，临床技术的不断完善，理想的全瓷修复系统和材料必然会早日出现。

（万乾炳）

表 1-5-1　常见全瓷修复材料性能比较

商品名	MarkII	Ceramco	Dicor MGC	Empress	Empress2	In-Ceram	In-Ceram Spinell	In-Ceram Zirconia	Procera Allceram	Cercon
厂商	Vident	登士柏	登士柏	义获嘉	义获嘉	Vident	Vident	Vident	Nobel Biocare	德固萨
主晶相	长石	白榴石	氟云母	白榴石	硅酸锂	氧化铝	氧化铝尖晶石	氧化锆氧化铝	氧化铝	氧化锆
晶粒大小(μm)				3~10	0.5~4	0.5~5	1~5	1~5	4	0.5
烧结温度(℃)				900~1165	920	1120	1120	1120	1550	1350
厂商推荐适应证	(高)嵌体冠	(高)嵌体贴面	(高)嵌体	(高)嵌体贴面冠	三单位桥冠	冠贴面	冠贴面	三单位桥	冠	四单位桥冠
制作方法	CAD/CAM	烧结	CAD/CAM	热压铸	热压铸	粉浆涂塑玻璃渗透	粉浆涂塑玻璃渗透	粉浆涂塑玻璃渗透	CAD/CAM	CAD/CAM
强度	中	低	高	中	高	高	高	非常高	非常高	非常高
断裂韧性	中	中	中高	中	高	高	高	非常高	非常高	非常高
透光性	中	中	中	中	中	差	中	差	差	差
磨耗性	中	中	低	中	低	高	高	高	中	中
边缘适合性	良	良	良	良	良	良	良	良	良	良

第二章

全瓷修复的适应证和禁忌证

　　牙体缺损是否采用全瓷冠修复取决于制作全瓷修复体所使用的材料的组成、结构、性能和价格，患者口腔牙体解剖形态、牙体缺损情况、病变程度和类型、口内𬌗关系的情况、牙齿𬌗面磨耗程度、牙体牙根健康情况、患者的主观要求以及患者的经济状况等。因此，各种不同的全瓷修复体具有各自的适应证和禁忌证。全瓷修复材料尽管具有良好的生物相容性、颜色与天然牙相近，但陶瓷的脆性大这一缺点，使得全瓷修复体的适应证要求比金瓷修复体更严，临床医生在全瓷材料的选择和全瓷修复体的制作技术上，应严格地选择和控制可能对全瓷修复体质量产生影响的各个因素。

第一节　全瓷修复的适应证

　　1．前牙切角、切缘缺损，不宜用充填治疗或不宜选用金属烤瓷冠修复者（图2-1-1）。

　　2．牙冠大面积缺损充填治疗后需要美观修复者（图2-1-2）。

　　3．前牙牙髓失活或无髓牙变色、氟斑牙、四环素染色等影响美观者（图2-1-3）。

　　4．错位、扭转牙不宜进行正畸治疗者或无时间进行正畸治疗者（图2-1-4）。

　　5．因发育畸形或发育不良而影响美观的前牙，承受咬合力不大的前磨牙、磨牙（图2-1-5）。

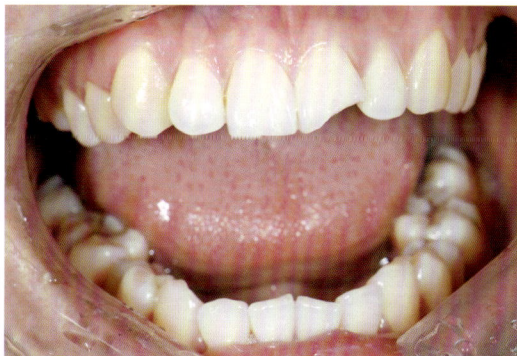

图2-1-1　前牙切角缺损

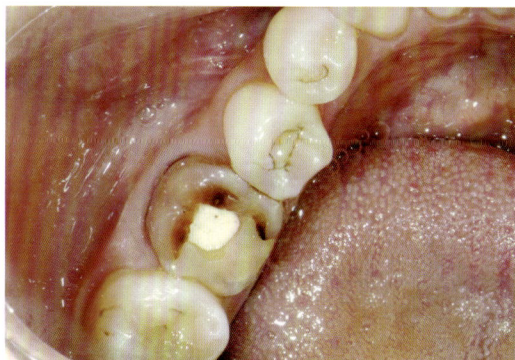

图2-1-2　后牙牙冠大面积充填

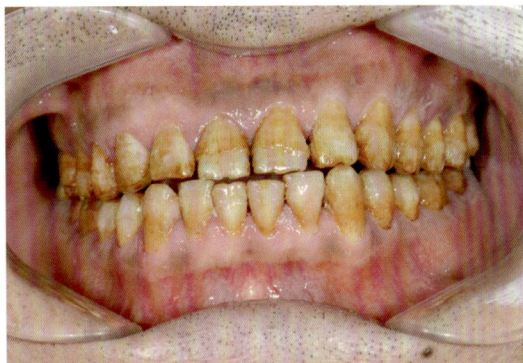

（1）

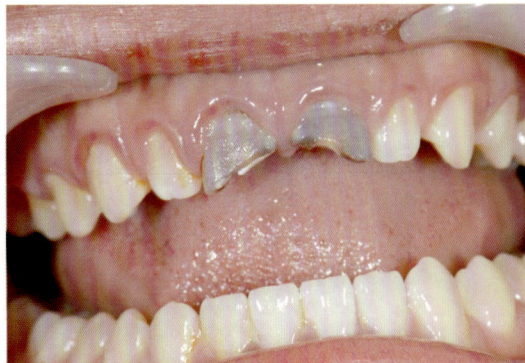

（2）

图2-1-3

（1）氟斑牙 （2）变色牙

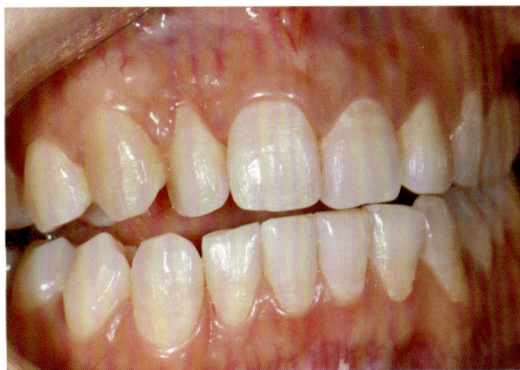

图2-1-4　错位牙

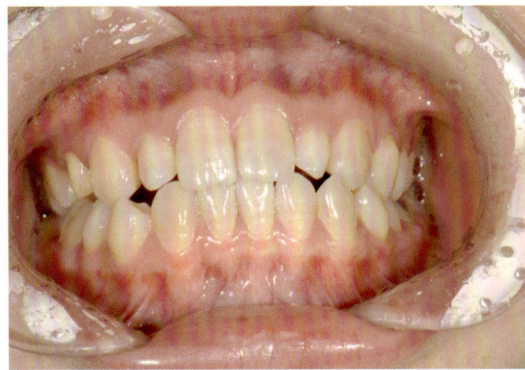

图2-1-5　畸形牙

6. 对美观要求高、且能保证口腔卫生及注意保护全瓷冠者。

第二节　全瓷修复的禁忌证

1. 乳牙和发育未完成的青少年活髓牙。
2. 牙冠过短、过小，或缺损严重，无法取得足够的固位或抗力者。
3. 深覆𬌗、咬合紧者或夜磨牙患者。
4. 心理、生理、神经精神疾病不宜承受或不能配合治疗者。

（万乾炳）

第三章

全瓷修复的临床应用材料和器械

第一节　全瓷修复的临床应用材料

临床进行全瓷修复过程中，需要用到一系列材料，选择合适的材料进行每一步操作，才能做出理想的全瓷修复体。随着口腔医学的快速发展，各个学科交叉程度增加，材料的种类大大丰富，性能也不断提高。下面就全瓷修复临床可能应用的材料进行概述。

一、制取印模所需材料

1. 托盘（图 3-1-1）

（1）成品托盘：市场上可以直接购买到的托盘，一般有金属铝制托盘、塑料托盘以及合成树脂板托盘、不锈钢网状托盘等。全瓷修复制取印模可以选择全弓（full-arch）或双弓（dual-arch）托盘。双弓托盘是用于同时制作冠桥制备体与对颌牙印模的托盘，可以一次取得上下颌印模并同时记录咬合关系，简化了操作，常用于嵌体、冠修复及固定桥修复制备体的取模。但双弓托盘缺乏刚性，易导致印模变形，因此需与高黏度或超高黏度印模材料配合使用以减少咬合时托盘的变形。大量实验证明双牙弓托盘搭配聚醚橡胶或高（超高）黏度加成型硅橡胶印模材料可获得较满意的精度。

（2）个别托盘：要获得精确的印模，要求印模边缘充分伸展，以不妨碍唇、颊、舌的生理功能为前提，且要使黏膜受力均匀。成品托盘很难达到如此要求，只有通过制作个别托盘进行二次印模的制取来提高印模的准确性。个别托盘保证印模材料厚度均匀一致，减少因收缩不均导致的变形，而且减少印模材料的用量。在个别托盘上涂布弹性好、流动性好和精密度高的印模材料可以取得更为精密的

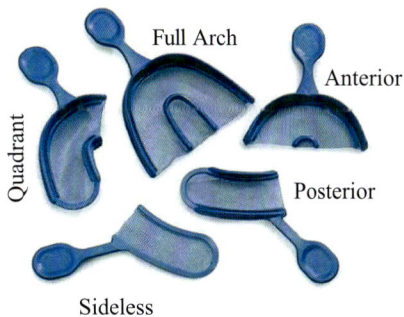

图 3-1-1　托盘

印模。个别托盘一般可用自凝树脂、热凝树脂或光固化丙烯酸树脂等制作而成。

（3）部分牙列托盘：当需要对个别牙列进行精密印模的时候应用，它只覆盖缺隙侧的牙弓。适用于个别后牙缺损或缺失，缺隙前后余留牙咬合关系正常的病例。

2. 印模材料

临床理想的印模材料首先要求无毒、无刺激性，有合适的强度、弹性、凝固特性、与模型材料有良好的相容性，全瓷修复尤其对复制口腔组织的精密程度有较高的要求。目前全瓷修复常用的印模材料主要有水胶体印模材（琼脂、藻酸盐等）和合成橡胶印模材（硅橡胶、聚醚橡胶、聚硫橡胶等）。临床选择要综合考虑精度、黏滞度、强度、操作难易、稳定性、成本等因素。现在新型的印模材料在色泽、味道和经济性等方面更加完善。印模通常需要配合使用配套的印模消毒剂。

（1）水胶体印模材料：该类材料可分为可逆水胶体印模材料（如琼脂）和不可逆水胶体印模材料（如藻酸盐类）。水胶体印模材料亲水性好，可操作性好，价格便宜，但印模精度不高，容易产生气泡，印模强度及尺寸稳定性欠佳，容易收缩变形，并且一个印模只能灌注一副模型。

1）藻酸盐类印模材料：是非精密印模材料，依靠化学反应聚合，可分为粉剂型和糊剂型。临床使用此材料需要进行溶液浸泡消毒或者喷雾消毒。如果藻酸盐印模材料中含有消毒剂成分，则可以减少绝大部分可见微生物。临床常用的有变色龙、贺利氏藻酸盐材料和翡翠藻酸盐材料等。

2）琼脂类印模材料：是一种可逆材料，根据温度改变其状态，流动性好，制取印模精确度高，能够精细地反映口腔内软硬组织解剖结构，但操作稍复杂，需要温度调节装置和水冷托盘，制取的印模强度差，易破裂，可因渗润和凝溢作用影响尺寸稳定性，因此常和其他印模材料配合使用。例如临床通常将琼脂类印模材料和藻酸盐印模材料联合使用，以提高印模精确度。临床广泛使用寒天琼脂印模材料。

（2）橡胶类印模材料：该材料较水胶体印模材料有更高的韧性和强度，尺寸稳定性好，且同一副印模可灌制多副模型，可较长时间保存，是一种比较理想的精密印模。随着印模材料的发展，硅橡胶已逐渐成为主流，大多数的全瓷修复体，包括瓷贴面、瓷嵌体、全瓷桩核以及全瓷冠均建议采用精度较高的硅橡胶类印模材料制取。

1）硅橡胶印模材料：可以用于所有的印模技术，如双印模、单印模、混合印模和修正印模。分为缩聚型和加聚型，其中加聚型根据自身特点分为浓稠型和注射型。实验证明加聚型硅橡胶是精密度最高的印模材料之一，更适于作为全瓷修复的印模材料。市场上加聚型硅橡胶产品种类很丰富，如 DMG Silagum Putty/light、DMG Honigum 等。缩聚型亲水性稍差且收缩比较大，硬度比加成型大，印模精度稍差，但是价钱较便宜。缩聚型硅橡胶中以瑞士康特 rapid 以及贺利氏、金玛克公司产品应用较广泛。

硅橡胶印模材料按包装可以分为硬管装、软管装和罐装三种。

a. 硬管装使用时需要用专用混合枪，得到混合均匀的印模材料，混合枪成本较高。

b. 软管装需要分别挤出等量的基质和催化剂混合调拌使用。

c. 罐装使用时需要将基质和催化剂混合揉捏，此种硅橡胶弹性和黏性都不高，一般用于做概形印模和个别托盘。

硅橡胶印模材料可以用在牙体预备之后取得精密印模，来制作全瓷修复体。还可以在

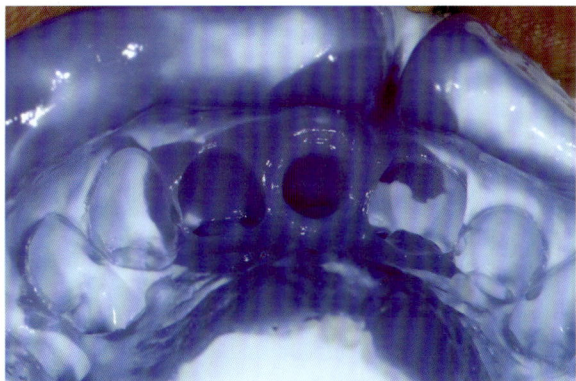

图3-1-2 硅橡胶印模材料

备牙前取印模，指导牙体预备。此印模材料放置几天仍可以保持较高的精度，并且可以反复灌制数个精确度相近似的模型（图3-1-2）。

2）聚醚橡胶类印模材料：聚醚橡胶目前使用较多，其尺寸稳定性、触变性及韧性弹性均较聚硫橡胶和硅橡胶好。并且亲水性好，能吸收少量水分后稍微膨胀，补偿印模材料本身的收缩，但材料硬度高，柔韧性和复位能力较差，可能永久变形，与模型分离时应该特别小心。需要注意的是聚醚橡胶印模材料只能用于单印模、双印模和混合印模，而不能用于修正印模。国内广泛应用 3M 公司产品 Impregum。

3）聚硫橡胶类印模材料：聚硫橡胶性能类似于硅橡胶印模材料，但质地较软，永久变形偏大，硬化较慢，时间不足取出印模易变形。因含硫化物，可能有刺鼻的气味。国内应用较少。国外曾用来制取全口无牙颌印模。

（3）制取桩核模型时，临床多采用调拌性充填材料，可以分为直接法和间接法。

1）直接法：用琼脂印模材料注射法一次完成。如果是根管弯曲过细、双根管和多根管等复杂根管，实验证明用慢速弯机头和螺旋输送针来输送印模材料，可以得到良好的印模效果。也可以采用硅橡胶印模材料，能够准确地印取根管和钉道形态。

2）间接法：采用成品铸造蜡在患者口内取得根管蜡型，再送至加工中心制作。

以上用于制备全瓷修复体过程中的印模材料均为弹性印模材料。

二、模型材料

（1）普通石膏：主要成分是半水硫酸钙，可以用来制作研究模型。

（2）人造石：密度、强度和硬度都较普通石膏大。

（3）超硬石膏：是改良版的人造石，常用来制作工作模型。临床上若是为了降低成本，可以用人造石或者普通石膏取对颌模型。

（4）耐火模型材料：常用磷酸盐高温包埋料。

（5）树脂模型材料。

三、陶瓷材料

陶瓷材料由于美观、化学性质稳定、绝缘、生物相容性好等优点广泛应用于修复治疗，各种加工技术和材料的应用使陶瓷挠曲强度、耐磨程度等物理性能也有了明显的提高，越来越多的患者选择进行全瓷修复。需要注意的是，不同的全瓷系统需要采用相对应的表面处理技术和粘结技术。

1. 按照成分不同

可分为氧化硅基陶瓷和非氧化硅基陶瓷。

2．按加工工艺技术不同

（1）烧结全瓷材料

1）长石质烤瓷

2）白榴石强化长石质烤瓷

3）铝瓷（氧化铝基烤瓷）：实质是一种玻璃陶瓷，挠曲强度随氧化铝含量增加而增强，主要用于全瓷修复体的底层结构。

4）渗透陶瓷：即粉浆涂塑全瓷，是玻璃和氧化铝渗透交织结构的材料，挠曲强度好。

A．玻璃渗透氧化铝陶瓷，如 Vita In-Ceram、In-Ceram Alumina、Woleram。

B．玻璃渗透尖晶石陶瓷，如 In-Ceram Spinell。

C．玻璃渗透氧化锆陶瓷，如 In-Ceram Zirconi、Cercon、Everset、Lava、Procera。

从强度上看：渗透锆瓷的强度最好，渗透铝瓷次之，渗透尖晶石瓷强度最低。从透光性来看：渗透尖晶石瓷透光性最好，渗透铝瓷次之，渗透锆瓷透光性最差。因此渗透铝瓷常用于制作单冠、前牙三单位固定桥、前磨牙桥等。渗透尖晶石瓷常用于制作嵌体、高嵌体、贴面、前牙单冠等、不适合于后牙修复。而渗透锆瓷强度高而透明度低，可用于制作后牙三单位桥体、变色基牙、桩冠修复等。

渗透陶瓷配套有专用代型材料、陶瓷粉末、渗透玻璃粉末、饰面瓷等。

（2）铸造陶瓷：即玻璃陶瓷，是采用失蜡法铸造而成，再从玻璃态结晶瓷化制成，有为云母系和磷酸钙系等几种。

（3）热压铸陶瓷：简称铸瓷，采用将瓷块加热后压铸成型的方法制成。以 VIVADENT 公司 Empress1/2 等为代表，制作内冠较为常用，然后在其外制作美观性较好的饰面瓷。

1）白榴石玻璃陶瓷：透光性和半透性良好，抗折性和韧性较差。常用于制作贴面、嵌体、部分冠等。代表产品如 IPS-Empress 等。

2）焦硅酸锂玻璃陶瓷：弹性差，强度高，透光性较好，一般仅用于制作核瓷底层，需要配合饰面瓷技术，注意使用同系统配套的瓷粉。同时需保证瓷层厚度不少于 0.8mm。常用于制作单冠，缺隙小的全瓷桥桥体等。代表产品如 IPS-Empress2 等。

3）尖晶石注射成型玻璃陶瓷。

（4）切削陶瓷

1）长石质可切削陶瓷：应用于嵌体、后牙修复。代表产品如 Vita mark Ⅰ/Ⅱ等。

2）可切削玻璃陶瓷：代表产品如 Dicor MGC、MGC-F 等。

3）可切削氧化铝陶瓷：将氧化铝预烧后制成瓷块，切削后再行渗透，完成修复体。代表产品如 Celay/In-Ceram 系统等。

4）可切削氧化锆材料：采用预烧结的氧化锆瓷块，经机加工后致密烧结，制成高强度的氧化锆全瓷修复体。此材料目前已广泛应用于 CAD-CAM 技术，代表产品如 Cercon 等。

（5）纳米复合陶瓷：纳米材料的加入增强了陶瓷的强度和韧度，有广阔的前景。

（6）CAD-CAM 系统：通过光学印模、计算机辅助设计和计算机辅助制作或者精确复制磨削数个步骤，可以在短时间内制作出精密的全瓷修复体，减少了医师操作时间和病人就诊次数。但是成本较为昂贵，需要多学科专家共同参与制作，在国外应用较为广泛，国内将逐步广泛开展。目前已有多个系统应用于临床。

1）Cerec 系统：适合加工长石质可切削陶瓷、可切削玻璃等。

2）Procera 系统：加工形成高纯度氧化铝和氧化锆冠核基底，需要配合使用饰面瓷。

3）Celay 系统。

4）Kavo Everset 系统。

5）Cercon 系统。

6）Duret/Sopha 系统。

四、桩核材料

1. 非金属桩

弹性模量与牙体组织接近，美观透光性好，操作简便等优点，进行全瓷修复时采用非金属桩核逐渐成为趋势。应用比较多的有玻璃纤维桩（图 3-1-3）、氧化锆陶瓷桩、氧化锆玻璃陶瓷桩（图 3-1-4）、增强复合树脂桩等。

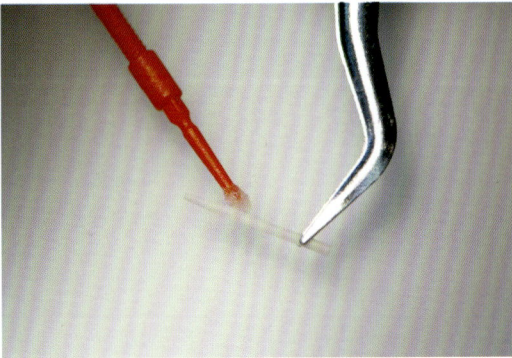

图3-1-3 纤维桩

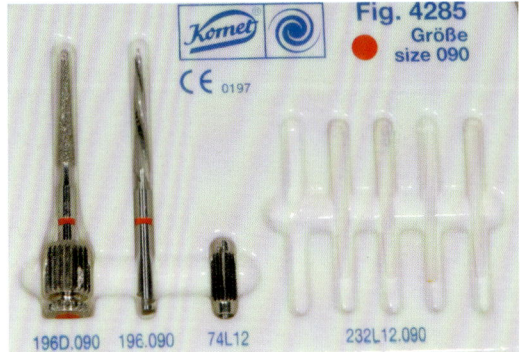

图3-1-4 全瓷桩

2. 金属桩

密合性较好，但是美观性和生物相容性稍差，牙体预备有一定要求。可分为贱金属桩和贵金属桩材料。

五、排龈材料

正确应用排龈材料可使手术视野清晰、牙体预备准确到位、减少牙周损伤以及得到精确印模。根据不同排龈方式，所应用的材料也各有不同。

1. 缩龈线排龈

在临床应用最为广泛，按照所含化学物质不同，有含肾上腺素排龈线、含氧化铝排龈线，还有不含化学药物的排龈线等几种，但最常用的还是含有收敛剂的缩龈线，既有缩龈线的机械排龈作用又有化学药物的收敛作用，故称为机械化学排龈法。缩龈线排龈法是目前临床最常用的方法，可以在术前排龈，也可在牙体预备完成后排龈。只要操作得当，都可以起到良好的排龈效果。排龈线的形状有双股形和编织形等。龈沟深浅不同的患牙应采用不同粗细的排龈线，有时如果龈沟较深，甚至可以采用两根缩龈线。有研究表明，以国人的平均水平一般将缩龈线置于龈下 0.6mm 即可（图 3-1-5）。

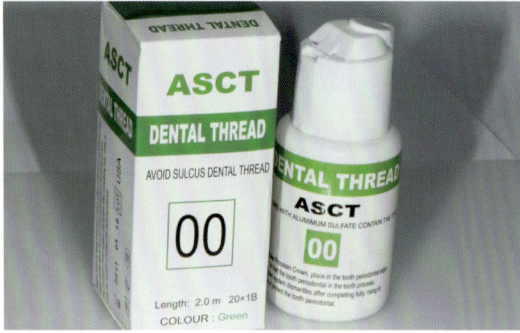

（1）

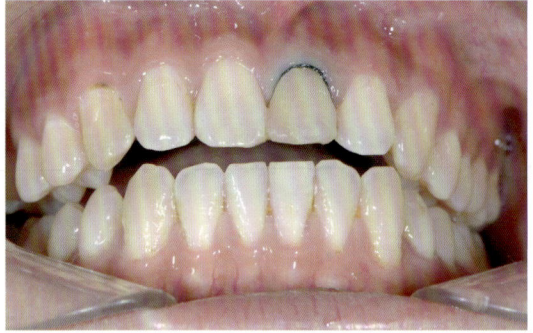

（2）

图3-1-5　缩龈线

2．激光排龈

应用 Nd：YAG 激光来排龈，操作简单无痛苦。

3．电刀排龈

主要采用高频电刀刀头接触牙龈、黏膜等软组织，局部产生高热将需要切割的组织汽化，达到切割的目的，同时还可以达到止血的目的。特别适合于以下情况使用：牙龈外形线不佳，对烤瓷冠修复效果有一定影响；牙冠较短且游离龈较长，需要进行牙冠延长术；有残根残冠位于龈下大于 2mm，需要切龈的患者以及备牙后的止血和排龈。电刀排龈对操作要求较高，操作不当容易造成牙龈永久退缩等不良后果。

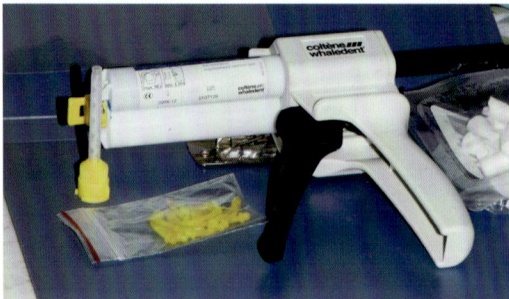

（1）

4．排龈膏

呈糊剂或膏状材料，主要成分为高岭土和氯化铝。高岭土具有高吸水膨胀性，可以靠机械力量扩大龈沟；氯化铝具有收敛作用，可以控制牙龈出血和龈沟液的渗出。采用专用注射器注射到龈沟内，可以使牙龈暂时收缩并保持龈沟的干燥。操作较容易，组织损伤小，止血效果好（图3-1-6）。

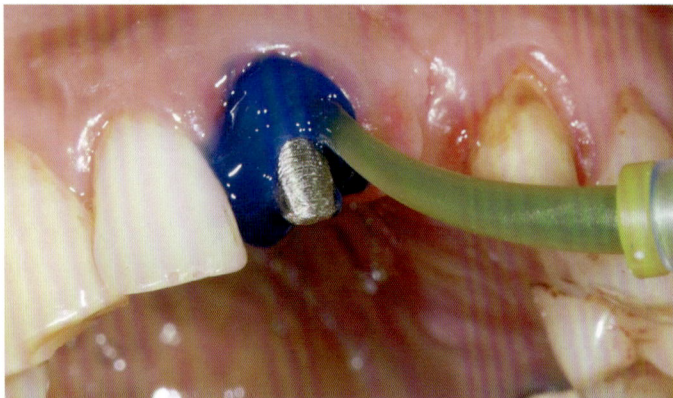

（2）

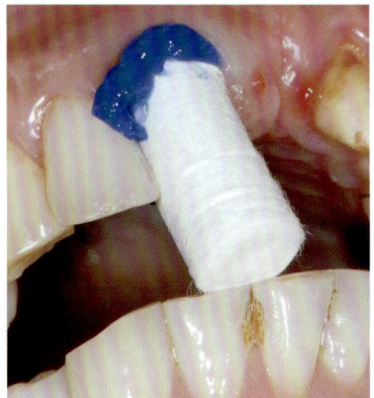

（3）

图3-1-6　排龈膏

六、抛 光 材 料

陶瓷通常使用金刚砂磨头和氧化铝磨头修整平滑，细粒度氧化铝磨头打磨，碳化硅橡皮轮抛光。但是由于全瓷修复体的脆性较大，加工完成后尽量不要进行调改以免产生裂纹或者崩瓷。

七、粘 结 材 料

1. 聚羧酸粘结剂

对活髓牙无刺激，但是本质上并没有粘结性，只起到边缘封闭作用，临床较少用于全瓷修复体。

2. 玻璃离子粘结剂

粘结性较好，收缩小并且有持续释放氟的作用，但是含有酸，可能对活髓牙产生刺激。

3. 复合树脂粘结剂

逐渐成为粘结全瓷修复体的主要材料。透光性好，较原有粘结剂更美观，但是其收缩性可能造成边缘微漏等不良后果（图3-1-7）。

（1）酸蚀系统：氢氟酸蚀刻，可以清洁粘结面并获得机械锁结。另外还有自酸蚀粘结系统。

（2）树脂和牙体的粘结：可以在牙体表面形成混合层。

（3）树脂和陶瓷的粘结：此部分相对薄弱，大部分粘结破坏均始于此。硅烷偶联剂处理后陶瓷表面的湿润性可以显著增强。

（4）粘结原理：粘结剂在粘结面形成树脂突，同时粘结剂内官能团与牙体产生化学结合。即机械作用力和化学结合力共同作用。最近研究人员提出了将光固化粘结剂和复合树脂同时固化的技术，可以有效增强粘结强度。各类陶瓷的粘结方法并不完全一样。

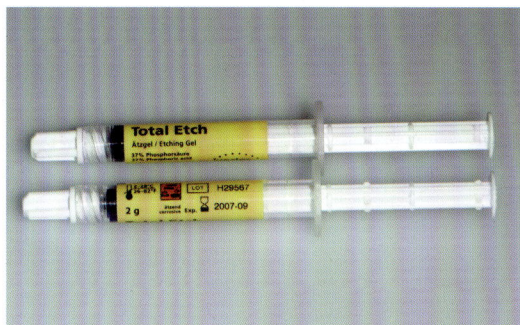

（1）

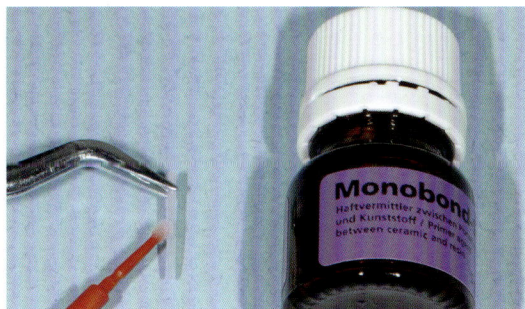

（2）

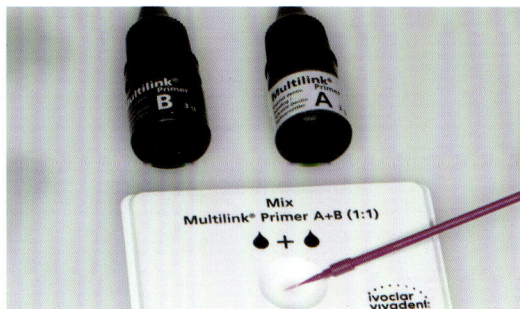

（3）

图3-1-7 树脂粘结剂

4．混合型粘结剂

树脂加强型玻璃离子是当今研究全瓷修复粘结的热点。由复合树脂和玻璃离子复合而成，兼有两者优点。临床操作宜采取双层固化方式。

八、暂时修复材料

1．暂时冠桥修复材料

主要有下列三种（图3-1-8）：

（1）树脂成品冠配合使用自凝树脂：操作迅速，较美观。

（2）自凝树脂：粉剂和液剂材料在室温下发生氧化还原反应，成本低廉、操作简单，但是刺激性较大、形态较差。

（3）加入各种填料的复合树脂类：机械性能大大提高。

2．粘结

全瓷修复的暂时修复体应使用无丁香油酚的氧化锌水门汀粘结，因为如果采用丁香油暂时粘结材料粘固，残留在牙预备体表面的丁香油将影响树脂粘结剂的固化。暂时贴面也可不粘结或者使用树脂粘结系统。

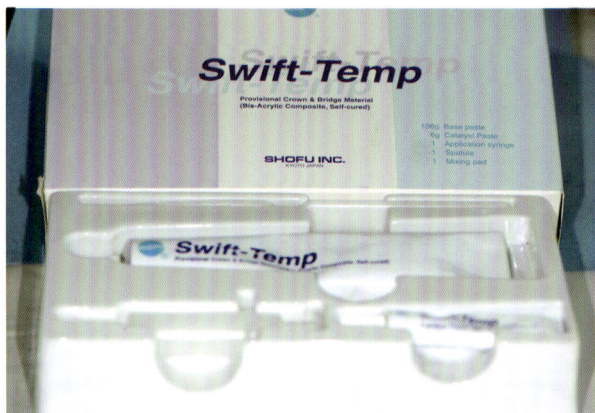

图3-1-8 暂时冠材料

第二节 全瓷修复的牙体预备器械

一、预备前器械

医师在备牙前应该准备好：检查盘、3%过氧化氢漱口水、开口器、缩龈线、吸唾器。

局麻用品：特制压杆式注射器，进行浸润麻醉，0.4mm针头（刺入龈隙沟内2~3mm，每次注射0.06ml，压注2~3次，一共不到2ml），或者采用阻滞麻醉。

橡皮障：橡皮障膜，此膜越厚隔离效果越好，但是在橡皮障夹上的应力越大。现在有改良了的去粉末橡皮障。配套的有橡皮障支架、橡皮障打孔器、橡皮障夹钳和橡皮障夹等（图3-2-1）。

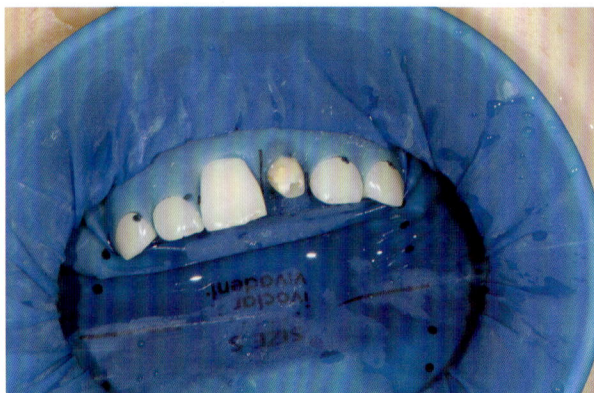

图3-2-1 橡皮障

二、牙体预备器械

从第一台脚踏动力引擎口腔治疗台发展到电动马达口腔治疗台，牙体预备器械的发展走过了漫长的道路。随后气动涡轮手机的应用大大提高了手机的转速，使医师能够进行高效牙体切割预备，并且能够进行各种复杂的牙体预备，同时各种车针的配合使用，提高了牙体预备的效率和精确程度，加快了临床修复技术进步的步伐。

1. 高速涡轮手机

高速涡轮手机的转速可以达到 300 000/rpm，这就产生了切割速度过高引起牙体损伤的问题。现在一般采用水 - 气冷却系统来减低伤害。过高的温度可能导致牙釉质结构损伤和牙本质、牙髓损伤，临床可能有焦糊的气味产生，患者也可能有不适感。涡轮手机车针下方的小孔可以喷射出高速水雾穿过旋转的车针顶部，为临床预备牙体进行降温冷却。同时，切割牙体时还会产生许多碎屑，牙龈组织也会有少量出血，水雾可以去除切磨器械上沾染的大部分污染物，提高切削效率，也使操作视野清晰。配合使用吸唾器和橡皮障，可以提高操作舒适度和患者舒适度。

手机系统的研究也有新进展，新型带光纤高速气涡轮手机，比较好地解决了以往手机暂停使用时会回吸预备过程中产生的污染物的问题。强力气帘防止来自车针部分的污染，逆止阀防止来自喷嘴部分的污染。另外，理想的照明效果、良好的旋转系统、快速车针拼装结构使得临床医师在牙体预备时更为得心应手。

2. 牙体预备常用的旋转器械

牙体预备时有三种类型的车针可选择使用，包括金刚砂车针、钨钢车针、螺旋钻。车针还根据具体使用情况可以细分为若干种类。选用合适的车针进行每一步的预备很重要。既可以提高预备精确度，也可以节约操作时间。

牙体预备时很多医师忽略了车针提供的重要信息，如车针的直径大小等，如果利用好这些信息，将更好的指导临床牙体预备。国内广泛使用的车针品牌有 komet、DFS、MANI、DIATECH、VIVADENT、NTI 等公司产品。在选购时应该清楚了解各公司车针编号、切割尖直径、长度、金刚砂颗粒大小、ISO 编号等，才能使用合适车针正确预备牙体。实际上每一支符合国际标准的正规车针都有一组 ISO 数字代码（ISO number code）。各个生产厂家可能有各自的非通用标识方法，但是一般也会同时注明 ISO 代码，尤其是第三组和第五组表示车针形状和直径的标号，便于临床医师选择使用（图 3-2-2）。

ISO 规定了表示车针规格的五组数字。

1 第一组数字由 3 位数字组成，表示车针功能部分的材料（material of the working part）。比如金刚砂车针是 806，钨钢车针是 500。

2、3 由第二组 3 位数字代表，表示车针钻身部分的粗细和全长（shank and total length）。首位数字的 1、2、3 分别表示适合于常速直机、常速弯机和涡轮机。末尾数字的 4 表示常规长度，小于或大于分别表示超短或者超长、特长。

4 第三组数字由 6 位数字代表，前 3 位数字表示了钻头的形状（cutting surface）。比如圆形、锥形、倒锥形等等。后 3 位数字表示钻头的类型（grain size）。比如细密刃、宽刃等等。

5 第五组数字表示车针工作头部最大直径（size, largest diameter of the instrument in

0.1mm）。比如 016 表示车针工作头部最大直径为 1.6mm。应注意车针尖端直径越小转速越大。

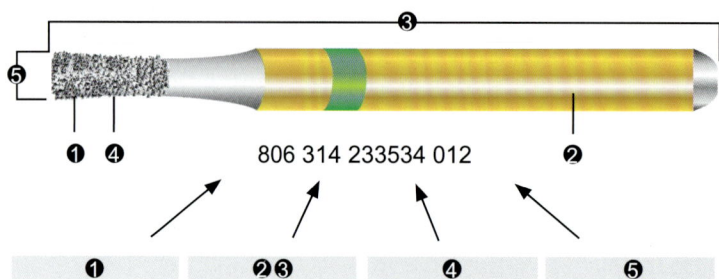

图3-2-2 车针的ISO代码

（1）金刚砂车针：是将边缘锐利的金刚石碎粒通过介质，均匀电镀到各型钢杆上，即由镶嵌金刚石的磨削层和金属基体组成。金刚砂车针很锋利，所以切割效率在三类车针中是最高的。根据大小、形状、粒度不同可以分为很多类型，可以通过具体形状和光滑部的颜色环来辨别。

根据形状长短可以分为：渐细类、直平类、火焰状、普通长度车针、短车针等等。分别用于各个阶段的牙体预备，以达到预期形态。

按金刚砂粒度不同基本可以分为：超细、细、常规、粗、超粗五型。在金刚砂车针颈部用不同颜色的标示环加以区别，分别为：黄（superfine）、红（fine）、蓝（medium）、绿（coarse）、黑（extracoarse）。一般蓝色标示环即为常用的标准粒度车针，颗粒度中等，切削效率较高。有黄色标示环的车针其金刚砂颗粒很细，一般用于牙体预备基本完成后牙预备体的抛光。金刚砂车针纤细部分电镀的金刚砂颗粒相对较小，加之尖端部分使用时间更长，随使用时间增加金刚砂粒会较快剥脱，相对粗的部分金刚砂颗粒则剥脱较慢，所以临床常见金刚砂车针尖端比尾端损耗快，此时应注意及时更换新车针，以免磨切效率降低。

按照镀层不同有纯镍镀层、镍铬镀层、镍铬锰镀层。按照表面镀砂密度不同，可分为两层镀砂车针、三层镀砂车针、全砂磨头等，厚度从几微米到几十微米范围内。镀层厚度增加可以延长车针使用寿命、提高切割效率、更加环保、更加清洁。

全瓷修复牙体预备常用的金刚砂车针有以下几种，分别是：

1）圆头锥形金刚砂车针；

2）平头锥形金刚砂车针；

3）短针形金刚砂车针；

4）长针形金刚砂车针；

5）鱼雷形金刚砂车针；

6）火焰形金刚砂车针；

7）杵形金刚砂车针；

8）定位车针；

9）全瓷修复车针套装（图 3-2-3），配套针盒可以一起消毒。

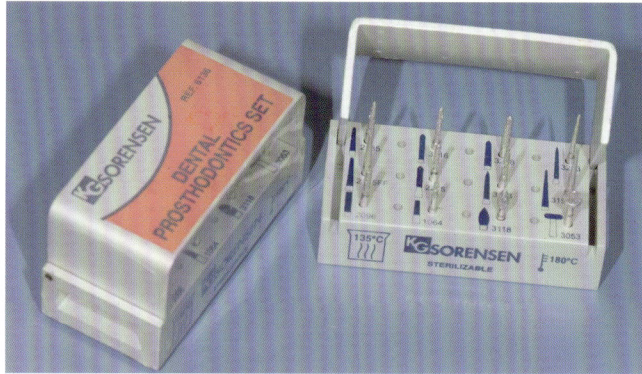

图3-2-3 车针套装

常用的金刚砂车针见图 3-2-4：

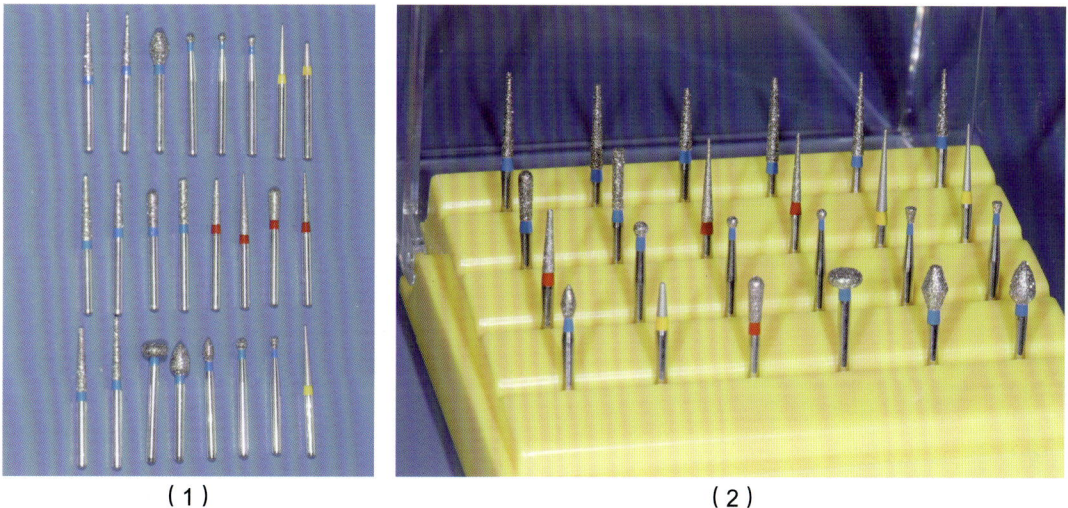

（1）　　　　　　　　　　　　（2）

图3-2-4 常用金刚砂车针

（2）钨钢车针：是由真空高温烧结或者高压造型的碳化钨粉和钴粉焊接在钢杆上形成的，经大金刚砂轮加工修整。根据使用情况分为直机车针、闩锁车针、摩擦握持车针等。刀刃也从 6 刃到 40 刃。钨钢车针转速一般控制在 4 000~160 000rpm。根据切刃上有无切口，可以分为有齿钨钢车针和无齿钨钢车针，全瓷修复多使用无齿型，这样预备得到的牙体表面较光滑，可以使印模更精确，从而制作出更精确、边缘更密合的全瓷修复体。钨钢车针满足了对牙体微创预备技术的要求。钨钢车针的平整性能好，很适合牙体的精细预备，比如预备就位沟、箱状洞形、鸠尾等，以及预备完的精修，可以得到光滑圆钝的边缘和平整的洞底、轴壁。根据不同直径、倾斜角和间隙角等方面钨钢车针分为很多型号，临床注意应选择合适者使用。

临床牙体预备常用的钨钢车针包括：

1）标准长度锥型裂钻；

2）加长形锥型裂钻；

3）末端刀口钨钢车针；

4）火焰形钨钢车针；

5）鱼雷形钨钢车针；

6）圆形、梨形和柳叶形钨钢车针；

7）倒锥钻。

（3）金刚砂和钨钢组合车针：结合了金刚砂车针切割效率高的优点和钨钢车针精细平整预备的优点。组合使用的两种车针应该匹配成同样的形状，先用金刚砂车针进行牙体预备，再用钨钢车针精修，可以得到光滑连续的边缘线和良好的肩台以及轴面形态。

（4）螺旋钻：由钢制成，包绕两条螺旋槽，顶端具有切削功能。根据直径不同分为不同型号，配合使用低速手机，用于在牙本质上制备钉洞固位形，定位部分可以局限钉洞深度在 2mm 以内，防止损伤牙髓。

（5）釉质凿：可以帮助预备牙体组织，平整洞形和肩台表面避免形成锐角锐边，获得良好的边缘适合性。也可以用 1.5~2.0mm 宽度的釉质凿来测定深沟的深度，确定预备量是否不足和防止预备过多牙体。

（6）软组织修整针：使用时安装在高速涡轮手机上，保持转速高达 300 000 rpm。操作不需要用水冷却，切割软组织时高速产热使软组织切割面快速凝结，所以创面几乎不出血。使用软组织修整针修整牙龈后，进行颈部肩台预备时可以更精确（图 3-2-6）。

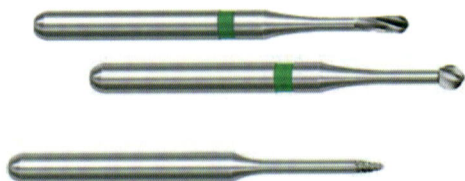

图3-2-5　常用的钨钢车针

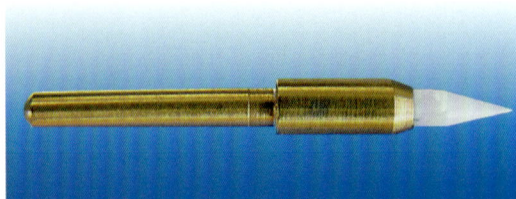

图3-2-6　软组织修整车针

（7）氧化锆抛光工具（图 3-2-7）。

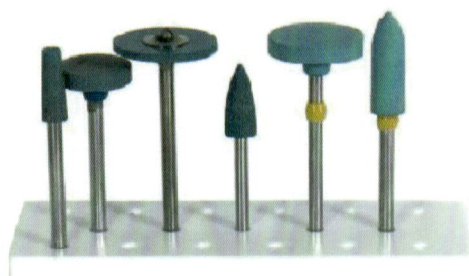

（1）

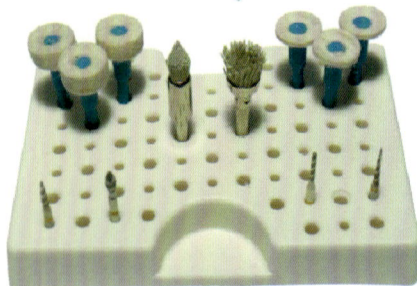

（2）

图3-2-7　氧化锆抛光工具

3. 牙体预备中车针的具体选择应用

（1）𬌗面、切缘：高速轮形车针、梨形金刚砂车针、杵形金刚砂车针、圆头锥形金刚砂车针、平头锥形金刚砂车针、釉质凿。

（2）唇颊轴面：圆头锥形金刚砂车针、平头锥形金刚砂车针、鱼雷形金刚砂车针、短针形金刚砂车针。

（3）舌面：火焰状金刚砂车针、鱼雷形金刚砂车针、小轮形金刚砂车针、小球形金刚砂车针、短针形金刚砂车针。

（4）邻面：鱼雷形金刚砂车针、火焰形金刚砂车针、针形金刚砂车针。

（5）颈袖：末端90°的肩台车针。

（6）龈缘肩台：平头金刚砂车针、鱼雷形金刚砂车针、鱼雷形钨钢车针、带斜边的末端刀口车针。有的肩台车针工作尖是无砂的，因此不需要备龈。

（7）就位沟、轴沟：锥形裂钻、无齿锥形裂钻、龈边缘修整刀。

（8）精修：锥形裂钻、圆头锥形钨钢车针、火焰形钨钢车针、鱼雷形钨钢车针、末端刀口口钨钢车针、超细粒度金刚砂车针。

临床预备牙体组织时由于患者个体差异性、牙位不同、拟定修复手段不同等原因，医师应该灵活选用合适的牙体预备器械。而且熟练的牙体预备过程应尽可能选用较少的器械、车针，既能缩短操作时间，也增加患者舒适程度。还应注意的是修复时应该一次完成预备，时间不宜过长。采用间歇性、轻压接触的磨切手法，车针对牙体压力一般为30~60g。

三、牙体预备后所需器材

（1）牙髓保护剂（取印模后涂布）。

（2）暂时冠（保护）。

（3）𬌗面预备量指示条：用于检查𬌗面预备量是否足够。

（4）蜡片：用于检查和指导咬合面各牙尖磨除量以及保持模型稳定性。

（郑 郁 王 剑）

第四章

全瓷修复选色

全瓷修复体以其良好的美观效果得到越来越多的患者的青睐，颜色的协调是达到美观效果的关键，因此，如何保证修复体与天然牙色泽的匹配一直是口腔医师、口腔技师、材料生产商共同关注的问题，了解基本的色彩学原理、颜色的测量方法及相关配色、比色技术有助于全瓷修复的准确选色。

第一节　色彩学原理与色彩术语

一、色彩学原理

人们生活在一个五彩缤纷的世界中，通过光的辐射作用，人类通过眼感受既有明暗差别，又有丰富绚丽色彩的景物。随着科学技术的提高和发展，人们对于颜色的本质、色彩原理和测色方法的认识也在逐步成熟。

颜色的感知离不开光的存在，对于颜色的现代理解源于17世纪牛顿的色散实验，这一实验通过棱镜对光的发散作用，将太阳光分解为红、橙、黄、绿、青、蓝、紫七种单一的颜色，并可以再通过棱镜还原为白光。色散实验证明了光的光谱性质，光是属于一定波长范围的电磁辐射，电荷的振动产生了电磁波，不同波长和振动频率的电磁波组成了电磁光谱。由于不同波长光波的折射系数不同，白光通过棱镜后产生色散现象（图4-1-1）。

色彩是由光源、物体与观察者的视觉系统共同产生的。光源发出一定波长的电磁波照射在物体表面，不同物体有各自不同的光学性质，物体的透射、反射和吸收特性使光波的空间分布、功率大小和光谱组成发生改变，

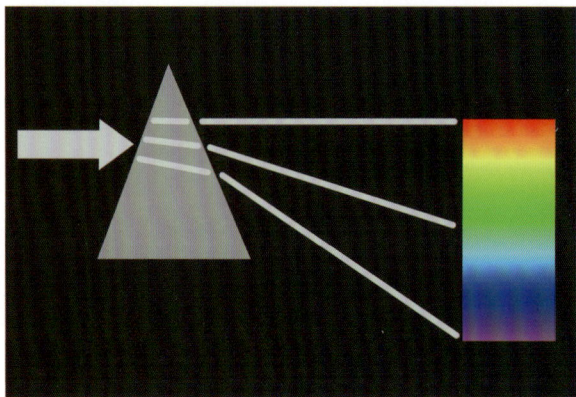

图4-1-1　牛顿色散实验

物体表面各点发出强弱不同的光，通过眼睛的透镜作用，使来自于物体的光线在视网膜上成像，刺激了视杆和视锥细胞，产生神经兴奋传入大脑，从而感知物体表面的颜色差别和整体的外形。

在电磁波范围内，只有从380~780nm波长的电磁辐射能够引起人的视觉反应，这段波长就是可见光谱。人眼能对这一段波长范围的辐射做出选择性反应，并感知各种不同的颜色，这就是颜色视觉。在可见光谱范围内，不同波长的光波可以引起不同的颜色视觉：700nm为红色；580nm为黄色；510nm为绿色；470nm为蓝色。光的颜色取决于进入人眼的不同波长可见光谱的相对功率分布，即相对光谱功率分布（图4-1-2）。

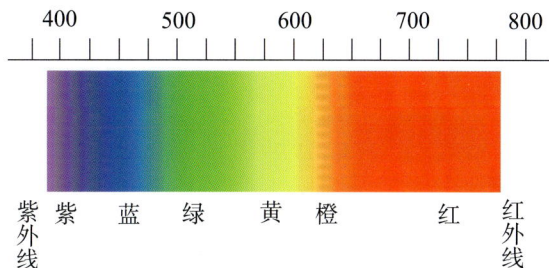

可见光光谱 380~780nm

图4-1-2 可见光谱分布范围

二、颜色的描述

准确表达、描述色彩需要全面了解色彩术语，特别对于色彩的三个基本特性，即色相、明度和饱和度需要有明确的概念和认识。

色相（hue）：又称色调，是指不同色彩之间彼此区分的基本特征，即每种颜色的名称，如红、黄、绿等，是定性的要素。在光学中以不同的波长来区分色相。

可见光谱不同波长的辐射在视觉上表现出各种色相，光源的色相取决于光波的组成对人眼所产生的感觉，物体的色相通过光源的光谱组成和表面反射或透射光的波长来判断，牙齿的色相是由光线经过牙齿反射出来的波长决定的。在口腔中涉及的色相范围主要集中于黄、橙、红等。

为定义色相有不同的色相体系，图4-1-3是日本色彩研究所发表的PCCS色相环（practical color co-orinate system），色相环的中央直观地反映了色料三原色（CMY）、色光三原色（RGB）的对应关系。

彩度（chroma）：又称饱和度，是指色彩的纯度，表示色彩中含有各种有色成分的比例，如含有色彩成分的比例越多，彩度就越高，色彩感就越强（图4-1-4）。

可见光谱的各种单色光是最饱和的彩色，当加入白光的成分越多，就越不

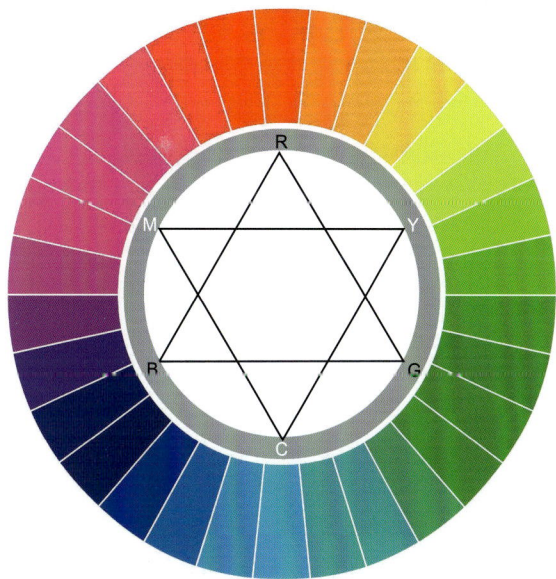

图4-1-3 PCCS色相环

饱和，当掺入白光成分达到一定比例时，就不是彩色光，人眼看起来成为白光。物体的饱和度取决于表面反射光谱的选择性程度，物体对光谱某一波段的反射率高，表明它对此波段有很高的光谱选择性，这一颜色的饱和度高。

明度（value）：又称亮度，指色彩的明暗差别，反映物体表面对光的反射性能。色彩的明度通常采用白到黑的灰阶梯度变化来表示（图4-1-5）。

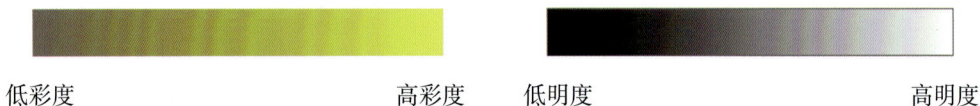

图4-1-4　彩度示意图　　　　图4-1-5　明度示意图

三、非彩色和彩色

颜色是非彩色和彩色的总称，在色彩学中，白色→浅灰→中灰→深灰→黑色，排成一个系列，即黑白系列，通常把黑、白、灰这一系列颜色统称为非彩色，它们可以将各种波长的入射光均匀地反射或吸收，对光谱各波长的反射没有选择性。纯黑是理想的完全吸收的物体，光反射率为0；纯白是理想的完全反射的物体，其光反射率为1。现实生活中不存在纯黑或纯白的物体。非彩色只有明度的差异，没有色调和饱和度这两个基本特性。因此，非彩色仅代表了物体表面的光反射率的变化，即明度的变化，越接近白色，明度越高，而越接近黑色，明度越低。

颜色有基本的三原色，即：品红、黄、青，利用三原色可以混合出其他所有色彩，三者混合得到黑色；色光三原色为红、绿、蓝，三者混合为白色光。任何两种基础色相混合形成了混合色，也称间色，颜色三间色是橙、绿、紫，色光三间色为品红、黄、青。在颜色轮相对的两种颜色称为互补色，互补色等量混合可以形成中性色，即灰色（图4-1-6）。

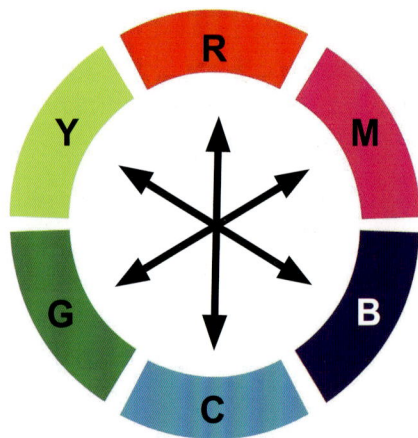

图4-1-6　颜色轮

四、颜色视觉的生理和心理功能

人对色彩的生理反应是几乎不要思考而感觉到的色彩现象，经过思考对色彩的判断是人脑思维反应的产物，是人对色彩的心理反应。在人的颜色视觉中，色彩生理和心理是交叉进行的，两者相辅相成。

色彩的生理功能表现在色彩的冷与暖、轻与重、膨胀和收缩、前进与后退等方面上。例如：红色是肉眼可以看到的波长最长的光，其振动频率最慢，电磁波能量是温暖的，紫色的波长最短,振动频率最快,给人清凉的冷感觉;一般明度高的物体会感觉轻,透明的物体比不透明的物体轻;波长长的暖色光和明度高的物体成像的边缘出现模糊带,产生膨胀感,波长短的冷色光或明度低的物体成像清晰,有收缩感;进退感是物体的色相、彩度、明度等各种对比造成的错觉现象,暖色、亮色、纯色有前进感,冷色、暗色有后退感。

色彩的心理功能是由于大脑的反应和联想产生的,它受到很多因素的影响,如:年龄、性别、性格、思维、经历、宗教信仰、民族、地理环境等。

第二节 天然牙的色彩特点

天然牙颜色来源于牙体组织对光的体积散射,即光在牙体组织内按极不规则的路线传播,直至光穿出牙体组织表面进入人眼。光在传播过程中被吸收,吸收的多少由传播路径的长度以及牙体组织的吸收系数共同决定,最后导致了非白色颜色的产生。

一、牙齿结构与色彩的关系

口腔中天然牙的颜色是光线与牙本质和牙釉质共同作用的结果,是复合光学效果形成的。

牙本质的解剖结构决定了牙本质呈现饱和度高和半不透明的颜色,它是影响牙齿色调的主要结构。牙本质的主要色相是黄-红色,牙本质小管具有不同的直径,它的数量和"S"形分布形成了牙本质矿化的不均匀,因此不同的区域的牙本质折射系数不同,对光的反射、折射不一致。同时,牙本质结构中存在色彩饱和度、透明度不同的区域,使牙本质呈现出多色度效果。Vanini 等把这种多色度的效果定义为"色度条带"并加以应用。总的来看,色度条带包括三个主要区域:颈部 1/3、中部 1/3 和切缘 1/3。牙颈部的色彩饱和度最高,由颈部向切缘逐渐降低,切缘的饱和度最低。牙本质内的有机色素造成了牙本质的荧光效果,使牙齿出现白色和蓝色的荧光区。

牙釉质的矿化程度高,釉柱有序的排列,半透明性好,牙釉质在牙本质表面覆盖厚度不同、内含有机蛋白色素,赋予牙齿自然的乳光及亮度效果,牙釉质越厚,光线折射和反射得越多,牙齿透明度也就越高。

牙本质具有决定牙齿色相和饱和度的作用,牙釉质具有调整牙齿明度的属性,两者共同作用,赋予牙齿具有荧光并且生动的外观效果。

二、天然牙的基市颜色特点

天然牙的主要色相是黄色,与牙本质多色度性和釉质分布的不均匀相关,牙冠的颈 1/3、中 1/3 和切 1/3 的颜色存在一定的差异,一般中 1/3 的颜色代表该牙平均明度和彩度,随着年龄的增长,牙齿色相向偏红的方向发展,彩度增加,明度降低(图 4-2-1)。

有关文献研究中国人上颌恒前牙的色彩发

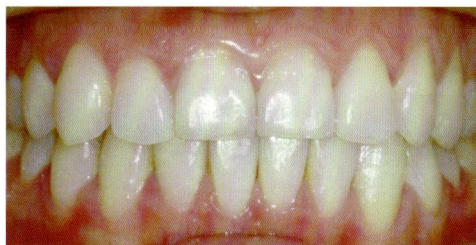

图4-2-1 天然牙的色泽

现：中切牙和侧切牙颜色相近，尖牙明度偏低，颜色偏黄红。牙冠的颈 1/3、中 1/3 和切 1/3 三部分色彩有显著的差异，颈部色彩较深，体部和切端较浅，牙冠中 1/3 色彩介于颈 1/3 和切 1/3 之间，与平均值最接近，可以代表该牙的颜色参数。女性及年轻人比男性及年长者牙齿的明度高，饱和度相对较低。

三、天然牙的半透明性

半透明性（translucency）是穿过混浊介质传播的光的相对量或穿过混浊介质在背景表面漫反射的光的相对量。它的产生是由于材料内部各种物相对光的折射率不同而在相邻物相以及不同物相之间的界面处发生散射的结果，与各物相间的折射率差异、材料或组织的厚度、内含颗粒的大小、色素的浓度以及气孔率等因素有关。

光照射到牙齿这样的半透明材料上会出现以下几种现象：①光穿过半透明材料形成镜面透射；②光在材料表面发生镜面反射；③光在材料表面发生漫反射；④光在半透明材料内部吸收和散射。天然牙具有独特的立体感和生动感，是因为半透明的牙体组织使入射光在牙体内部的不同层面上发生反射，使人眼在视觉上产生了层次感。

天然牙的半透性受很多因素影响。Vaarkamp 等的研究发现牙本质小管是牙本质散射的主要决定因素，使牙本质在各个方向上的透射率不同。而牙釉质的光学各向异性更加明显，O'Brien 认为釉柱是导致光学各向异性的主要原因。Hasegawa 等在口内测量上颌中切牙的半透性时，比较了牙体不同部位的半透性以及与年龄的关系，发现从切端到颈部透明度逐渐降低，并且在牙齿切端半透性与年龄呈负相关，可能与切端釉质的磨损随年龄增大而加重有关。由以上各项研究可见，天然牙的半透性受到内部结构、表面状态等因素的影响，并与年龄、部位相关。

牙齿的明度和半透明性相关，相同色相的天然牙，明度越高，半透明性越低；明度较低的牙齿，半透性较高。因此分析天然牙和修复体颜色时，需要同时考虑半透性对色彩基本特性的影响。

四、天然牙的乳光、强化效果

牙釉质中有细小的微粒，微粒对光线的反射和折射作用形成了牙齿的乳光，这些微粒只能够反射短波光谱，这样就形成了蓝色的乳光效果。在天然牙，这种乳光通常位于切缘的三分之一的边缘，形成了常见的蓝色光晕。牙本质厚度增加时，反射的波长加长，牙齿表现出从灰色到白色的乳光效果。

强化效果表示牙釉质表面的不连续但强化的区域，通常呈现乳白色（白色）。典型的强化效果是牙釉质脱矿（氟斑牙）后的白色斑块。

五、天然牙增龄性颜色变化

年轻恒牙的特点一般是白色半透明，呈现闪亮的乳光（图 4-2-2），而老年牙齿通常灰暗不透明（图 4-2-3），这与牙体组织的增龄变化有关。年轻恒牙的牙本质厚，血供丰富，不透明，牙本质的周围是很厚的牙釉质，厚而完整的牙釉质层减少了牙本质的不透明效果，并呈现明显的乳光效果，切缘的光晕比较明显。随着年龄的增长，牙本质的血供减少，牙本质小管矿化，牙齿的饱和度增加，牙本质变得色彩黯淡；牙釉质磨损变薄，牙齿的明度下降，牙本质的色彩决定了牙齿整体的颜色。切缘部分由于釉质的功能性磨损，乳光效果减弱，色斑的累积也使牙齿变得黯淡。

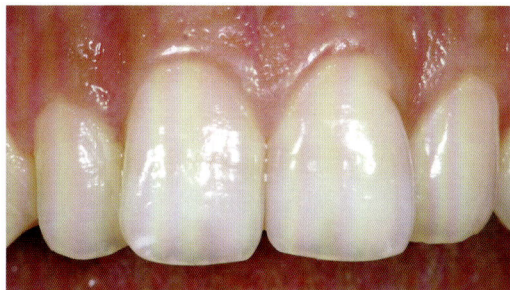

图4-2-2 年轻恒牙的色泽

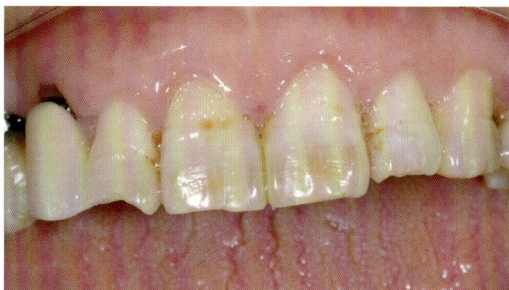

图4-2-3 老年牙齿的色泽

第三节 颜色的测量方法

一、常用的表色系统

一般常见的表色系统有颜色立体、孟塞尔表色系统、CIE XYZ 系统和 CIE L*a*b* 表色系统等，分别介绍如下：

颜色立体

为了更容易理解颜色三个基本特性的关系，人们建立了一个三维空间的立体，把颜色的基本特性——明度、色相和饱和度全部表示出来。在颜色立体中，垂直轴代表黑白系列明度的变化，顶端是白色，底端是黑色，中间是明度不同的灰色的过渡。色相由水平面的圆周表示，圆周上的各点表示光谱上不同的色相。从圆心向圆周过渡颜色的饱和度提高，圆周向上下黑白方向变化颜色的饱和度减低。这一立体模型是一个理想化的示意模型，它为色彩三要素的变化规律提供了直观的视觉形象。随着人们对颜色认识的深入，对这一基本模型进行了完善和改进，出现了多种立体色系和表色系统(图 4-3-1)。

孟塞尔表色系统（Munsell color system）

这一表色系统是由美国画家 A.H.Munsell 于 1905 年提出的，1943 年进行了修订。它用一个三维空间的类似球体模型表示各种表面色，在立体模型中的每一位置都代表特定的颜色，并给予一定的

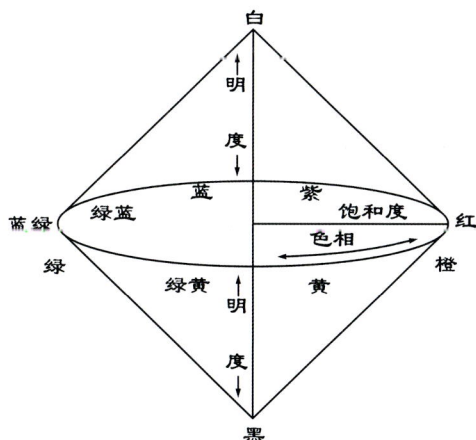

图4-3-1 颜色立体示意图

标号。这个系统是从心理学的角度，根据颜色的视觉特点所制定的颜色分类和标定系统，目前国际上已广泛采用孟塞尔系统作为分类和标定表面色的方法。口腔中的颜色匹配就是基于这个系统的（图4-3-2）。

孟塞尔颜色立体的垂直轴代表无彩色的白黑系列，白色在顶部，黑色在底部，表示明度的变化，孟塞尔明度值共分为0~10共11个在感觉上等距离的等级，数值越大表示的颜色越亮。

色彩离开垂直轴的水平距离代表彩度的变化，从中性灰到完全饱和。彩度也分为许多视觉上相等的等级，离开垂直轴越远，彩度值也越大。

在颜色立体的水平面上，每个角度方向代表不同的色相，它包含了10种孟塞尔色相，其中五种主要色相：红（R）、黄（Y）、绿（G）、蓝（B）、紫（P）和五种中间色相：黄红（YR）、绿黄（GY）、蓝绿（BG）、紫蓝（PB）、红紫（RP）。每一主色和中间色均又分为10个等级，按轮盘状排列，划分成100个均分点，根据色彩的位置可以做标定（图4-3-3）。

任何颜色都可以用孟塞尔颜色立体上的坐标进行标定。标定的方法是色相、明度／彩度，即HV/C。例如5GY8/10表示色相为绿黄色，明度值是8，彩度是10。

在该系统中，通过颜色立体模型的分类方法，用色卡制成标准颜色样品，汇编为《孟塞尔颜色图册》，对颜色的基本特征进行定义，指导人们肉眼选色、比色。

CIE XYZ 系统

1931年国际照明委员会（Commission Internationale de I'Eclairage，CIE）用三个设想的原色X、Y、Z建立了一个新的色度图，即CIE1931色度图，并将匹配等能光谱各种颜色的三原色数值标准化，定名为CIE1931标准色度观察者光谱三刺激值。这一系统即为"1931 CIE — XYZ系统"（图4-3-4）。

在CIE XYZ色彩空间中，X、Y 和 Z 的一组三色刺激值分别粗略表示红色、绿色和蓝色，并使用CIE 1931 XYZ颜色匹配函数来计算。由不同的各种波长光混合而成的两个光源可

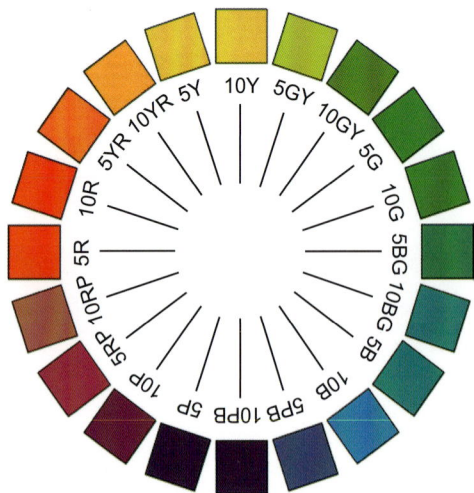

图4-3-2 孟塞尔颜色系统色相环（Munsell color wheel）

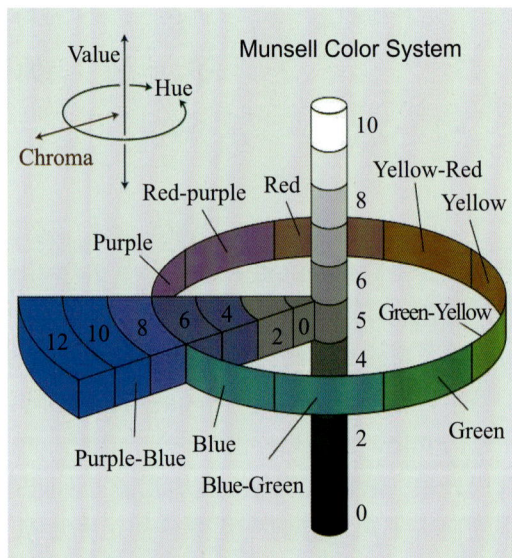

图4-3-3 孟塞尔颜色系统中等明度(5)、中等略偏高彩度(6)的色相环，明度由0~10的黑白渐变色柱、中等明度(5)的紫蓝色(5PB)色度渐进带

以表现出同样的颜色,这就是同色异谱现象。当两个光源对标准观察者(CIE 1931 标准色度观察者)有相同的视觉颜色时,即使生成它们的光谱分布不同,它们也有相同的三色刺激值。

CIE XYZ 色彩空间中,Y 参数是颜色的明度值,色度通过两个导出参数 x 和 y 来确定,三色刺激值 X、Y 和 Z 的函数关系是:

$$x = \frac{X}{X + Y + Z}$$

$$y = \frac{Y}{X + Y + Z}$$

$$z = \frac{Z}{X + Y + Z} = 1 - x - y$$

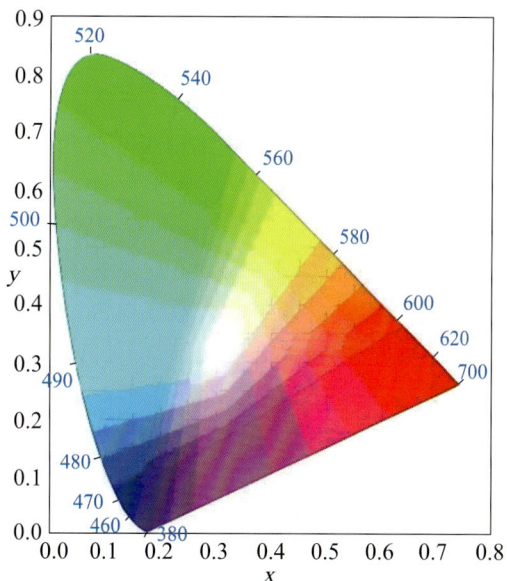

图4-3-4 CIE 1931 色彩空间色度图

在 CIE 1931 色彩空间色度图中,外侧曲线边界是光谱(或单色光)轨迹,单位为 nm。色度图展示了对一般人可见的所有色度,这个用颜色展示的区域叫做人类视觉的色域。CIE XYZ 色彩空间是基于人类颜色视觉的直接测定,并充当定义其他色彩空间的基础。

CIE L*a*b* 表色系统

口腔最常用的是国际照明委员会(CIE)1976L*a*b* 标准色度系统,L* 表示明度,a*、b* 表示色相和饱和度,它能够表示物体色在空间上的分布。一个三维色空间用 L*a*b* 值表示颜色,L*a*b* 三个坐标轴互相垂直,坐标系的原点位于明度 L* 的中点,对于完全吸收光的黑体 L* 值为 0,对于完全反射光的纯白 L* 值为 100,即用 0~100 表示颜色的明暗程度,a*、b* 平面坐标包括色相和饱度两个测量单位,a*、b* 表示不同的颜色方向,a* 表示红绿方向,b* 表示黄蓝方向,正的 a* 值表示红的程度,负的 a* 值表示绿的程度,正的 b* 值表示黄的程度,负 b* 的值表示蓝的程度(图 4-3-5)。在此基础上 Hunter 提出了 L*C*h* 表色系统,它以数值形式表示彩色样品点的饱和度,用色相角表示彩色的特性。色相角和明度一起能完整描述被测样品的颜色特性。

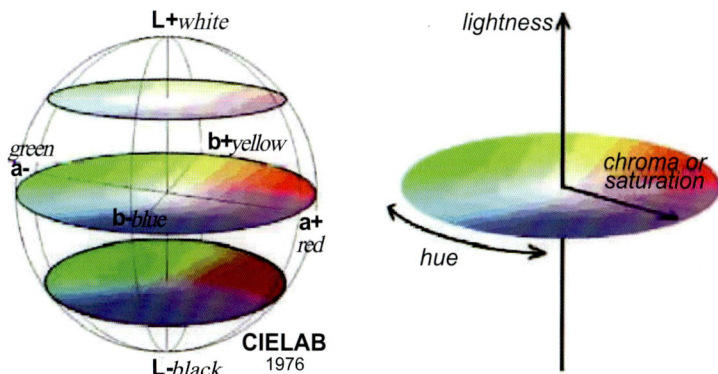

图4-3-5 国际照明委员会(CIE)1976L*a*b*标准色度系统

L*C*h* 系统与 L*a*b* 系统的色度值转化为：

$$C*ab = （a*^2 + b*^2）^{1/2}$$

$$Hab = tan^{-1}（b*/a*）$$

采用 CIE1976L*a*b* 表色系统对颜色进行描述和分析时，用色差（ΔE）来分析颜色的差异，ΔE 的计算公式为：

$$ΔE = [（L*_1 - L*_2）^2 + （a*_1 - a*_2）^2 + （b*_1 - b*_2）^2]^{1/2}$$

一般认为色差 ΔE 为 0.5~1.5 个 NBS（national bureau of standards）单位时，仅有轻微的色差，肉眼不易分辨，有研究认为色差 ΔE 大于 2.0 时人易辨出差别，而 Douglas RD 的研究证明临界值最低为 1.1。对于任何情况下色差值大于 1.5，肉眼都可以辨别其颜色差异；ΔE 为 6.0 — 12.0 个 NBS 单位时，有显著的差异，肉眼容易分辨。

二、颜色测量及颜色测量仪器

人的眼睛是最古老的颜色测量工具，它对微小的颜色差别有一定的辨别能力，因此人们常常用视觉测色法来判断颜色的基本特征，但视觉测色法其结果受很多因素的影响，如观察者的主观性、视觉适应性、眼睛的光谱响应差异等，所以在颜色的描述和分析中视觉测色法存在不少的弊端。

视觉分析法是口腔修复临床最常用比色方法，就是把比色板作为颜色标准来进行与天然牙颜色的比较。这一方法操作简便，且可进行活体牙口腔内比色，但同时也有明显的不足：①比色板所提供的被选色的范围不够宽，各颜色之间距离太大，且排列不合逻辑；②口腔科医师与口腔科技师之间对颜色的主观感觉不同，使比色结果缺乏稳定性；③不能将所得的结果转换成国际照明委员会颜色专用指标。尽管有学者提出了一些对比色板比色法进行改进的措施，但其结果仍然不令人满意。

CIE 标准色度系统的建立，为人们客观表达和测量颜色提供了理论基础，通过对物体颜色三刺激值的测量来定义不同颜色的特征。颜色测量仪器就是通过一定的途径得到颜色的三刺激值的工具，根据测量的不同原理和方式，目前测色仪器主要可以分为两类：分光光度测色仪和色度计。

分光光度测色仪是颜色测量最基本的仪器，它并不直接测量物体的颜色，主要测量物体的光谱反射或光谱透射特性，选用 CIE 推荐的标准照明物和标准观察者，通过积分计算获得颜色的三刺激值。该仪器主要是由照明光源、提供单色光的色散系统和对通过仪器的光辐射进行测量的探测器系统组成，通常用比较法测量，由色散系统产生的单色光辐射分成样品光束和参考光束两条光路，当将样品放在样品光路内时，两条光束相等的状态被破坏，探测器就检测到差别，得到该波长上样品的透射比或反射比。在口腔测量中，常选择天然牙、冠、比色卡等作为参照物，通过比较参照物和样品在同一波长上反射的单色辐射功率测出样品的光谱反射比。有学者采用分光光度计测量人工牙及离体牙的反射光谱，发现这种仪器的敏感性较高，能减少同色异谱现象的发生，可以在比色、配色中得到更适当的颜色范围。口腔中测色、比色的分光光度计有 Spectroshade、Vita EasyShade 等。

色度计通过直接测得与颜色的三刺激值成比例的仪器响应数值，直接换算出颜色的三刺激值。色度计获得三刺激值的方法是由仪器内部光学模拟积分来完成的，也就是用滤色镜来校正仪器光源和探测元件的光谱特性，使输出的电信号大小正比于颜色的三刺激值。该仪器是最简便的测色方法，具有便携、灵活和使用简单的优点。但是，用这个方法进行测色、配色存在同色异谱现象。口腔科中常用的 ShadeScan、ShadeVision 属于该类仪器。

使用测色仪对口腔牙齿测量时，其准确性和可重复性是主要关注的问题。部分光线进入半透明的釉质层后改变原有路径，在界面上距入射点一定位移处返回，产生体积反射，使被探测头检测到的光线损失，引起边缘缺失现象从而影响测色的精确性；牙体组织的不均质性也使得探测头不能完全记录牙齿表面的颜色，并且只能测量有限的部位；具有二维形态的牙体空间图像被转换成一维图像也会影响结果的可靠性。

无论使用哪种类型的测色仪，需要明确，测色结果仅仅代表该特定测色仪器测量的数值，不改变物体真正的色度值，因此，不同测色仪的色度指标不具有可比性。

第四节　全瓷修复临床比色技术

一、影响临床比色的因素

1. 比色光源

光源是颜色产生的重要条件和影响因素，不同的光源条件下，相同的物体可以呈现出不同的颜色，因此，光源的种类、强度对于正确分辨颜色有重要意义。

不同的光源光谱分布、色温、显色指数都不相同，这三个因素是决定配色光源的关键因素。口腔比色中要求采用全光谱光源，因为只有所有颜色的光谱都存在时才可能得到所需要的颜色。1931 年，CIE 确立 A、B、C 三类标准光源，1964 年又增加了 D 光源，这些标准全光谱光源的使用相应减少了由于光源的光谱偏差对测色结果的影响。

表 4-4-1　不同光源的特征

光源	色温	特征
标准 A 光源	2856K	规定电压下的普通类电灯，由相关色温为 2856K 的充气螺旋钨丝灯实现
标准 B 光源	4874K	中午时的平均太阳光
标准 C 光源	6774K	近似白天的光，由光源 A 组合滤光器实现，相关色温为 6503K
标准 D65 光源	6504K	白天的平均光，它的光谱分布与 C 光源大体一致，但在短波段分布比 C 光源多
标准 D 光源	D65	以外的其他日光

在色度学应用中，标准 A 光源和 D65 光源是最普遍使用的标准照明光源。标准 A 光源相当于色温为 2856K 的充气钨丝灯的光谱分布，但它缺乏青色和紫色的光谱，标准 D65 光源相当于色温为 6504K 的白天平均光，是一种最重要的光源，代表标准日光源。

通常口腔诊室里有三种光源：自然光、白炽灯和荧光灯。自然光中午受大气层干扰小，早晚较短光谱的蓝光和绿光被散射，而红光、橙光能够穿透大气层而未被散射，天空呈现红黄色，因此应选择中午等适宜的时间比色。人工光源在颜色分布上也是不同的，白炽灯是以红、黄光线为主的光源，缺少蓝光；而荧光灯蓝、绿光比较强，红光较弱。比色时应在多种光源下进行，以避免光源不同造成的色度差异。

2．视觉对颜色判断的影响

人眼对颜色的辨别和敏感度有个体差异，通过眼底视细胞中的视紫红质实现对不同颜色的感知，视锥细胞含有三种对红、绿、蓝光谱敏感的视色素，光线刺激后引起不同的敏感视细胞的兴奋，感知不同的颜色，因此人眼接受不同光线或处于视神经不同功能状态、兴奋程度等都可能影响颜色感知的准确性。

同色异谱现象：凡是在视觉效果上相同的颜色都是等效的，可相互代替，但它们的光谱组成可能并不相同。如果两个色样具有不同的光谱反射率曲线，而有相同的三刺激值，则称这两个颜色叫做同色异谱色。同色异谱色在色彩的复制技术中，具有非常重要的理论和实际意义。口腔修复体对天然牙颜色的再现正是体现了同色异谱现象，同时也要避免同色异谱带来的问题，当光源发生改变，如人处在不同的灯光环境中，在自然光下非常逼真的修复体可能颜色发生改变，与天然牙不匹配。

视敏感与视疲劳：人眼对颜色的观察注视头几秒内感知最准确、灵敏。长时间注视，过度疲劳的状况下，眼睛的敏感性会降低，因此比色应迅速。

背景对颜色判断的影响：物体被感知的颜色受周围颜色的影响，相同的物体放在不同的背景下，可能被感知不同的颜色。明度、彩度对比大的物体—背景色其感知的色差越大；互为补色的颜色放在一起，彩度增强。天然牙以红色牙龈为背景，人眼感知黄色光波长的能力强，因此需要强调牙冠颜色的准确匹配。

3．物体的特性对颜色的影响

物体的面积和表面性状会影响颜色的判断，物体表面需要有足够的大小才能使人眼观察时有足够的视角，完成正确的辨色。相同颜色的物体，面积大的显得颜色鲜明，反之，面积小的物体则显得颜色暗黑。因此，在临床比色时，如果修复牙体较宽大，可以选择比邻牙稍偏暗一级的颜色；反之，如果修复牙体较小，则需选择比邻牙稍偏明亮一级的颜色。

此外，物体表面的光洁度、质地、形状等也会在一定程度上影响颜色指标。

二、全瓷修复临床比色方法

1．比色条件及准备

（1）环境与光源：在自然光情况下或模拟日光光线照明下最好。比色周围颜色应柔和，以中性颜色如灰色基调比较好。比色一般推荐在自然光线充足的窗口进行。

（2）体位与视角：患者口腔与医师的视线尽量在同一水平上，比色者用中心视线观察比色板和牙冠。

（3）比色时间：比色者视觉敏锐时快速扫视比色板和牙冠，比色要迅速，时间最好不超过五秒，不宜凝视。比色适宜选择9~11时或13~16时，以少云晴天自然光线并朝南较好。比色应在牙体预备前进行，以防止牙体脱水对牙体颜色造成的影响，并避免视觉疲劳、切屑污染等不利因素。

（4）去除影响比色的外部因素：嘱患者不要穿过于鲜亮的衣服，去除反光的饰物，擦掉口红、胭脂等。确认牙齿表面无染色、结石、色素等，可用橡皮杯、抛光膏清洁比色区牙面。

2．比色的步骤

（1）确定色调：以患牙对侧同名牙作为比色的参考，通常按照不同瓷粉厂商提供的比色板进行临床选择。正常活髓牙的色调大多都分布在红、黄范围内。

（2）确定彩度：在牙列中彩度有一定的变化规律，尖牙彩度最高，比中切牙高两级，下中切牙比上中切牙低一级，上中切牙接近于侧切牙、前磨牙。

（3）确定明度及半透明性：明度是颜色准确的关键，并与半透明性有关。全瓷修复体的半透明性能较好，应在比色中充分考虑它的优势，确定半透明区的范围和程度。

（4）确定特殊色及部位：天然牙立体而生动，不同的区域有不同的颜色特征和变化规律，可以通过分区比色进行精确定位，常用的标记方法有九区记录法和六区记录法。另外特殊牙色如色斑、氟斑、隐裂等可以补充记录在比色卡上，供技师制作时参考。

在几种不同的光源条件下进行比色，避免同色异谱的问题；还可将接近的比色片润湿后进行比色，比色中应与患者充分的沟通，征求患者的意见，可以作为选色的参考。

除了正确的传递上面的颜色信息外，还有一些因素可能对修复体的美观起决定的作用，一定程度可以对修复体色彩上的一些差异起到弥补。如修复体的外形和轮廓如外展隙的形态、大小、唇面细微特征（发育沟、颈嵴、切端形态等）、牙表面的光泽、质地等都会影响最终修复体的美观效果。

3．全瓷修复比色的特殊性

（1）全瓷修复体常结合桩核修复死髓牙，当光穿透过瓷层后，基牙、桩核及粘结剂的颜色将对修复体的颜色和透明度产生影响，特别对于透明度较高的全瓷体系，如 In-Ceram Spinell、Empress 等。因此在临床比色时需要综合考虑影响颜色的因素，对于透明度高的全瓷修复体需要选择适当粘结剂的颜色。

（2）天然牙随个体、性别、年龄、牙位等因素具有不同的颜色和透明度，在比色时应参考余留天然牙不同的透明度和明度来选择全瓷材料。不同全瓷体系的强度、透明性等性能有一定差异，具有低明度、高透明度的天然牙修复应采用 In-Ceram Spinell、Empress、Empress2；In-Ceram Spinell、Empress、Empress2 和 Procera 可用于中等明度和透明度的牙体修复；透明度低、明度高的牙体，如变色的牙体或桩核修复的基牙，应用透明度低的底层核全瓷修复体系，如 In-Ceram Alumina 或金瓷冠修复。因此在比色时根据实际情况选择匹配的全瓷体系。

三、比 色 板

口腔修复临床中，常用的是使用比色板作为颜色标准与天然牙比较进行视觉比色，比色板是用于修复体的颜色选择的一个参考。比色板应具备的最基本要求是在牙齿颜色空间内合乎逻辑的排列，且在颜色空间内合理分布，一个基于孟塞尔颜色系统的比色板可以满足以上两点要求。然而目前临床用的比色板往往不能完全满足这两点要求，存在着很多问题，如：

（1）比色板所包括的颜色范围过窄，一般只有 9~30 种颜色，而天然牙颜色范围广（约800 种颜色），因此比色板不能完全表达所有天然牙颜色。

（2）比色板的各种颜色排列缺乏逻辑性和系统性，使医师不可能很快地、有逻辑地、准确地选色。

（3）比色板的颜色在颜色空间内的一些区域聚集、重复，而在另一些区域却空缺。一般说来，比色板的黄红色调不足，彩度不足。

（4）比色板的瓷层厚度与实际所作修复体的瓷层厚度相差甚远。

（5）即使同一厂家生产的比色板本身也同样存在着颜色差异。

（6）比色结果不能转换成 Lab 系统。

下面简单介绍临床上常用的比色板：

1. Vita 经典比色板

Vita16 色比色板是目前最经典的口腔科比色板，在国内临床上仍然广泛应用。Vita 经典比色板共有 16 块色片，以色调的不同分为 ABCD 四组，分别代表红棕色、红黄色、灰色、红灰色，每个色相组中根据彩度的不同再分为 1、2、3、3.5、4 等几个级别。但是该比色板不能覆盖牙齿颜色的全部区域、颜色分布不规则，排列不具系统性。另外 Vita 经典比色板没有考虑明度这个重要的指标，因此比色结果很难达到明度上的准确（图4-4-1）。

2. Vita 3D-Master 比色板

Vita 公司针对传统经典比色板的缺点在 1998 年推出了三维比色系统，该比色板综合考虑了颜色的明度、彩度和色相这三个基本特征，在排列和分布上更加的合理。

Vita 3D-Master 比色板的 29 块比色片代表的牙齿颜色均匀、等距的覆盖了天然牙的所有颜色范围，按照明度不同分为 5 组，1~5 组明度值逐渐降低；在每个明度组中根据彩度的不同分为 1.0、1.5、2.0、2.5、3.0 这几个级别，彩度逐级增高；在每个明度组中根据色相的不同又可分为偏黄的 L 组、偏红的 R 组和介于红黄之间的 M 组（图4-4-2）。

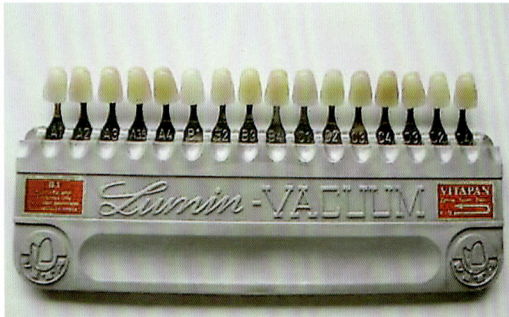

图4-4-1　Vitapan 经典比色板

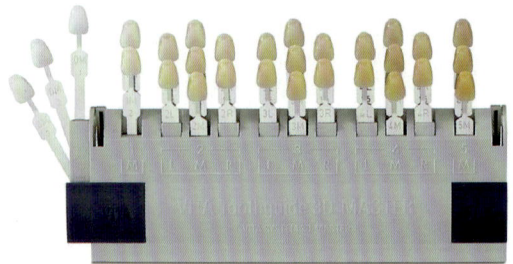

图4-4-2　Vita 3D-Master比色板

Vita 3D-Master 比色板的比色方法简单，结果比较准确，比色的顺序按照明度→彩度→色相进行，与指导肉眼比色的孟塞尔表色系统相协调，符合人眼视觉感知系统的特点。

比色过程如下：

（1）确定明度：在自然光源下用明度 1~5 组中 M 组比色片的中值 M2 用做确定天然牙的明度级别，可从明度的中值 3M2 进行比较，选择出正确的明度级别。

（2）确定彩度：在确定明度组的 M 组比色片中选择彩度的等级。

（3）确定色相：观察天然牙的颜色是偏黄（L）还是偏红（R），挑出与牙齿最为接近的牙齿颜色模板。

Vita 3D-Master 比色板能够解决"中间颜色"的问题，比色板的色标排列有序、间距相等、色空间的建立富有逻辑性，因此从理论上讲，任意一个在天然牙颜色空间内的颜色都可以准确的定位与描述。位于比色板上中间的颜色，可以通过最接近的两种或三种色标对应的瓷粉按照均等的比例混合获得。但 3D-Master 比色板仍是依靠视觉比色，各色标间的色差比较大，对于中间颜色的定位并不是非常准确。

3. Vita linearguide 3D-Master 比色板

美国得克萨斯大学休斯顿牙医学院和维他公司合作发明了一种最新 3D 比色板——VITA Linearguide 3D-MASTER。这款比色板的现代化设计和系统化的结构能够帮助临床医师在极短的时间内快速找到匹配的 3D 色，从而精确确定牙色，也为没有经过比色培训的人员提供了更便捷的方法。

该比色板采用的是与 Vita 3D-Master 比色板完全相同的色标，经过了新的排列、设计，由一块深色背景的"明度比色板"和五块浅色背景的"饱和度、色相"比色板共同组成，由金属盒包装（图4-4-3~ 图4-4-5）。

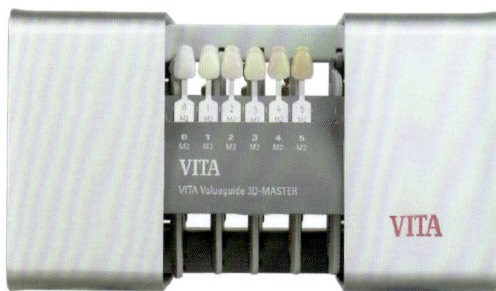

图4-4-3　　Vita linearguide 3D-Master 比色板

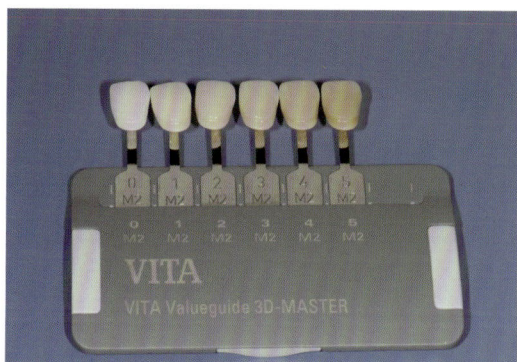

图4-4-4　　Vita linearguide 3D-Master 比色板（明度比色板）

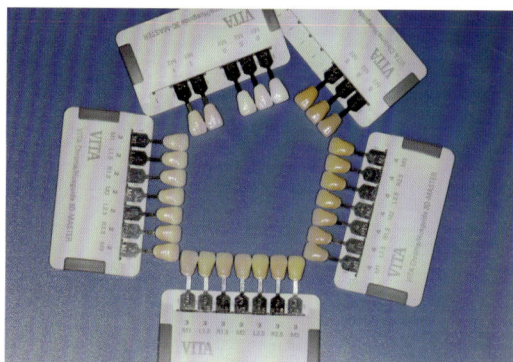

图4-4-5　　Vita linearguide 3D-Master 比色板"饱和度、色相"比色板）

具体组成如下：

明度比色板：由明度值 0~5、中性颜色 M、中等饱和度的六块比色片组成，分别为：0M2、1M2、2M2、3M2、4M2、5M2

五块饱和度、色相比色板：包含了与 Vita 3D-Master 比色板相同的 29 块比色片，分别为：

a) 明度级别 0/1：0M1、0M2、0M3、1M1、1M2

b) 明度级别 2：2M1、2L1.5、2R1.5、2M2、2L2.5、2R2.5、2M3

c) 明度级别 3：3M1、3L1.5、3R1.5、3M2、3L2.5、3R2.5、3M3

d) 明度级别 4：4M1、4L1.5、4R1.5、4M2、4L2.5、4R2.5、4M3

e) 明度级别 5：5M1、5M2、5M3

Vita linearguide 3D-Master 比色板突出了"明度"为核心的比色理念，因排除了饱和度、色相等因素的影响，明度的判断更加直观、准确。比色时首先根据天然牙从 0-5 不同级别的明度比色板中选择出匹配的明度比色片；第二步根据确定的明度选择对应的"饱和度、色相"比色板（0/1、2、3、4、5），该块比色板按照饱和度的级别线性排列，这样能够快速、可靠的选择出匹配的饱和度、色相的比色片。这套比色板的设计重点突出了明度，辅以考虑饱和度，弱化了色相，这样更符合人眼对色差敏感度不同的原理。

相比 Vita 3D-Master 比色板的三个比色步骤，用 Linearguide 这款比色板只需两个步骤即可完成比色，它的具体优势在于：能自动识别颜色，方便操作，能快捷、可靠、精准地确定牙色。由于比色过程高度精确，全瓷牙因色差原因造成的返工率明显下降，而且能提高临床医师个人的比色技术。

四、数字化比色系统

人眼对色彩的感知是生理反应和心理反应共同作用的结果，因此视觉比色法受到诸多主观因素的影响，比色结果重复一致性、可靠性不高。为了达到比色结果的客观量化和精准，各公司推出了比色仪等数字化的比色系统，逐渐成为目前临床、技工室广泛应用的手段。

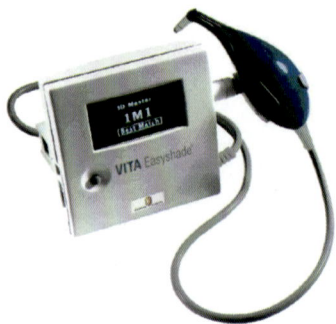

图4-4-6　EasyShade比色仪（Vita公司）

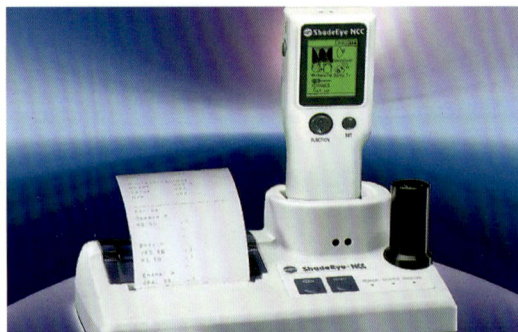

图4-4-7　ShadeEye – NCC比色仪（Shofu公司）

现有的数字化比色系统是将数字成像与色度分析法结合或者与分光光度法结合的产品。前者如 ShadeScan（Cynovad Inc., Canada）、ShadeVision（X- Rite Inc., Michigan）、ShadeEye — NCC（Shofu, San Marcos, CA），后者如 Spectroshade（MHT, Switzerland）、EasyShade（Vita, Germany）。ShadeScan 是有彩色显示屏的手提式的仪器，通过显示屏协调图像定位和聚焦，测量几何条件为 45°/0°，卤光源经光纤耦合以 45°角照射到牙齿表面，采集的反射光线 0°角返回，这样可以有效地克服牙齿表面的镜面反射对测量的不利影响。整个过程中监控着光线的亮度及灰度、色谱的校准来减小测量误差，获得的图像和相关数据下载到计算机中利用。Vita EasyShade 比色仪其特点在于：能够获取高效精确的色彩数据，使用方便快捷；可用于单冠和三单位桥的绘图和比色；提高效率，减少比色时间；使用复合分光光度计技术，高度精确；与 Vita 3D-Master 比色系统相得益彰，再现逼真修复；比色效果不受周围环境灯光影响；可不断扩展升级（图 4-4-6）。Shofu 公司的 ShadeEye — NCC 比色仪能够准确测量出牙齿的三维颜色，使临床比色变得更容易，更准确，而不受外界环境和比色者经验技巧的影响（图 4-4-7）。

随着人们对色彩认识的深入，相关的选色比色方法进一步改进和优化，并且随着口腔材料学的发展，口腔全瓷材料的强度和美学性能也得到相应的提高，在今后的临床实践中全瓷修复体完全再现天然牙色泽的目标将会得以实现。

（蒋　丽　杨静远　万乾炳）

第五章

全瓷修复的临床操作技术

第一节 瓷 嵌 体

瓷嵌体（ceramic inlay）是一种以牙色陶瓷材料制作，嵌入牙体内部，恢复牙体缺损的形态和功能，并获得良好美观效果的修复体。

一、瓷嵌体的分类

1. 按嵌体覆盖面分类

根据嵌体所修复牙面情况的不同，可分为单面嵌体、双面嵌体和多面嵌体。

2. 按嵌体的部位分类

以其部位可命名为𬌗面嵌体、近中—𬌗嵌体、远中—𬌗嵌体、近远中—𬌗嵌体、颊—𬌗嵌体、舌—𬌗嵌体等。

3. 按嵌体的形式分类

（1）高嵌体：指嵌体覆盖并高于𬌗面，用以恢复患牙咬合关系者；

（2）钉嵌体：指采用钉固位体增加嵌体固位力的嵌体；

（3）嵌体冠：为覆盖牙冠大部或全部的嵌体。

4. 按嵌体的加工工艺方式分类

（1）热压铸陶瓷嵌体：制作工艺类似失蜡法铸造技术。这一技术具有操作简单、省时、费用低等优点。在临床上广泛应用。

（2）常规粉浆瓷嵌体：是将定量白榴石晶体粉末和长石瓷粉末混合，用蒸馏水调拌成粉浆，涂塑在特种耐火代型上，高温烧结制成瓷嵌体的技术。

（3）玻璃渗透氧化铝陶瓷嵌体：又称渗透铝瓷嵌体。该技术制作的修复体底层强度高，边缘适合性好，几乎无收缩，对 X 线半阻射，透光性近似于天然牙。需特殊设备，费用较高。

（4）计算机辅助设计/计算机辅助制作（CAD/CAM）瓷嵌体：此技术制作的嵌体适合性好，与基牙高度密合。节省大量时间，有的 CAD/CAM 系统只需一次就诊，而且从预备到完成制作只需 40~50 分钟。从根本上改变了嵌体制作方式，免掉铸造的全过程，节约材料。

二、瓷嵌体的适用范围

1. 适应证

原则上，所有能够以充填法修复的牙体缺损，均可为瓷嵌体修复的适应证，下列情况为瓷嵌体修复的主要适应证：

（1）各种严重的牙体缺损已涉及牙尖、切角、𬌗边缘以及𬌗面，需要咬合重建而不能使用一般材料充填修复者。

（2）因牙体缺损的邻接不良，需恢复邻面接触点者。

（3）固定桥的基牙已有龋洞或要放置栓体、栓槽附着体，可以设计瓷嵌体作为基础固位体。

2. 禁忌证

（1）青少年的恒牙和乳牙，因其髓角位置高不宜作嵌体，以免损伤牙髓。

（2）𬌗面缺损范围小而且表浅，前牙邻、唇面缺损未涉及切角者，不宜用瓷嵌体修复。

（3）牙体缺损范围大，残留牙体组织抗力形差，固位不良者。

（4）对于美观及长期效果要求高的年轻患者或心理素质不理想的患者，前牙缺损慎用瓷嵌体修复。

三、瓷嵌体的优缺点

1. 瓷嵌体的优点

（1）瓷嵌体颜色与天然牙协调，且色泽稳定、美观；汞合金充填的牙齿因常见牙体有黑灰色而影响美观。

（2）瓷嵌体生物相容性好，对牙髓及口腔黏膜无刺激。

（3）瓷嵌体表面光滑，不易附着菌斑，自洁作用好。

（4）瓷嵌体可恢复牙体原有的解剖外形，进而恢复较好的生理功能。

（5）瓷嵌体因其热膨胀系数小，嵌体边缘与基牙预备体密合，不易形成微渗漏。

（6）CAD/CAM瓷嵌体只需患者一次就诊，快捷、方便、准确。

2. 瓷嵌体的缺点

（1）瓷嵌体的边缘线过长，如果适合性不好，易于出现粘固剂溶解，产生继发龋。

（2）瓷嵌体的牙体预备量较多。

（3）瓷嵌体固位不佳时，建议使用粘结性强的粘结剂粘结，以增强固位力。

四、瓷嵌体的牙体预备

1. 瓷嵌体预备的基本要求

由于陶瓷材料的特殊性，在作基牙预备时，有以下几点要求：

（1）洞形的预备：一般嵌体箱状洞形微向𬌗面外展 2°~5°，但瓷嵌体应外展 4°~6°，更有利于封闭嵌体。洞形无倒凹，洞壁上如有任何倒凹，嵌体将无法在牙体上顺利就位。

一般铸瓷嵌体的要求（图 5-1-1）：

采用 CAD/CAM 瓷嵌体者，可设计为向𬌗面外展 4°（图 5-1-2）。

（2）洞缘的预备：瓷嵌体的𬌗面、轴面及龈壁洞缘，均不制备成短斜面。原因有二，一是陶瓷材料如制备出薄边，易折断；二是陶瓷材料的热膨胀系数小，边缘密合，不易形成微渗漏。

𬌗面预备宽度不应小于 1.5mm（图 5-1-3）。

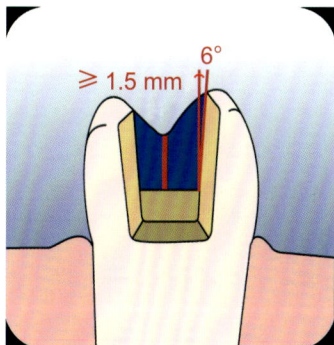

图5-1-1　一般铸瓷嵌体的要求　　　图5-1-2　CAD/CAM瓷嵌体要求　　　图5-1-3　𬌗面预备宽度

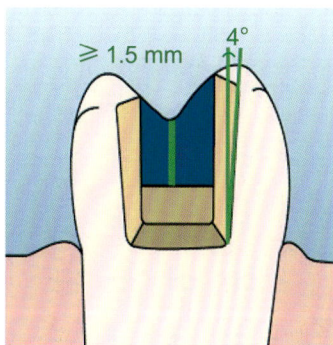

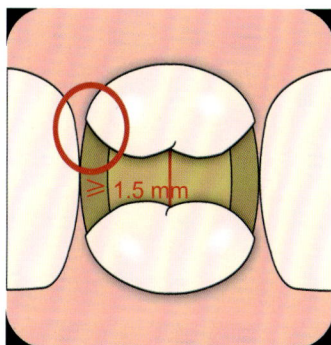

（3）邻面的预备：与金属嵌体预备不同的是，由于陶瓷需要一定的厚度才能达到一定的强度，因此制备成箱状洞形。

（4）瓷嵌体窝洞应制备成圆钝的点线角；各轴壁应以圆滑曲线相接，目的是防止直角产生应力集中，造成瓷嵌体折裂。

利用辅助固位形增加固位力，可在做箱状基本固位形之外根据需要加用𬌗面鸠尾固位形等。

2. 各类嵌体的牙体预备

（1）𬌗面嵌体的牙体预备

1）去除龋坏：扩大龋洞，去除无基釉，去净龋坏组织，如果穿髓应及时做相应治疗。

在健康的𬌗面制洞时，可先用小裂钻从𬌗面点隙处开始，通过釉牙本质交界处达牙本质内，再用倒锥钻或直径大的柱形金刚砂车针从洞底向四周扩展成洞形，最后精修轴壁，可减少磨切较敏感的釉牙本质界时造成的痛苦。

2）预防性扩展：为防止继发龋，可将洞形适当扩大，包绕邻近的沟、裂、点隙，使洞壁处于正常的牙体硬组织内。预备时还应尽可能保护洞壁和𬌗边缘，注意保持这些部位的抗力形。洞的外形应为圆钝的曲线形。

3）固位形、抗力形的制备：洞的深度是嵌体固位的主要因素，洞深者固位力强，但牙体的抗力相对较差。一般嵌体深度应大于 1.5mm。浅洞的洞底应预备成平面，以增强修复体的固位力。洞深者不必苛求洞底成平面，可根据损害深浅不同，预备成不同深度的洞底平面，保护牙髓为主，必要时应进行垫底处理。所有轴壁均应相互平行或外展 4°~6°，并与瓷嵌体就位道一致，精修，完成牙体预备。

（2）邻𬌗嵌体的牙体预备

1）𬌗面部分的预备：除应达到𬌗面嵌体的牙体预备要求外，应做鸠尾固位形，以防止嵌体水平向移位。鸠尾固位形的大小、形态应依据患牙𬌗面形态而定。要求其既能起到抗水平脱位的作用，又兼顾余留牙体组织的抗力形和鸠尾峡部陶瓷材料的强度。瓷嵌体鸠尾峡部的宽度应大于 2mm。

2）邻面部分的预备：为箱（盒）状洞形，先用裂钻在邻面接触点处与牙长轴平行方向预备出一条深达牙本质的沟，再向颊舌侧扩展至自洁区。然后预备出邻面洞形，其龈壁应底平，髓壁与就位道一致，龈壁及髓壁相互垂直。轴壁可适当向外扩展 2°~5°。

（3）后牙近远中𬌗嵌体的牙体预备：三面嵌体用于后牙两个或两个以上牙面损坏，或用于双面嵌体其固位条件不够者。

牙体预备的原则要求与双面嵌体者基本相同，但更要注意：

1）防止出现倒凹；

2）各轴壁的相互平行；

3）尽量保留牙体组织，注意洞形的抗力形。

（小贴士：一般情况下涉及三面缺损或缺损更严重者，现在多主张采用全冠修复。）

（4）高嵌体的牙体预备：高嵌体适用于𬌗面广泛缺损，或𬌗面严重磨损而需作咬合重建者，也用于保护薄弱的牙尖。

在𬌗面作牙体预备时应注意，如𬌗面与对𬌉牙有接触关系，应沿𬌗面外形均匀降低患牙𬌗面，预备出至少 1.5~2.0mm 的间隙，以保证瓷的强度，并使嵌体𬌗面包括牙体𬌗面边缘及工作牙尖。如𬌗面已是低𬌗，则稍加修整，去除过锐尖嵴即可。

注意，以 CAD/CAM 瓷嵌体为例，瓷层高度不少于 1.5mm（图 5-1-4，图 5-1-5）。

同样，𬌗面修复体宽度不小于 1.5mm（图 5-1-6）。

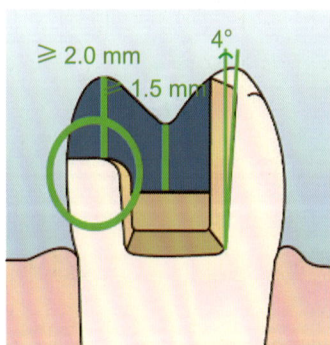

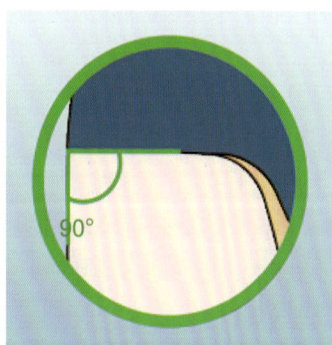

图5-1-4 高嵌体的牙体预备要求　　5-1-5 高嵌体的牙体预备要求　　图5-1-6 𬌗面修复体宽度

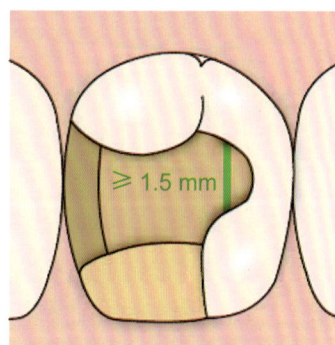

五、瓷嵌体临床操作

除部分 CAD/CAM 瓷嵌体外，一般来说瓷嵌体需要患者两次就诊。

初诊：

1. 术前照患者左下颌第一磨牙远中𬌗面原用银汞充填并出现二次龋坏（图 5-1-7）。

如图 5-1-8 全口牙位曲面体层 X 线片所示，该患牙龋坏近髓腔。

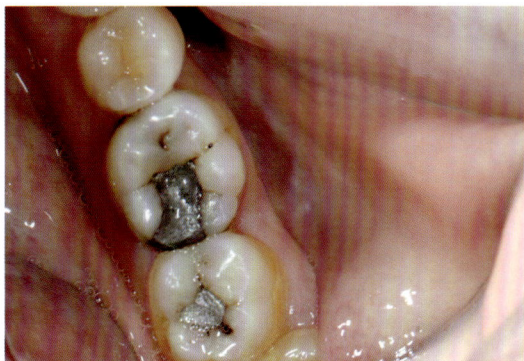

图5-1-7 患牙术前照

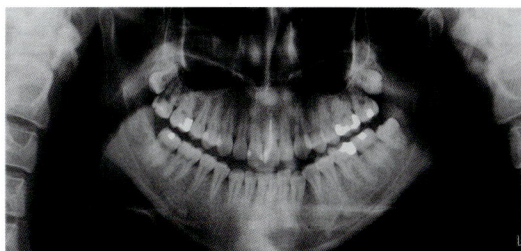

图5-1-8 术前全口牙位曲面体层X线片

2．比色（图 5-1-9）。

注意，有时也可以参考对侧同名牙比色（图 5-1-10）。

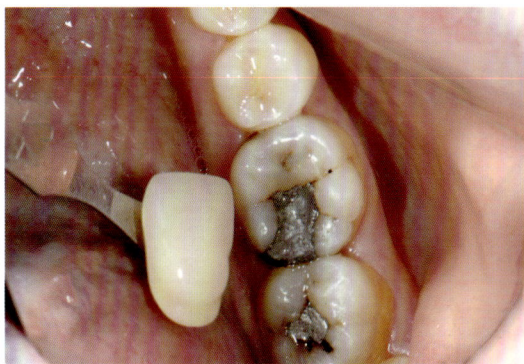

图5-1-9 术前比色

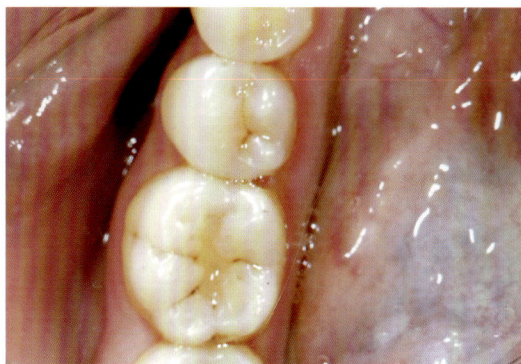

图5-1-10 参考对侧同名牙比色

3．去掉旧的充填体和龋坏并进行基牙牙体预备。注意锥度略大，以利就位；无边缘短斜面；深度不小于 2mm（图 5-1-11）。

4．针对牙髓状况选择是否作垫底处理。本病例因近髓敏感而作玻璃离子垫底处理、修整（图 5-1-12）。

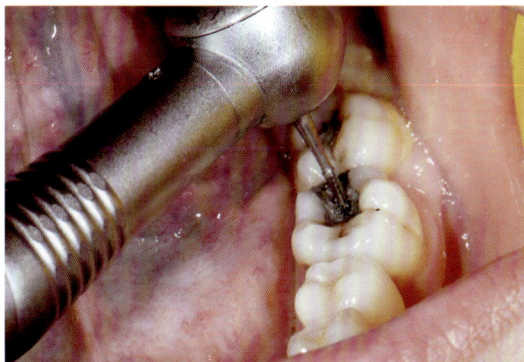

图5-1-11 去除旧充填物

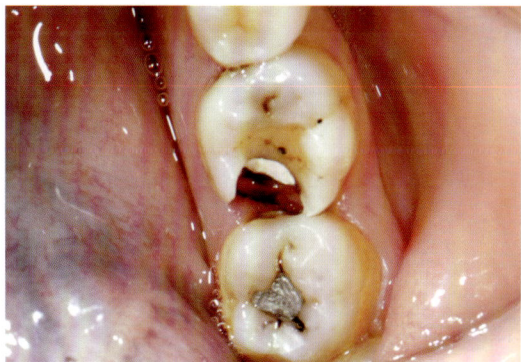

图5-1-12 玻璃离子垫底

5. 取印模。常规采用硅橡胶材料制取印模，然后用超硬石膏灌制工作模，送制作室加工制作瓷嵌体（图5-1-13）。

应注意取模前清除窝洞、牙面、邻面区的牙本质碎屑、血、水和唾液。干燥印模区。

注意：如为 CAD/CAM 瓷嵌体技术，则应制取光学"印模"（详见本章第六节 CAD/CAM 全瓷修复体）。

光学"印模"的制取可分为以下两种方法：

第一种是在口腔内直接获得三维信息，取代传统的取印模方法；另一种是从取出的石膏模型上间接获得牙齿的三维信息，具体方法为光学探头置于与预备牙体平行之上，不与牙面接触，可成 10° 左右的角度，此时显示器可显示出输入的预备后牙齿的形态。

6. 暂时修复体的制作及粘结，完成第一次就诊（图5-1-14）。

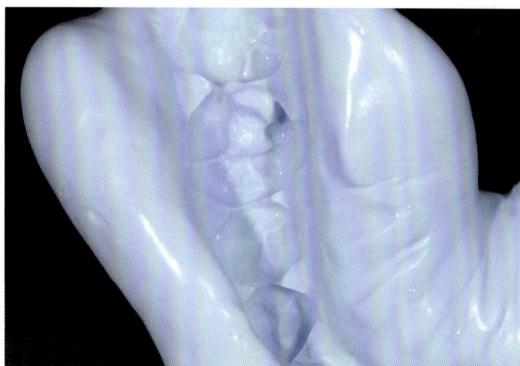

图5-1-13　用硅橡胶制取印模

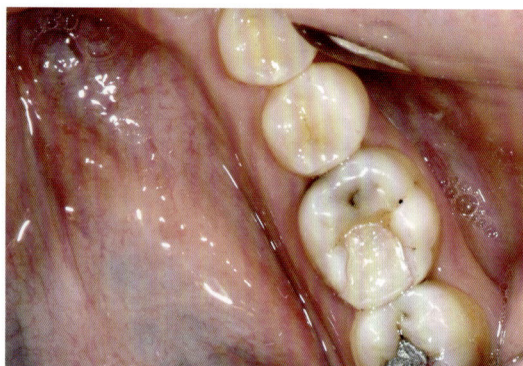

图5-1-14　暂时嵌体的粘固

（小贴士：应注意使用不含丁香油酚的暂时粘固剂，否则残留的丁香油将会影响树脂粘结剂的固化。）

复诊：

1. 去除暂时修复体，使用浮石粉，过氧化氢或 2% 氯己定清理洞壁。

2. 试戴，检查颜色，适合性，边缘密合度（图 5-1-15）。

3. 检查邻间隙接触区。

4. 以处理液处理修复体组织面，冲洗，干燥，涂薄层甲硅烷（图5-1-16，图5-1-17）。

5. 放置橡皮障或利用棉卷隔湿，处理洞壁表面（按粘结剂说明操作，图5-1-18）。

6. 粘结（图5-1-19，图5-1-20）。

7. 光固化，充分光照各个面，确保粘结剂固化（图5-1-21）。

8. 检查咬合，如有必要进行调𬌗抛光，完成修复（图5-1-22）。

9. 修复前后比较（图5-1-23，图5-1-24）。

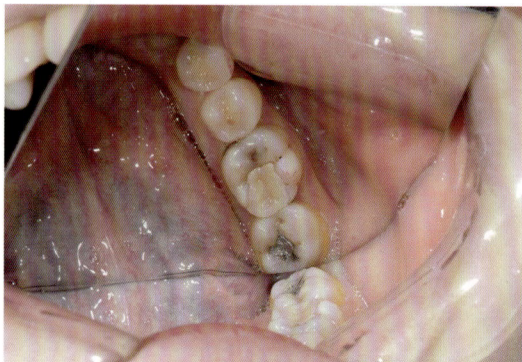

图5-1-15　试戴瓷嵌体

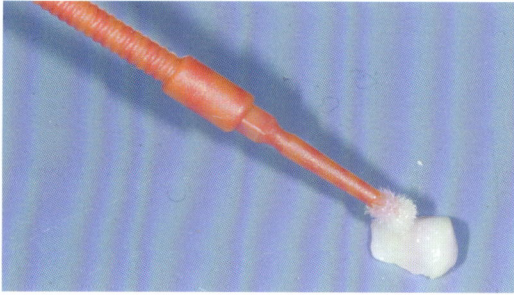

图5-1-16 组织面处理

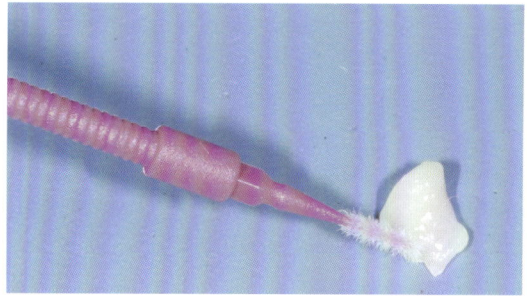

图5-1-17 组织面处理

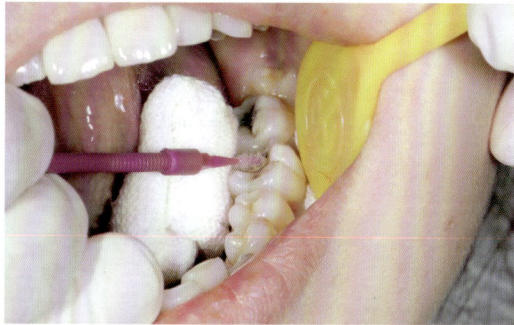

图5-1-18 隔湿、处理洞壁

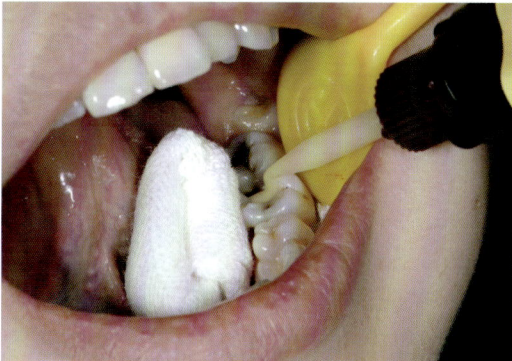

图5-1-19 粘结

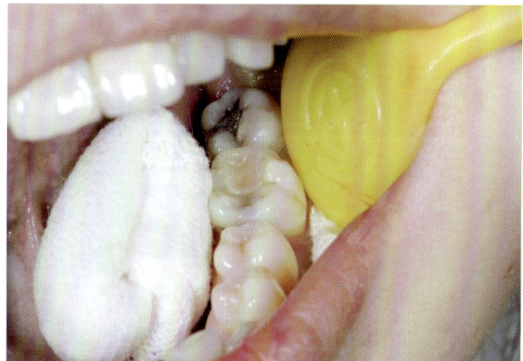

图5-1-20 粘结

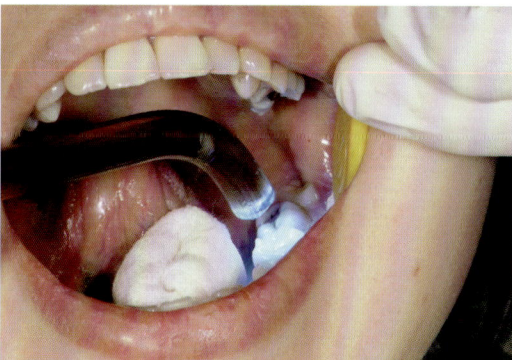

图5-1-21 光固化

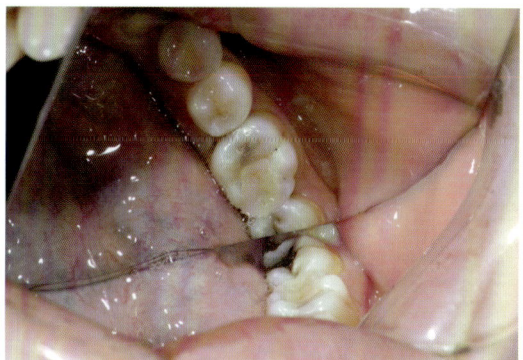

图5-1-22 完成嵌体

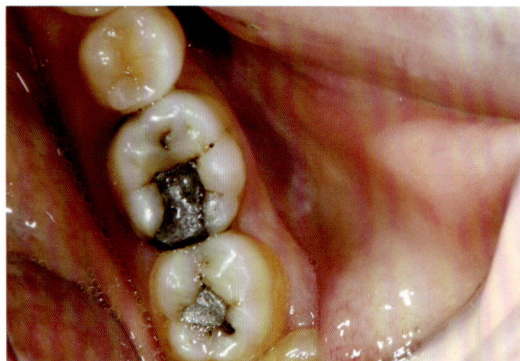

图5-1-23　术前术后比较（术前）

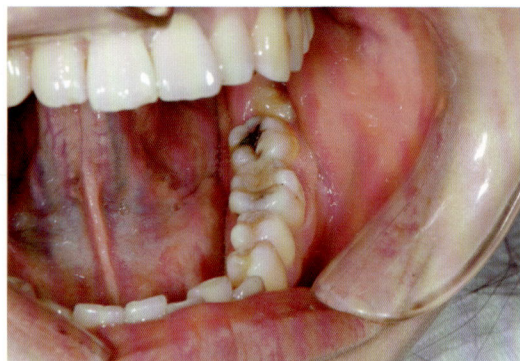

图5-1-24　术前术后比较（术后）

六、瓷嵌体的加工工艺
（详见第六章）

第二节　瓷贴面修复

瓷贴面修复（porcelain laminate veneer）是采用酸蚀—复合树脂粘结技术，对牙体表面缺损、着色牙、变色牙和畸形牙等，在保存活髓、少磨或不磨除牙体组织的条件下，用全瓷修复材料直接或间接粘结覆盖，以恢复牙体的正常形态和改善其色泽的一种修复方法。

一、瓷贴面的特点

1．美观

与树脂贴面相比，色泽更自然，稳定，层次感更强，不易老化，可达到与天然牙接近的颜色效果。

2．生物学性能

瓷贴面具有良好的生物相容性，在口腔环境中，不易着色和附着菌斑，具有良好的耐腐蚀性能。

3．机械性能

与树脂贴面相比，瓷贴面有良好的耐磨性，但具有脆性，咬合力过大时，易碎裂。

4．牙体磨除量

与全冠修复体比较，瓷贴面磨牙少甚至不磨牙，对牙髓刺激小，能最大限度保存牙体组织。

5．制作技术要求

瓷贴面的种类较多，其制作技术也不同。烤瓷贴面的制作技术为耐火材料代型技术，其设备、条件较简单。热压铸瓷贴面的底层是采用热压铸瓷的方法获得，需要专用铸瓷炉。CAD/CAM瓷贴面的制作一般在椅旁完成，设备价格昂贵，操作相对简单。

6．费用

由于目前瓷贴面的设备条件要求高、成本高，又未形成大规模的加工，其修复、制作的价格远远高于树脂贴面。

7. X线透射性

瓷贴面对 X 线部分阻射，在 X 线片上既能清楚地观察到瓷贴面的边缘，又能观察到内部牙体影像，将树脂、汞合金等影像区别开来。

二、瓷贴面的种类

按全瓷贴面的材料及制作工艺，将其分为烤瓷贴面、热压铸造陶瓷贴面、铝瓷贴面，CAD/CAM 瓷贴面等。

1. 烤瓷贴面

材料的主要成分为长石，制作时采用耐火代型技术，复制预备牙的耐火材料代型，塑瓷烧结。所制作的瓷贴面最低厚度可达 0.3mm 左右，牙体预备时牙体磨除量可以控制至最低。但烤瓷贴面质地较脆，而且在烧结中容易出现微孔，抗弯强度较低（约 60~80MPa），在临床操作不当时可能导致烤瓷贴面破裂。

2. 热压铸造陶瓷贴面

其代表为 1990 年 Ivoclar 公司推出 IPS-Empress I 系统，在长石质瓷中加入白榴石晶体来增强，具有良好的抗折断性能，其表面上釉着色，半透明性、折光性类似于牙釉质，此外，也具有良好的边缘密合性以及与牙釉质近似的耐磨性能。与烤瓷贴面相比具有收缩率低、形态精确等优点，但其不足之处是要求磨除 0.6~0.8mm 厚的牙体组织，另外，技工室操作较复杂，对重度变色牙的遮色能力不及烤瓷贴面。目前铸瓷贴面多采用更加美观的 Empress Esthetic 美学陶瓷制作。

3. 铝瓷贴面

Sadoun 1988 年采用氧化铝烧结融合成骨架再渗入镧料玻璃即玻璃渗透氧化铝瓷。由氧化铝晶体互相连接成网，陶瓷基体中微裂纹的扩展受到极大的阻碍，强度极高。但由于含有氧化铝晶体较多，透明度较差，表面烧结必须上饰瓷来解决美观问题。同时需专门的瓷烧结设备（铝瓷炉），操作相对复杂，烧结时间长，成本高。目前临床应用相对较少。

4. CAD /CAM 瓷贴面

20 世纪 70 年代初期，法国口腔医师 Francois Duret 教授将计算机辅助设计（computer-aided design，CAD）和计算机辅助制作（computer-aided manufacture，CAM）技术（简称CAD/CAM），引入口腔固定修复的设计与制作中来。CAD /CAM 瓷贴面修复可分为直接瓷贴面修复和间接瓷贴面修复。前者即椅旁 CAD /CAM 瓷贴面修复，完成贴面的牙体预备后，采集牙体表面图像数据，用计算机作修复体外形设计，并进行修复体的精密机械加工，抛光表面，粘结，完成修复体。后者应用不多，优点为可以大大缩短椅旁操作时间。

三、全瓷贴面的适应证和禁忌证

1. 适应证

（1）牙体部分缺损，包括牙面小面积缺损、前牙切角缺损（图 5-2-1）、大面积浅表缺损、邻面龋、颈部楔状缺损。

（2）牙体颜色异常，包括氟斑牙（图5-2-2）、四环素牙、釉质发育不全和钙化不全牙、死髓变色牙。

（3）牙体形态异常，如畸形牙（图5-2-3）、过小牙。

（4）牙体排列异常，如牙体轻度的扭转或舌向错位（图5-2-4）。

（5）其他，如前牙间隙增大、轻度中线偏移等（图5-2-5）。

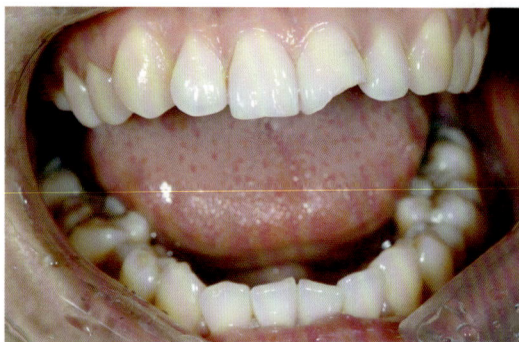

图5-2-1　前牙切角缺损

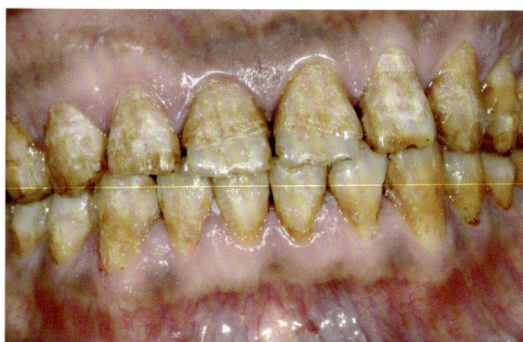

图5-2-2　氟斑牙

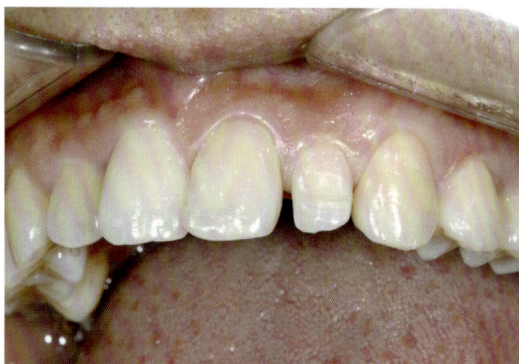

图5-2-3　锥形侧切牙

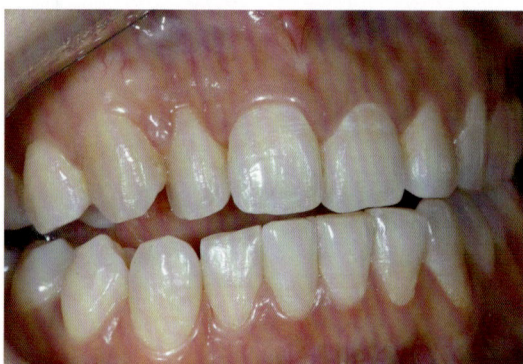

图5-2-4　前牙轻度错位

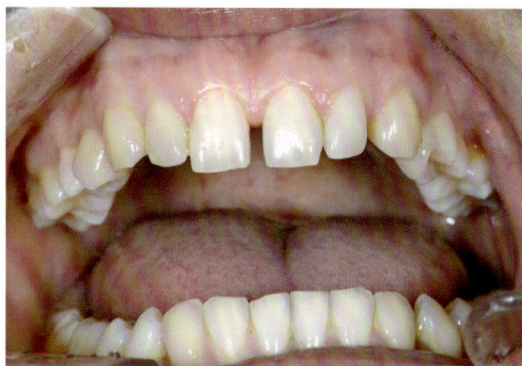

图5-2-5　前牙间隙

2．禁忌证

（1）缺乏足够的釉质粘结面积。

（2）严重的唇向错位、舌向错位牙。

（3）牙间隙过大，中线过度偏移。

（4）牙列拥挤且排列不齐。

（5）咬合关系异常，如深覆𬌗、反𬌗等。

（6）紧咬牙和夜磨牙。

（7）下前牙唇面严重磨损，制备不出瓷贴面间隙者。

四、瓷贴面牙体预备

1. 瓷贴面牙体预备的分型及基本设计要求

瓷贴面牙体预备常见的分型为 Freedman 与 Mclaughlin 的六型分类法：

Ⅰ型：最少量预备型。

Ⅱ型：切端预备型。

Ⅲ型：切端延长型。

Ⅳ型：切端延长伴舌侧台肩型。

Ⅴ型：最大量预备型。

Ⅵ型：二次预备型。

虽然上述各类型的牙体预备具体细节不同，但每一型的设计要求是基本一致的。瓷贴面的基本设计要求如下：

（1）牙体预备应尽量保守。

（2）确保达到约 0.5mm 的瓷层厚度，同时也要避免出现牙体唇侧过厚的情况。

（3）尽可能不暴露牙本质，特别是在微渗漏好发的边缘区域。

（4）要考虑到修复后贴面应利于龈缘的清洁。

（5）牙体预备时避免产生尖锐棱角，特别是在咬合力较大处如切端。

（6）去除倒凹，确保修复体顺利就位。

（7）邻间隙可放置聚酯薄膜带。

（8）牙齿表面可视区域均应被瓷层覆盖，以确保从各个角度观察修复体均可获得完美的修复效果。

2. 瓷贴面边缘位置

在冠桥修复技术中，为获得良好的美观效果修复体常常设计成龈下边缘，但瓷贴面与传统全冠相比有许多不同之处（图 5-2-6）。一般情况下，瓷贴面修复体颈缘置于龈上，原因如下：

（1）如位于龈下，粘结剂最终会留有一条狭窄的树脂层于龈缘处釉质与刃状瓷层边缘之间，很可能会引起牙龈炎症甚至牙龈退缩。

（2）如位于龈下，粘结剂的溶解会直接影响美学修复效果。

（3）如位于龈下，粘结时隔湿效果不佳，易导致远期微渗漏及染色等。

（4）一般情况下，贴面向龈缘方向越来越薄，随之会出现颜色梯度，因此其本身对靠近牙龈区的牙体颜色影响很小，此区牙体颜色可通过树脂粘结材料来改变，而不是由修复体边缘位置做决定的。

（5）龈上边缘的选择会使取模更精确，修复体制作更简单，准确。

对于严重变色牙，需隐藏大面积天然牙色者，可设计成龈下边缘，但此情况少见。

注意，不论瓷贴面颈缘终止于何处，都与患者的口腔卫生习惯有着密切的关系。患者是否有清洁龈沟的能力是制作唇面凸度的最高原则（图5-2-7，图5-2-8）。

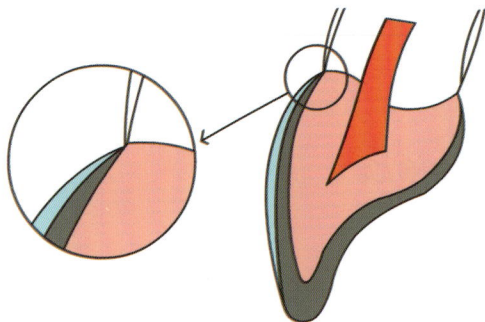

图5-2-6　当设计边缘位置时，应优先考虑边缘所处的微环境

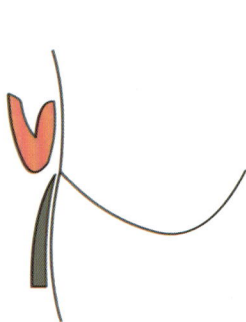

图5-2-7　正常凸度贴面示意图

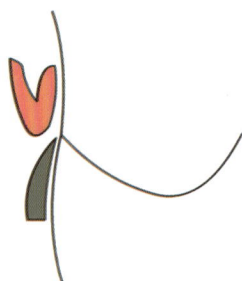

图5-2-8　如果唇面外形凸度改变过多，颈缘离龈缘越近，食物嵌在龈沟内而发生炎症的几率就越大

3．牙体预备的类型

（1）Ⅰ型：最少量预备型（图5-2-9）。

但一般情况下，需预备少许牙体以获得一适合的就位道。多见于牙龈退缩不能覆盖邻间牙体组织者，绝大多数牙齿在其邻面均有一小凹度，因此，去除近龈缘处的部分邻-唇线角往往是必要的（图5-2-10，图5-2-11）。

（2）Ⅱ型：切端预备型（图5-2-12）。

为了控制贴面色调需在切缘处有稍厚的瓷层，可以多磨除切缘处的釉质。可用圆柱状器械如556车针或圆柱状金刚砂车针。操作者应注意釉柱走行方向避免过度切削。

如Ⅰ型牙体预备中所示，当进行Ⅱ型牙体预备时，同时磨去少许龈1/3处邻-唇线角有助于就位道的形成（图5-2-13）。

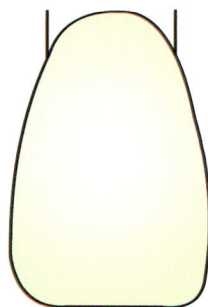

图5-2-9　不需去除牙体组织

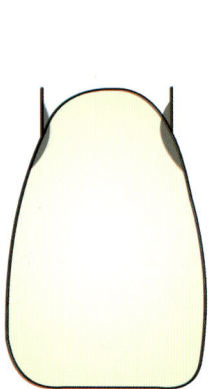

图5-2-10　去除近龈缘处的部分邻–唇线角

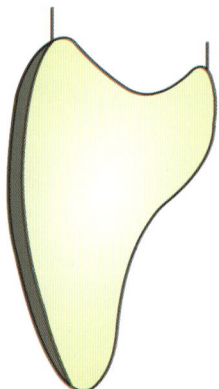

图5-2-11　此型贴面的切端形态为刃状

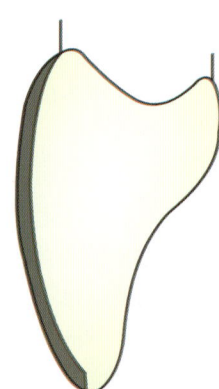

图5-2-12　Ⅱ型：切端预备型

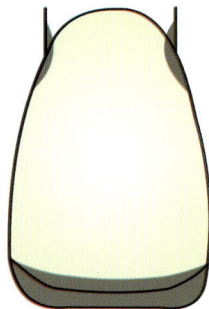

图5-2-13　磨去少许龈1/3处邻唇线角

（3）Ⅲ型：切端延长型。

此型中，瓷贴面延长超出切端。如果牙齿本身较短，只需确保不能有任何尖锐棱角（包括切-邻角）突出于牙面而影响贴面占据的空间与顺利就位即可。

另外，贴面边缘应尽可能终止于釉质上，而磨除少许舌侧切端的釉质有助于为瓷层提供空间（图5-2-14，图5-2-15）。

此型的就位道通常不是切-龈向，而是铰链路径，如果就位道为切-龈向，那么牙体唇面龈1/3凸出部分将不得不减少（图5-2-16）。

应注意，切端无支持的瓷体不能无限制延长，一般不超过2mm，否则易受力折断。

（4）Ⅳ型：切端延长伴舌侧台肩型。

与Ⅲ型基本一致。两者均要超出切端并包绕舌面，而唇面的预备是完全一致的（图5-2-17）。

两者不同之处在于舌侧贴面的龈方边缘。Ⅲ型中，舌侧止端为刃状边缘；Ⅳ型中，舌侧终止处磨出一深凹槽或形成直角肩台。理论上讲，这种增加预备量的设计是可以提高贴面强度的（图5-2-18）。

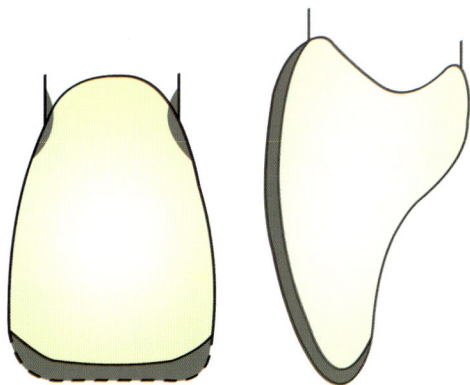

图5-2-14 唇面预备示意图　　图5-2-15 牙体切端包绕部分

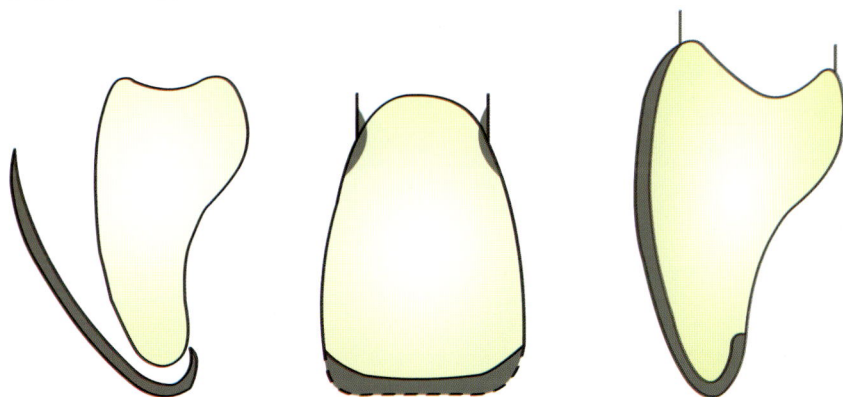

图5-2-16 铰链路径就位道　　图5-2-17 切端延长伴舌侧台肩型　　图5-2-18 舌侧终止处磨出一深凹槽或形成直角肩台

（5）Ⅴ型：最大量预备型。

整个唇面作较多磨除，龈缘区磨成凹面。常用于变色牙，有足够厚度的瓷层遮盖牙色；或用于使修复牙与邻牙排列整齐以及轻度唇倾牙。

龈缘区凹面的制备对于成年患者来讲，一般均备到牙本质内，这就有以下几点不利：

1）造成患者在牙体预备过程中的不适感。

2）牙本质粘结的困难。

（6）Ⅵ型：二次预备型。

用于严重变色牙，牙齿的自然色和修复后理想色之间相差甚远时，分两步完成：先按照第一型预备牙体，然后取印模制作瓷贴面，试戴修整好形状；在需要颜色调整的区域再按 V 型行牙体预备。这样在贴面和牙齿之间有足够间隙容纳厚层复合树脂，借复合树脂的颜色来调整贴面最后的颜色。

国内巢永烈教授等依据切缘预备的不同将瓷贴面牙体预备分为以下 3 种类型：

Ⅰ型：磨除接近切缘，在近切缘处呈浅凹槽形，形似唇面"开窗"，前伸咬合时瓷贴面与对颌牙无接触。

Ⅱ型：磨除达切缘，切缘预备体与唇面形成同一弧形面，瓷贴面成为切缘的一部分。正中咬合时，瓷切缘与对颌牙无接触，而前伸咬合时可能有接触。

Ⅲ型：磨除部分切缘，切缘有缺损时仅作适当修整，形成全瓷切缘，预备体带有较圆钝的舌向切斜面及凹槽型边缘。

瓷贴面的分型有利于指导临床设计，但具体采用哪种形式或将几种类型结合使用应根据具体情况决定，而不能简单照搬。

五、瓷贴面临床操作步骤

1．术前准备

（1）局部麻醉：常规贴面的制备是局限在釉质内的，可以不实施局部麻醉。但对于个别磨除牙体组织较多的厚型贴面（>1mm）者，患者不能耐受或对牙体预备有恐惧心理者，可实施局部麻醉。

（2）缩龈技术：一般情况下，将修复体颈缘位置设计成龈上，则不必缩龈；如需将修复体颈缘置于龈下，牙体预备前应进行缩龈。

（3）剖面指示硅橡胶的使用（图 5-2-19）。

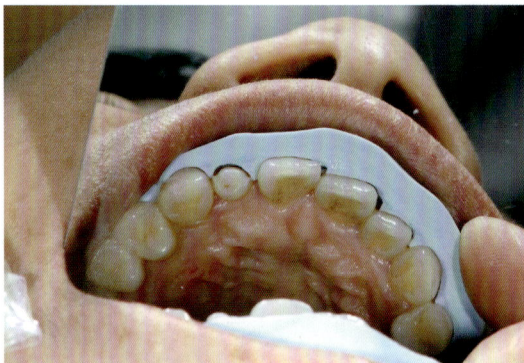

图5-2-19　剖面指示硅橡胶

2．牙体预备工具

Ⅰ型预备器械：鱼雷状车针，如 Robot835F 金刚砂车针。

抛光杯（与预防牙膏或制作室浮石粉结合使用）。

Ⅱ型预备器械：与Ⅰ型一致。

Ⅲ型预备器械：切端预备——较粗粒度金刚砂车针，如 Robot835。

舌面预备——橄榄球状金刚砂车针，如 Robot883F，制备刃状边缘。

Ⅳ型预备器械：舌面预备——鱼雷状金刚砂车针，如 Robot835F。

细粒度金刚砂针。

Ⅴ型预备器械：粗粒度金刚砂车针，如 Robot835F。

深度引导预备车针（depth preparation bur，DPB）见图 5-2-20。

3．牙体预备

（1）引导沟的形成：用引导沟钻在唇面颈、中、切 1/3 处备出 0.3mm、0.5mm 和 0.7mm 三条引导沟或称定深沟（图 5-2-21）。

如无引导沟钻，也可使用直径为 1mm 的球钻，进入牙体表面并控制钻头分别备出定深沟。

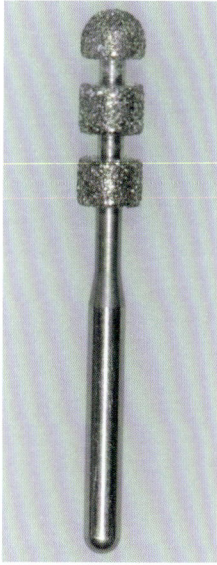

图5-2-20 深度引导预备车针

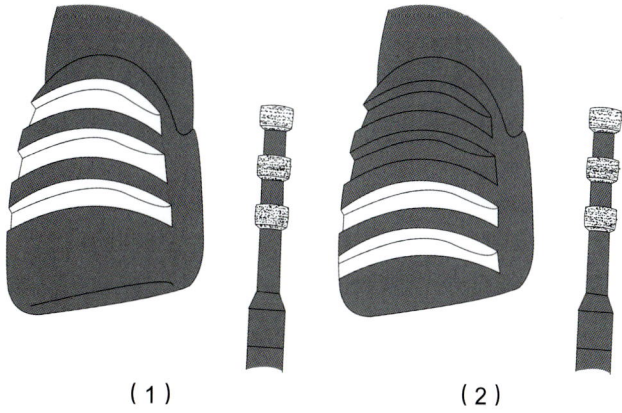

（1）　　　　　　　　　　（2）

图5-2-21 引导沟

　　注意，由于全瓷材料的选择不同，牙体的预备量也略有不同，以下是几组全瓷贴面材料的预备量示意图（图5-2-22）。

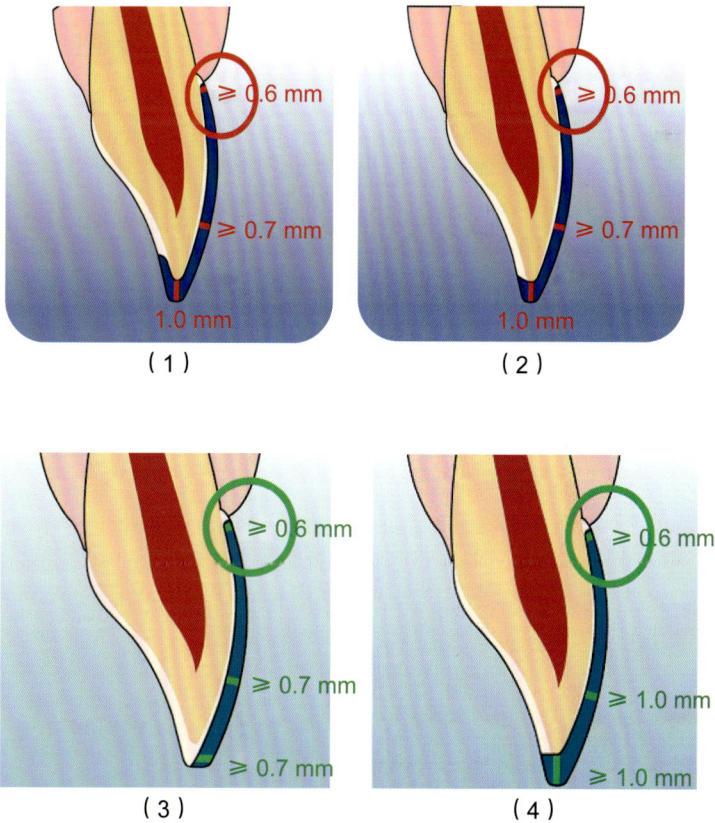

（1）

（2）

（3）

（4）

（5）　　　　　　　　　　　（6）

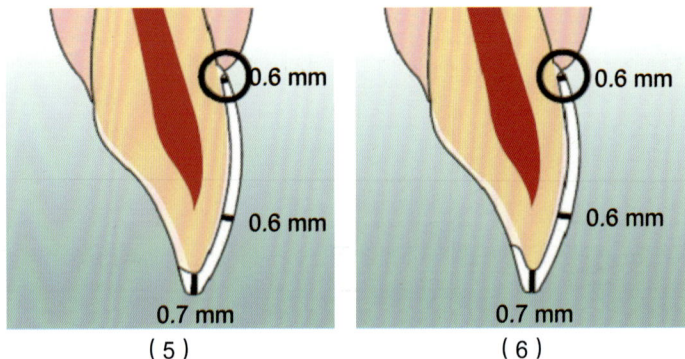

图5-2-22　贴面材料的预备量

（1）、（2）IPS-Empress 贴面材料的预备量　（3）、（4）Empress CAD 贴面材料的预备量
（5）、（6）e.max 贴面材料的预备量

（2）唇面的预备：唇面磨除即以引导沟为标志，分颈、中、切三段预备。完成后，再将唇面预备体形成一个整体，并移行至颈部及邻面（图 5-2-23）。

（3）唇面颈缘预备：使用直径为 1mm 的球钻，控制钻头进入深度，预备约 0.3mm 的浅凹形沟，边缘光滑连续。可位于龈上 0.5mm 或与牙龈平齐；对着色牙或牙颈部釉质有缺损的病例，则预备至龈下 0.5mm。

（4）邻面的预备：一般认为预备至邻接区唇侧，在接触区前方一点磨出约 0.5mm 的凹形斜面，不损伤邻接区。如果用贴面恢复邻接关系，制备将达到邻面的舌腭缘（图 5-2-24）。

（5）切端预备：早期经典的预备为切端磨除约 1.5mm，在腭侧形成凹形斜面或与切缘呈对接状，即切缘包绕型。但有研究表明，当牙齿切端磨除 2mm 时，用切端对接瓷贴面修复，贴面的抗折裂强度无显著性差异（图 5-2-25）。

（6）舌侧预备（图 5-2-26）。

（7）精修、完成：细粒度金刚砂车针修整预备体，圆钝线角，消除倒凹，最后用抛光针抛光（图 5-2-27）。

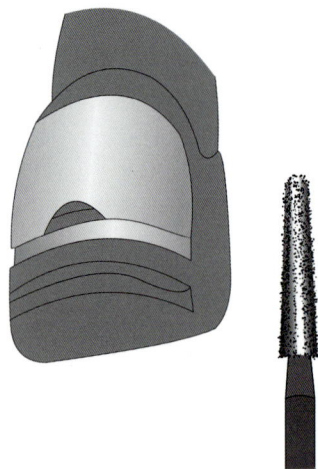

图5-2-23　唇面预备

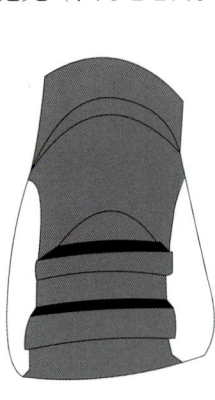

图5-2-24　邻面预备　　　　图5-2-25　切端预备　　　　图5-2-26　舌侧预备

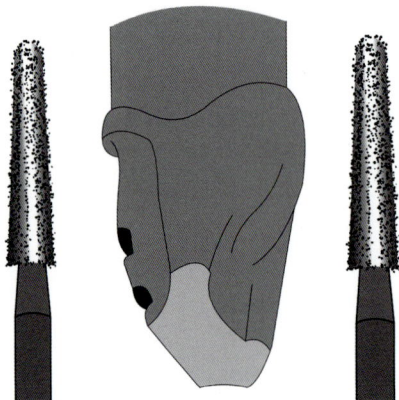

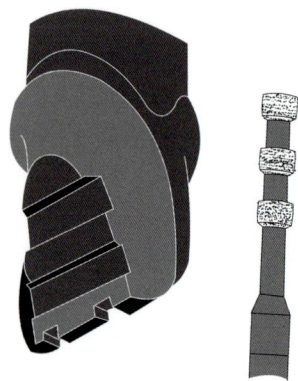

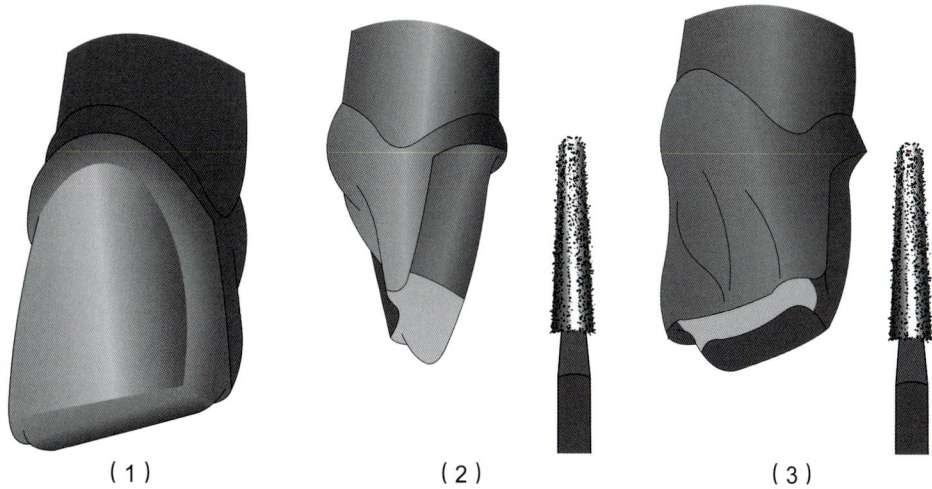

（1） （2） （3）

图5-2-27 完成

4. 瓷贴面印模的制取方法

（1）常规采用硅橡胶材料制取印模。

（2）如利用 CAD/CAM 系统制作瓷贴面时，可采用光学印模，依据 CAD/CAM 系统的不同，一般可采用口腔内直接印模；有些系统则在口腔外间接扫描印模或模型来获取数字印模。

（3）激光印模方法。

5. 病例展示

（1）术前照：患者 A2 畸形牙，A2 与 A3 牙间间隙，病人要求关闭该间隙，并改善牙齿外观（图 5-2-28）。

（2）定深沟的制备（图 5-2-29）。

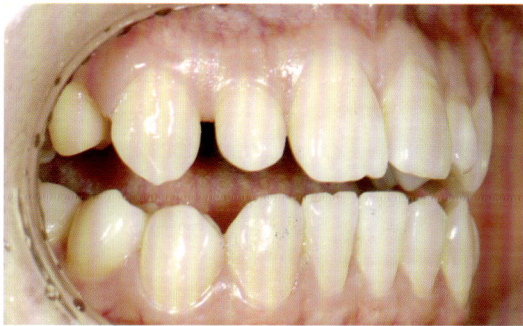

图5-2-28 术前情况

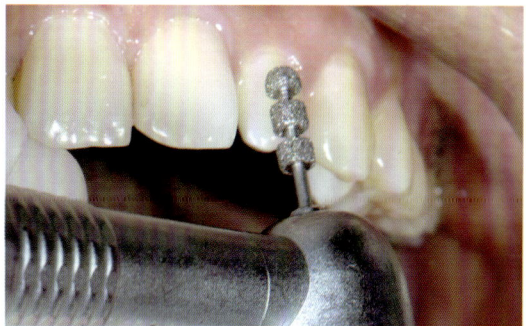

图5-2-29 定深沟

（3）牙体预备后（图 5-2-30）。

（4）比色（图 5-2-31）。

（5）印模的制取。

（6）暂时修复体。

磨除量较少的患者，可不必做暂时修复体，本病例未做。有时可用柔软弹性的暂时充填材料。

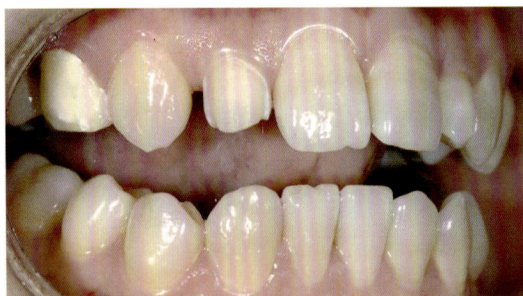

图5-2-30 牙体预备后

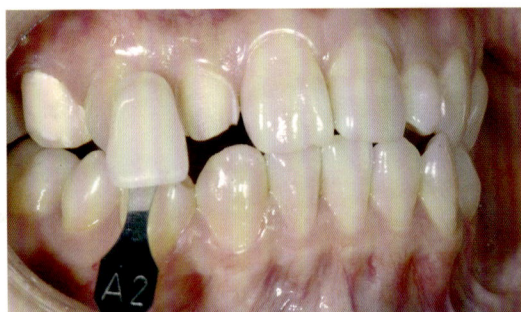

（1）

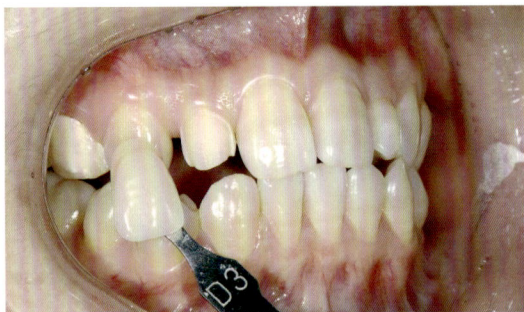

（2）

图5-2-31 比色

复诊

（1）修复体试戴（图 5-2-32）。

（2）检查边缘密合性（图 5-2-33）。

（3）清洁牙面（图 5-2-34）。

（4）粘结前缩龈（图 5-2-35）。

（5）放置橡皮障，邻牙用牙线固定
（图 5-2-36）。

（6）酸蚀处理、三用气枪冲洗、干燥
（图 5-2-37）。

（7）粘结、固化（图 5-2-38）。

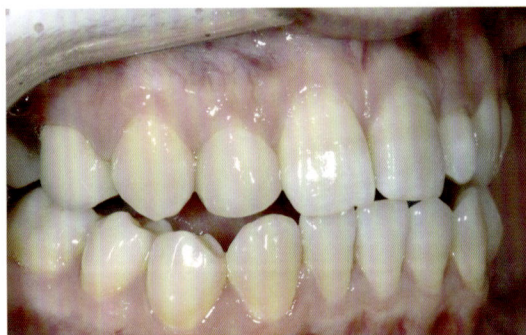

图5-2-32 修复体试戴

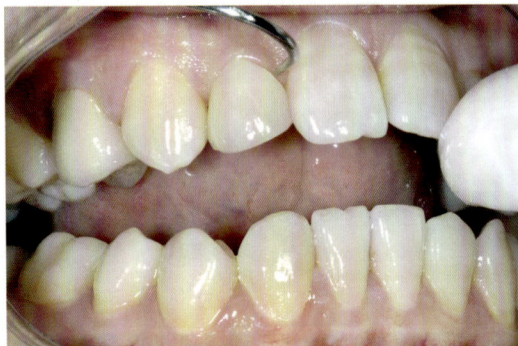

图5-2-33 边缘密合性检查

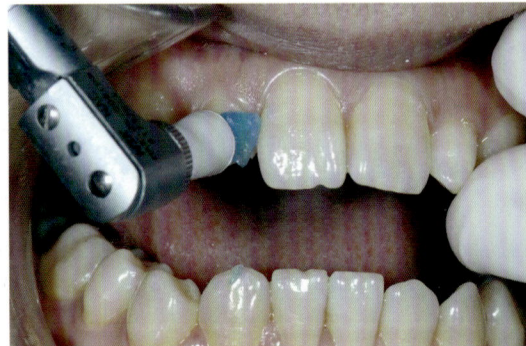

图5-2-34 清洁牙面

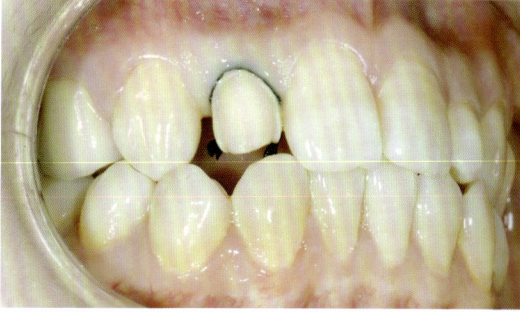

图5-2-35 缩龈

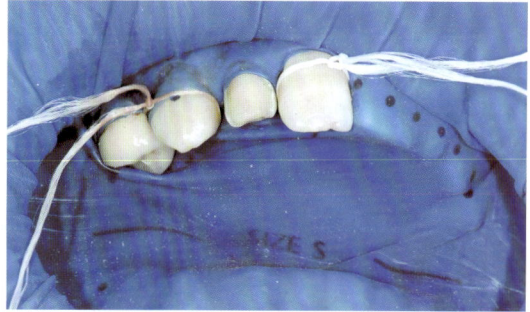

图5-2-36 置橡皮障

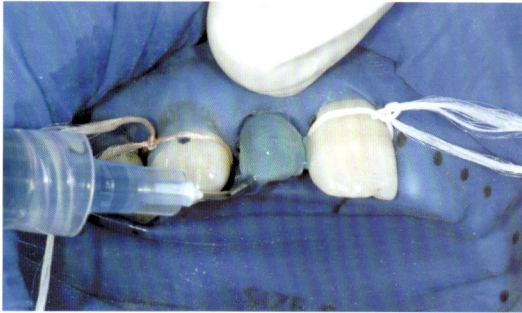

（1）

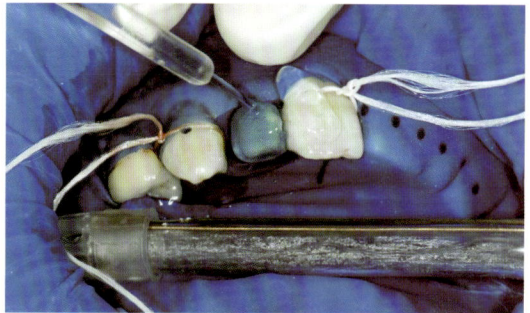

（2）

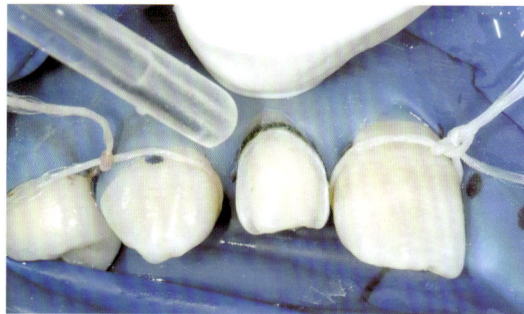

（3）

图5-2-37
（1）酸蚀处理 （2）水冲洗 （3）干燥

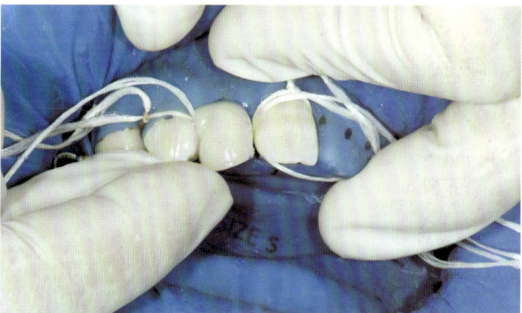

（1）

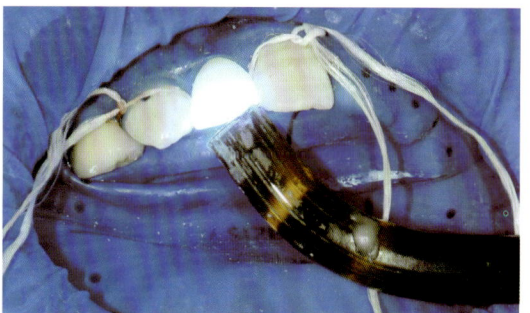

（2）

图5-2-38
（1）粘结 （2）光固化

（8）抛光、完成（图5-2-39）。

（9）侧面微笑照（图5-2-40）。

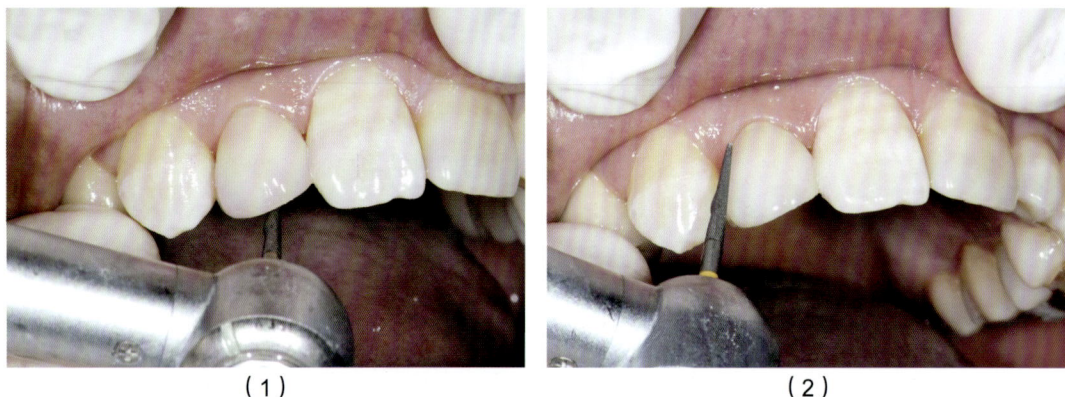

（1）　　　　　　　　　　　　　　（2）

图5-2-39

（1）抛光　（2）抛光边缘

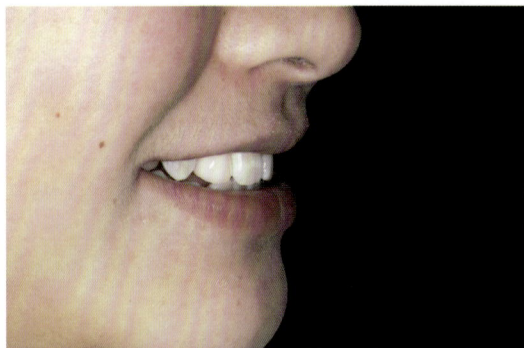

图5-2-40　完成

第三节　全　瓷　冠

　　全瓷冠（all-ceramic crown）是以陶瓷材料制成的覆盖整个牙冠表面的修复体。它具有色泽逼真、稳定、自然，导热低，不导电，耐磨损，生物相容性好，无需金属结构从而不透金属色等优点，全瓷冠是目前最美观的修复体，其临床应用日趋广泛。其主要缺点是折裂强度较低，但随着工艺的发展，增韧后的陶瓷不仅用于前后牙全瓷冠的制作，而且还可用于少数牙缺失的全瓷固定桥的制作。

一、全瓷冠的特点

　　与金瓷冠相比，全瓷冠在以下几个方面有其优势和缺点：

　　1. 美观

　　全瓷冠由于无金属基底结构，不透金属色，具有以下优点：①色泽自然、层次感强、透明效果理想，可重现与天然牙更接近的颜色效果；②无金属离子释放所引起的牙龈变色，减少颈缘"黑线"形成的可能性；③在霓虹灯下自然而无金瓷冠显出的金属底层颜色。

2．生物学性能

全瓷冠具有生物陶瓷良好的生物相容性，在口腔环境中具有良好的耐腐蚀性能。

3．机械性能

传统陶瓷由于抗弯强度低，难以承担口腔咀嚼压力，因此长期以来临床上都采用金属基底增强的金属-烤瓷全冠。但近些年来随着口腔新型陶瓷材料的研制和新工艺的应用，全瓷修复材料的强度和韧性都有了很大提高，一般可以达到 300~600MPa 以上，甚至可以达到 900~1200 MPa。不仅可用于前后牙全瓷冠的制作，而且还可用于少数牙缺失的全瓷固定桥的制作。

4．牙体磨除量

由于陶瓷材料的脆性，全瓷冠必须要有足够的厚度才能避免破碎，因此磨除的牙体组织也相应较多。全瓷冠的牙体磨除厚度一般是 1~2mm，切缘（粭面）为 1.5~2mm，唇面（颊面）为 1.2~1.5mm，邻面为 1.5~2.2mm，舌面为 1.2~1.5mm，颈部肩台处磨除 0.8~1mm。

5．制作技术要求

全瓷冠的种类较多，其制作技术也不同。但往往都需要特殊设备，制作技术与金瓷修复体有所不同。

6．费用

目前全瓷冠的设备条件要求高、成本高，又未形成大规模的加工，其修复、制作的价格一般高于金瓷冠。

7．X线透射性

全瓷材料对 X 线部分阻射，在 X 线片上既能清楚地观察到冠的边缘，又可以观察到冠内牙体组织影像，并将树脂、汞合金等影像区别开来。另外，全瓷冠可避免因金瓷修复体给磁共振检查带来的不必要的麻烦。

二、全瓷冠的适应证和禁忌证

1．适应证

（1）前牙因龋坏、外伤等而致缺损，不宜用充填治疗或不宜选用树脂冠、金属烤瓷冠修复者（图 5-3-1）。

（2）后牙牙冠大面积缺损充填治疗后需要美观修复者（图 5-3-2）。

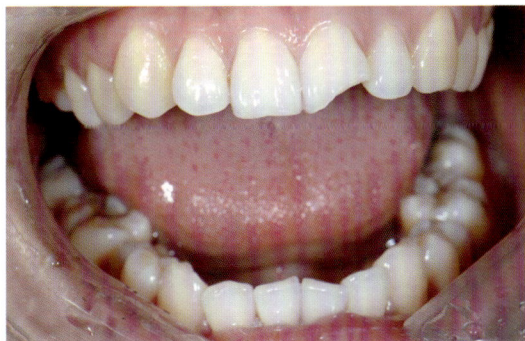

图5-3-1 切角缺损

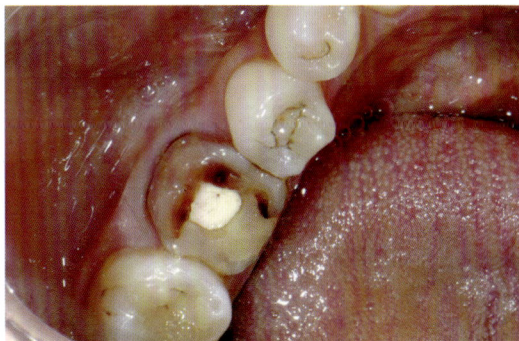

图5-3-2 后牙大面积树脂充填物

（3）前牙因牙髓失活、氟斑牙、四环素牙等变色影响美观者（图5-3-3）。

（4）错位、扭转牙不宜或患者不愿进行正畸治疗者。

（5）因发育畸形或发育不良而影响美观的前牙（图5-3-4）。

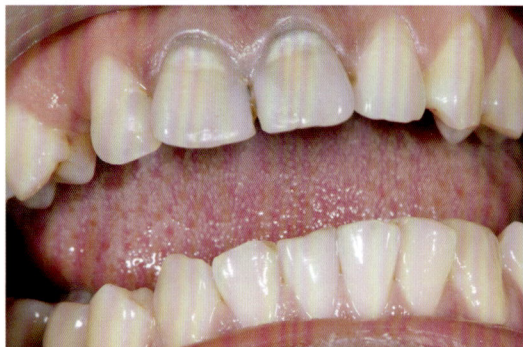

图5-3-3 变色牙

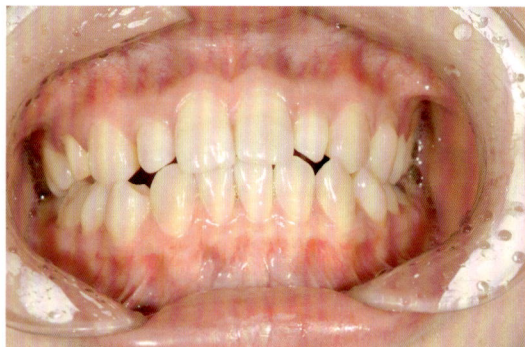

图5-3-4 畸形牙

（6）对金属过敏且需进行全冠修复者。

（7）对美观要求高且能维持口腔卫生及注意保护全瓷冠者。

2．禁忌证

（1）乳牙和年轻恒牙。

（2）临床牙冠过短、过小，或缺损严重，无法取得足够的固位力者。

（3）对刃𬌗、深覆𬌗、咬合紧或夜磨牙患者。

（4）牙髓病变或牙周病变未经治疗不宜行固定修复者。

（5）心理、生理疾患等不能承受或不能配合治疗者。

三、全瓷冠修复的临床操作步骤

根据医生的喜好不同，牙体预备可以有不同的顺序。只要正确的操作，就能保证良好的牙体预备质量。

以上前牙为例，介绍全瓷冠的临床操作步骤如下：

1．比色

去除患者口红及面部浓妆，比色前可凝视蓝色或灰色物体，比色时迅速浏览比色板（与技工室瓷系列产品专用的比色板一致），判断牙色色相区间，再确定明度彩度，牙齿需要色带、斑点、隐裂等特殊染色效果时，可附上患者照片给技工作为参考（图 5-3-5）。

2．制作硅橡胶模具

以量度牙体唇舌面和切缘的预备量（图5-3-6）。将其在唇面水平切开以示唇面的预备量，将其在矢状切开以示切缘和舌面的预备量（图5-3-7）。

3．唇面预备

唇面分切 2/3 和颈 1/3 两部分预备。

首先使用中等粒的平头金刚砂车针在前牙唇切 2/3 磨出 2~3 条深 1.2~1.5mm 的纵形沟（图5-3-8），向近远中逐渐扩展至轴面转折处（图5-3-9），然后在唇龈1/3 以同样的方法依次同样的深度，车针方向与牙长轴一致（图5-3-10，图5-3-11）。

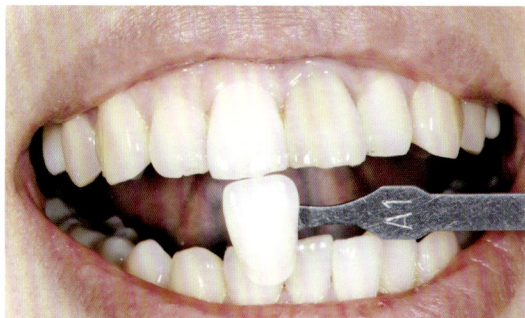

图5-3-5 选取与患者天然邻牙相近似的牙色

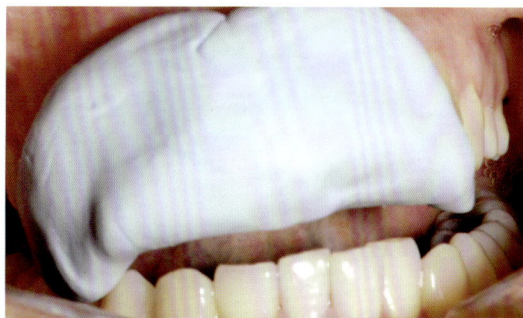

图5-3-6 制作硅橡胶模具

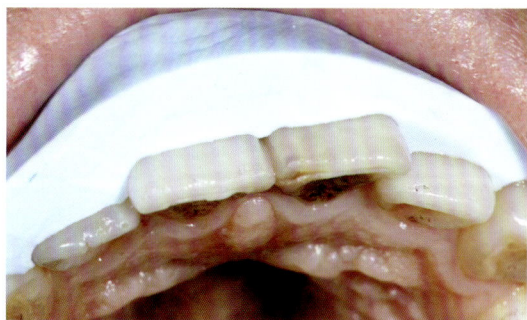

（1）

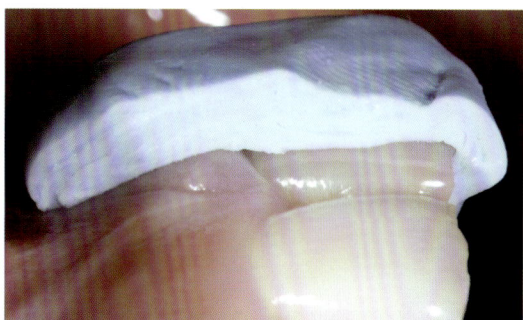

（2）

图5-3-7 硅橡胶模具观察

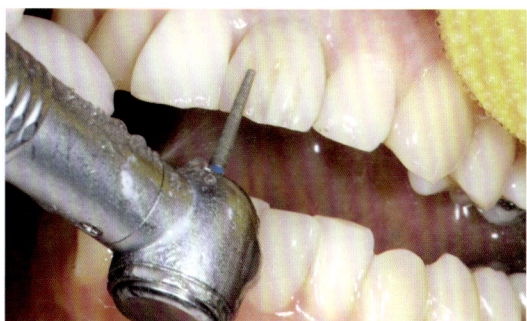

图5-3-8 在前牙唇切2/3磨出2~3条深1.2~1.5mm的纵形沟

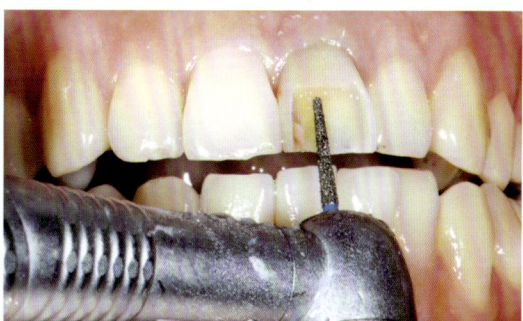

图5-3-9 向近远中逐渐扩展至轴面转折处

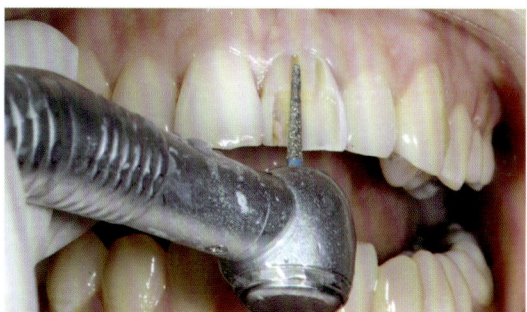

图5-3-10 唇龈1/3定深沟

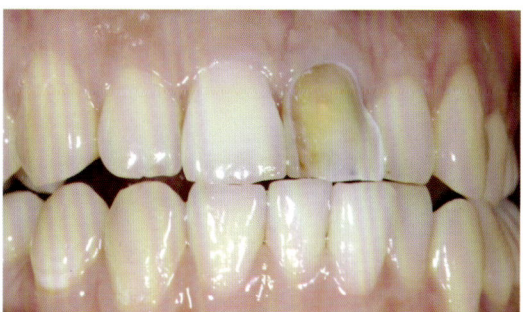

图5-3-11 唇龈1/3磨除

4. 切端预备

以高速轮形车针或柱状粗砂金刚石车针在切端唇舌向上先磨出 1.5~2.0mm 的引导沟 2~3 个（图 5-3-12），并依次向近远中扩展，完成切端的预备（图 5-3-13）。最终切端呈约 45° 唇舌向倾斜的斜面。检查其正中𬌗及前伸𬌗时是否有足够的修复空间，如要取得好的美观效果，切端须磨除 2.0mm 的牙体组织。

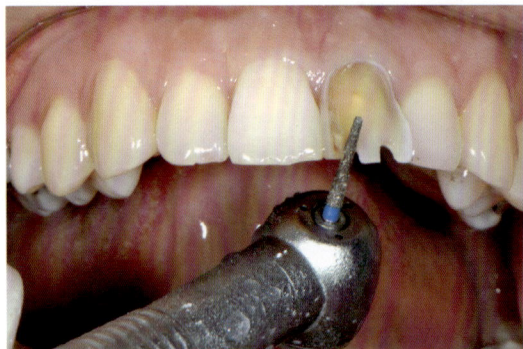
图5-3-12 切端定深沟

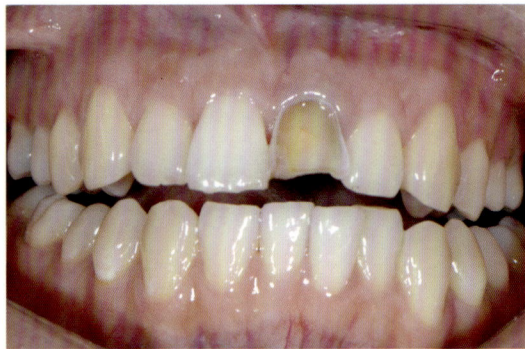
图5-3-13 切端磨除

5. 邻面预备

用预备唇面的车针紧贴牙冠轴面角向邻面磨切，将颈缘至切缘的倒凹部分磨除，并且控制轴面的切向聚合角度为 2°~5°，邻面扩展至舌邻轴面角处（图 5-3-14，图 5-3-15）。

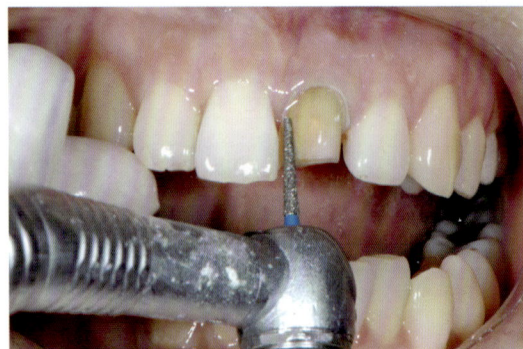
图5-3-14 邻面预备

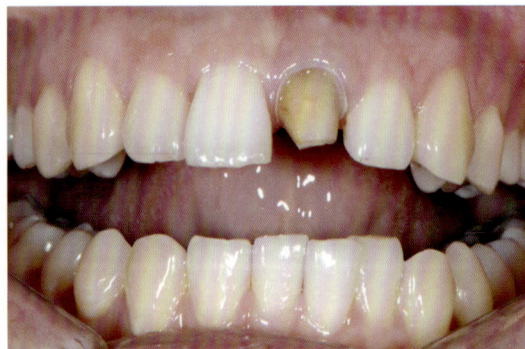
图5-3-15 邻面预备

（小贴士：观察牙预备体有无倒凹及聚合度大小的最基本的方法：闭上一只眼，用一只眼睛从距牙体 30~48mm 处看牙预备体切端或𬌗面中央，预备体聚合度很小时，很容易看到底部。如果用两个眼睛同时看时，即便有 8° 的倒凹也能看到预备体的底部，从而不能判断出牙预备体的倒凹。）

6. 舌面预备

以柱形金刚砂车针，磨除舌隆突至龈缘肩台以上的倒凹，以火焰形金刚砂车针，在舌切 2/3 处以上磨出 1.2~1.5mm 的间隙（图 5-3-16~图 5-3-18）。

将预先做好的硅橡胶模具指示唇面的预备量和切缘的预备量。

注意，在以上各轴面的预备过程中，肩台只预备到龈上 0.5mm 的位置。

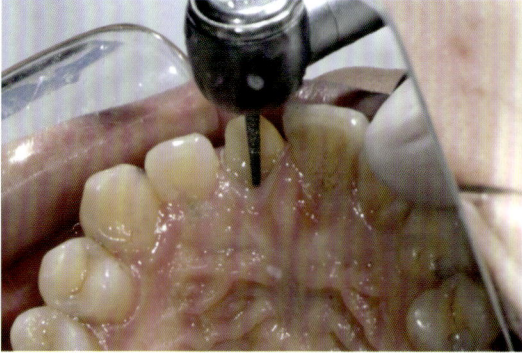

图5-3-16 舌侧磨除

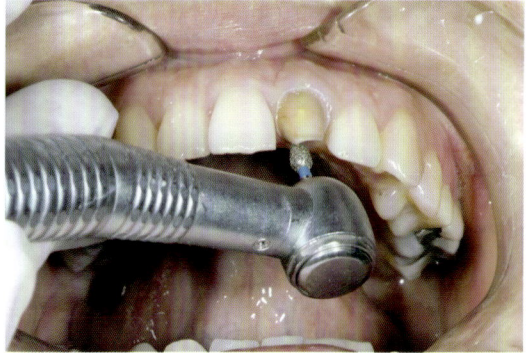

图5-3-17 舌侧磨除

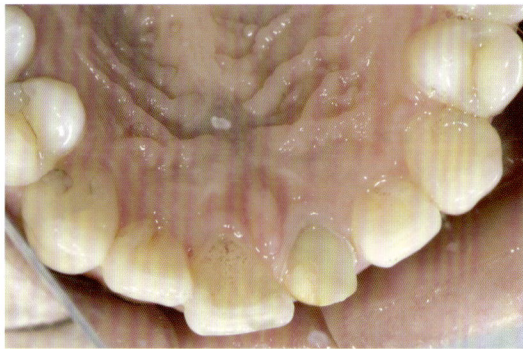

图5-3-18 舌侧磨除

7. 缩龈

轴面预备后即可开始第一次缩龈。具体方法如下：首先，排龈前用牙周探针测量龈袋深度，指导缩龈线（型号1、0、00、000）要放置的具体深度，再据附着龈的厚薄及紧张度选择适当型号的缩龈线。

然后放置排龈线，把排龈线小心的置入龈沟，从近中（或远中）开始压入，依次颊侧、远中（或近中）、舌侧、回到起始处，环绕360°排龈，把龈线对齐剪短（线剪），压入，缩龈线不要重叠（图5-3-19）。

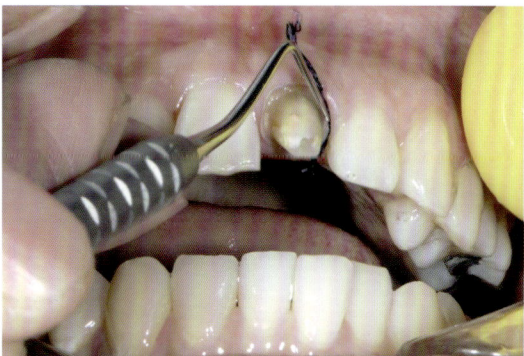

（1）

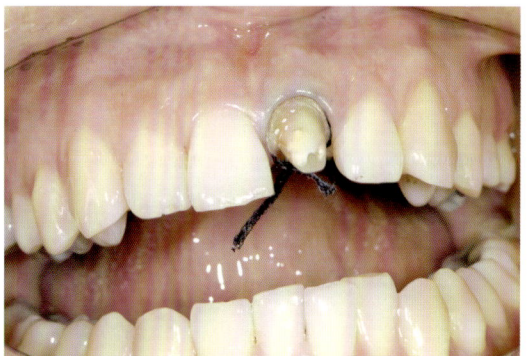

（2）

图5-3-19 放置排龈线

（小贴士：专用排龈器等排龈工具要与牙面或根面约呈45°，排龈工具尖端压紧排龈线沿牙齿壁慢慢下滑，推牙龈向侧方及根尖向移动。避免损伤上皮组织附着龈、结合组织附着龈。）

8. 肩台的预备

以一支末端为90°的车针沿牙体颈部磨切，在龈下预备出90°的肩台，轴面角处应与唇面、邻面相连续，并保持厚度均匀，光滑连续（图5-3-20）。

9. 精修完成

牙体预备完成后，仔细检查上下牙在正中𬌗、切端、唇舌侧修复空隙是否足够，并保证修复体呈现光滑流畅的外形，绝对不能出现任何倒凹和棱角。

为检查牙体各面的预备是否达到要求，此时可用硅橡胶模检查，确保各面牙体预备量满足要求（图5-3-21）。

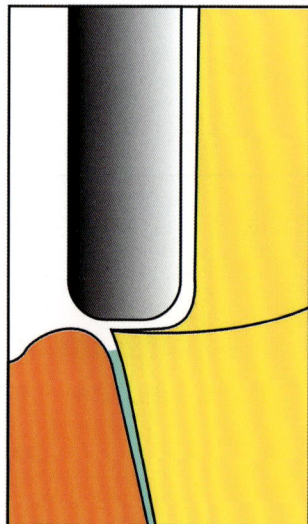

图5-3-20　肩台预备

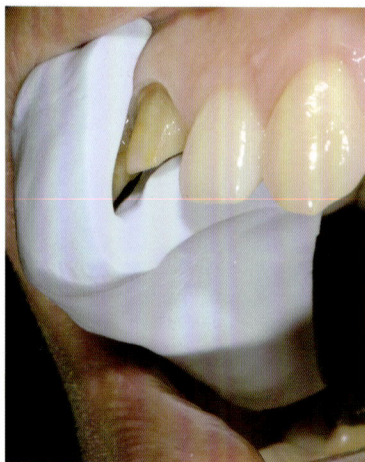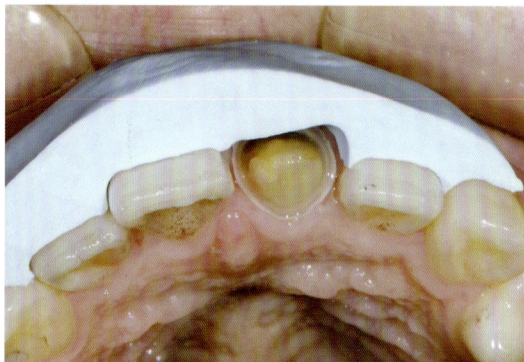

（1）　　　　　　　　　　　　　（2）

图5-3-21　硅橡胶模检查预备量是否达到设计要求

10. 放置第二根排龈线

为使取模准确，建议最好再放置第二根缩龈线。将其直径的一半压入牙龈，线的末端留置，便于夹持取出。

注意，排龈线放置时间不宜过长，一般要求在15分钟左右取出，时间过长容易造成牙龈损伤。

11. 取模

取出第二根排龈线，立即将调好的硅橡胶另一组分放入预先试合过的托盘内置入口内（图5-3-22）。取模后取出第一根缩龈线。

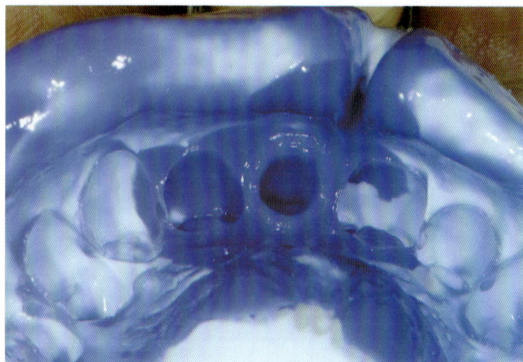

图5-3-22　印模

12．灌注模型

灌注超硬石膏，待 2 小时石膏完全硬固后，取出，可见预备体边缘清晰、完整。

13．制作暂时冠

用印模成形法制取暂冠，粘固，完成第一次就诊。

注意不能使用含丁香油组分的暂时粘固剂。

注意暂冠边缘与龈缘不接触或轻接触，以免暂冠材料刺激或压迫牙龈。

14．将模型送制作中心加工制作全瓷冠（详见第六章全瓷修复的技工室技术）。

15．试戴和粘固

第二次就诊时，去除暂时冠，将制作好的全瓷冠试戴入。用咬合纸检查牙尖交错
𬌗、侧方𬌗和前伸𬌗时是否有早接触，如有必要做适当调整，
如果调整不多，可直接抛光打磨面。如果调整较多，则建
议最好送回加工中心重新上釉。全瓷冠调整合适后，用
75% 的酒精消毒全瓷冠和基牙，隔湿干燥，缩龈，并置入
牙线，用树脂粘结剂粘结。待粘结剂稍硬固后，将牙线取出，
去除多余的粘结剂（有关全瓷冠粘结的详细情况参见第八
章全瓷修复体的粘结）。

全冠粘结后全瓷冠与邻牙协调、美观，患者又展现出
自信的笑容（图 5-3-23）。

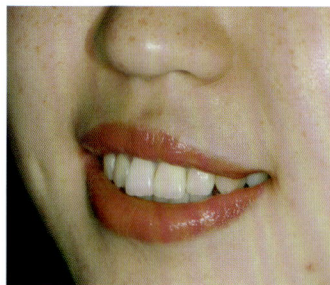

图5-3-23 完成后的全瓷冠

第四节 全 瓷 桩 核

全瓷桩核是采用陶瓷材料制作桩钉插入根管内以获得固位的一类修复体，其核的部分
可以采用树脂材料恢复，也可采用陶瓷材料恢复。全瓷桩核完成后再在核上制作全瓷冠完
成患牙的修复。

临床上牙体组织缺损较多的牙齿，可以用冠进行修复，但由于这类缺损往往已经涉及
根管系统，所以通常需要在完善的根管治疗的基础上运用桩核技术，目前临床几乎都使用
传统铸造金属桩核。但随着全瓷冠在临床的逐渐广泛使用，金属桩核也日益显现出不足来。
金属桩核可能透过全瓷冠以及菲薄的龈组织而影响全瓷修复体的美学修复效果，在前牙区
更不能忽视这个问题。当使用非贵金属铸造桩核时，其腐蚀产物可能沉积于牙龈组织或牙
根，从而导致以上部位变色。尽管有学者采用了在金属桩核上应用遮色瓷或用遮色的粘结
剂粘结全瓷冠等方法，但仍不能完全消除金属桩核对牙颈部和根部的影响。

为了解决金属桩核带来的上述问题，全瓷桩核应运而生。1989 年 Kwiatkowski 等首次
描述了铸造玻璃陶瓷桩核（Dicor，Dentsply）的临床应用情况。1991 年 Kern 等介绍了由
玻璃渗透氧化铝陶瓷制成的全瓷桩核（In-Ceram，Vita 公司）。1995 年 Pissis 提出了一种
用玻璃陶瓷材料（IPS-Empress，Ivoclar 公司）将桩、核、冠作为一个整体制作的"monobloc"
技术。1995 年 Meyenberg 等介绍了预制氧化锆陶瓷根管桩。1998 年 Kakehashi 等和
Ahmad 都介绍了氧化锆桩的临床应用。全瓷桩核具有良好的光学及生物学性能，能提高
全瓷冠的修复效果。近年来国内全瓷桩的应用日益增多。

一、全瓷桩的性能

全瓷桩核的性能包括光学、生物学、机械性能。目前的研究多限于体外实验，关于全瓷桩核的临床资料还较少。

1. 光学性能

相对于传统铸造金属桩核，全瓷桩核最大的优点就是其良好的光学性能。入射光的一部分透射过全瓷修复体到达全瓷核，除了部分被反射外，还有部分被吸收和透射，产生类似牙本质层的视觉效果；此外，全瓷桩也避免了较强的反射光透过牙颈部菲薄的牙龈组织，从而赋予全瓷修复体更加栩栩如生的修复效果。

2. 生物学性能

良好的生物相容性是全瓷桩核另一大优点。1992年Ichikawa等通过皮下植入实验观察到，氧化锆陶瓷试件及氧化铝陶瓷试件均完全被薄纤维结缔组织包裹，植入前后无质量及强度的改变，充分说明了其良好的组织相容性和稳定性。它避免了金属桩核产生的牙根变色问题，使软组织-陶瓷分界面更加自然。

3. 机械性能

传统全瓷材料的断裂强度和断裂韧性相对较低，这是限制其应用于全瓷桩核的主要原因。因此，关于全瓷桩核材料的研究更多地集中在提高材料的强度和韧性上。尽管玻璃渗透氧化铝陶瓷的三点弯曲强度可达446MPa，但1995年Kern等就全瓷桩核应用于牙体的初步研究显示，用氧化铝陶瓷（In-Ceram）制作的桩核修复前牙，其断裂强度为168.5N，仅是用金属桩核修复的前牙的1/3，但当粘固上In-Ceram全瓷冠后，强度增加为342.0N，表明冠的最终粘固明显提高了牙体、桩、核、冠复合体的强度。

2002年张玉幸等比较了Celay全瓷桩核、铸造金属桩核及Parapost预成桩复合树脂核修复的根管治疗牙全冠修复后的断裂强度，在牙体预备保留2.0mm高的牙本质肩领时，Celay桩核的强度（758.35N）可基本满足临床要求而不致发生桩核的折裂。

氧化锆增韧陶瓷较氧化铝陶瓷有更高的断裂强度和断裂韧性。Christel等及Yildirim等均报道钇稳定氧化锆（yttrium-stabilized zirconium oxide，YPSZ）陶瓷材料有高达900~1200MPa的弯曲强度，是致密烧结纯氧化铝的三倍，断裂韧性为$9\sim10MN/m^{3/2}$，是致密烧结纯氧化铝的两倍；Filser等也报道，四方氧化锆多晶体（tetragonal zirconia polycrystals，TZP）陶瓷的弯曲强度高达900MPa，远高于In-Ceram和IPS-Empress。氧化锆的增韧机理可能是应力诱导相变增韧：ZrO_2从高温冷却到室温的过程中将发生马氏体相变（martensitic transformation），由亚稳态的四方晶相转化为单斜晶相，体积有3%~5%的增大。但由于基体对ZrO_2晶粒的弹性束缚作用，ZrO_2相变受抑而保持在四方晶相。当由于外力作用使束缚力解除时，ZrO_2将发生马氏体相变。①相变过程中伴随的体积膨胀对裂纹产生压应力，抑制裂纹扩展；②相变过程中伴随的体积膨胀及剪切应变使单斜晶相ZrO_2周围产生大量微裂纹，当这些微裂纹处于主裂纹前端作用区时，吸收或释放了主裂纹的部分能量，从而抑制主裂纹的扩展。氧化锆的增韧机理还可能是裂纹偏转和弯曲增韧：增韧是由于裂纹与颗粒之间相互作用的结果，单斜晶相ZrO_2颗粒周围的残余应力场使主裂纹偏转或弯曲，使ZrO_2颗粒像销钉一样锁住裂纹前端（"钉扎"效应），从而有效抑制裂纹的扩展。

但氧化锆陶瓷用于桩核系统时，其强度并不高于传统铸造金属桩核。2001 年 Butz 等进一步就全瓷桩核 / 牙体复合体的性能作了体外研究，100% 全瓷桩核（Cerapost，Komet/Empress-Cosmo，Ivoclar）修复的离体牙和 63% 用氧化锆桩 / 树脂核（Cerapost，Komet/Clearfil core，Kurary）修复的离体牙通过了热力学疲劳测试。全瓷桩核组的断裂强度为378N，氧化锆桩 / 树脂核组仅为 202N，铸造桩核组为 426N。所以不主张氧化锆桩 / 树脂核这种形式的修复应用于临床；相对于金属桩组大多数样本的根尖 1/3 斜折，全瓷桩核组所有样本的折裂都发生在牙体颈 1/3，提示临床应用桩核技术修复的患牙折裂后，采用全瓷桩核者有二次修复的可能，为全瓷桩核的临床应用提供了实验室基础。

关于两段式全瓷桩核之间的连接方式有学者也进行了研究。Jeong 和 Kern 等的实验提示，全瓷桩核中桩与核之间采用粘结连接较直接热压铸连接的更好，桩核连接处的断裂强度更高，推测原因可能为：直接热压铸的过程中在桩核连接处产生了应力，提出了进一步改进全瓷桩核制作工艺的必要性。这一点在离体牙实验中尤为明显，用粘结连接的氧化锆桩核及全瓷冠修复的离体牙的断裂强度是热压铸连接组的 3.2 倍。

总的说来，和传统金属桩相比，氧化锆等全瓷桩有较高的强度、硬度、抗疲劳性、美观性和良好的生物相容性。能很好地解决金属桩带来的腐蚀、变色和过敏等问题，并且对核磁共振成像无干扰，对 X 线射线阻射，可通过拍摄 X 线片观察桩在根管内的情况。全瓷桩的应用主要是随着全瓷冠的应用日益增加而增多的，全瓷桩由于有一定的透光性，故使得修复后的全瓷冠外观色泽更逼真自然，当然全瓷桩还有化学性能稳定，生物相容性好等诸多优点。

全瓷桩的缺点是作为成品桩，规格有限，不能完全适合每一个患牙，也不能对需要改变牙冠轴向的牙进行修复。

目前商品化的氧化锆桩均为成品桩，常用的有 Cosmopost（Ivoclar 公司）和 Cerapost（Brasseler 公司）两个系统，它们分别采用 3% 和 5.1% 氧化钇稳定的氧化锆制成。

二、全瓷桩的适应证和禁忌证

1. 适应证

患者要求使用非金属材料和最美观的修复体修复，患牙已行完善根管治疗，并有足够的健康牙体组织存留的上前牙残冠、残根，根管长度和宽度适宜，咬合关系正常，修复后牙体长轴基本无需改变。

2. 禁忌证

患牙牙冠完全丧失，没有可以利用的龈上牙体组织，基牙牙冠过小或过短无法提供足够的固位力和抗力形；前牙根管过于粗大或根管横截面较扁者。

三、全瓷桩修复临床操作步骤

以氧化锆桩为例介绍全瓷桩核冠的操作步骤：

1. 确定适应证　观察 X 线片，确认患牙根管治疗完善，根尖区无病变（图 5-4-1）。

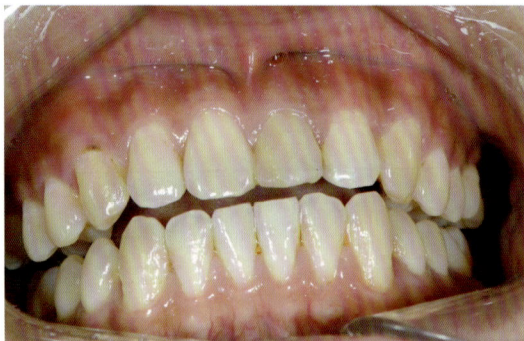

图5-4-1 术前照片

2. 桩核及全瓷冠的选择

当患牙的牙冠缺损范围在 70% 以下时，可选择直接在氧化锆桩上堆塑树脂核；当患牙的缺损范围在 70%~100% 时，选择全瓷桩和全瓷核（图 5-4-2）。

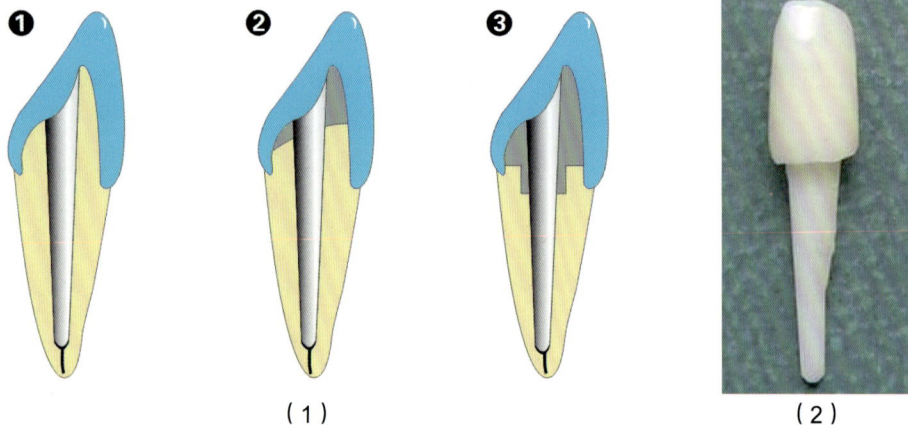

图5-4-2

（1）根据牙体缺损大小选用树脂核或铸瓷核　（2）牙体缺损大时应用全瓷核铸接在氧化锆桩上

（小贴士：全瓷冠是否必须使用全瓷桩？也可使用纤维桩，但纤维桩强度较低，要有足够的剩余牙体组织才行。）

根据患者对侧同名天然牙和邻牙的颜色选择不同种类的全瓷冠，因为不同的全瓷冠的透射性能各不相同：具有低明度和高透明度的牙体最好采用渗透尖晶石瓷和铸瓷；中等明度和中等透明度的牙可以采用铸瓷和致密烧结铝瓷；如果牙体明度高，透明度低时则选用渗透铝瓷和氧化锆瓷及金瓷修复体等。

（小贴士：可否在金属桩核表面制作全瓷冠？如果选用透明度较低的氧化铝、氧化锆全瓷冠，在保证牙体预备量足够的情况下可以选用金属桩核。如果患者修复的牙透明度较高，需选用透明度较高的铸瓷、尖晶石瓷等全瓷冠时则不宜选用金属桩，因为金属桩核会影响到全瓷冠最终的修复效果。）

3. 根据剩余牙体组织的情况按正常全瓷冠牙体预备的方法预备剩余牙体组织（图 5-4-3，图 5-4-4）。

（小贴士：先备牙再制备根管将使根管制备更方便、简单、准确。）

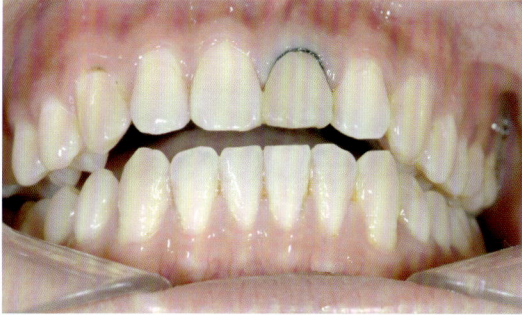

图5-4-3　常规缩龈

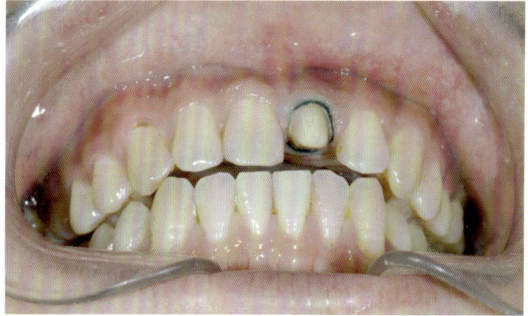

图5-4-4　剩余牙体常规全瓷冠牙体预备

4. 根据 X 线片牙根的长短大小选择适合的全瓷桩规格，然后用与之配套的专用器械进行手工根管预备，根尖保留约 4mm 的根尖封闭，试合，看是否到达设定的位置（图 5-4-5）。

5. 根管内壁的处理

用粗化器械不施加压力地在根管内转动 2~3 圈后获得粗糙面，然后根管壁使用粘结剂（图 5-4-6）。

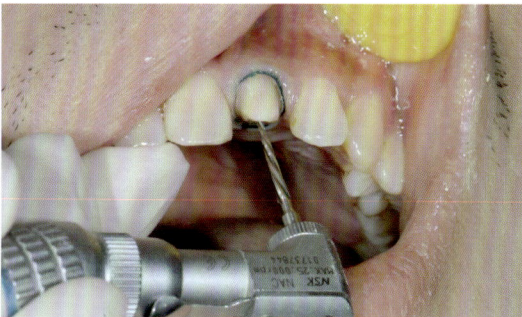

图5-4-5　根管制备

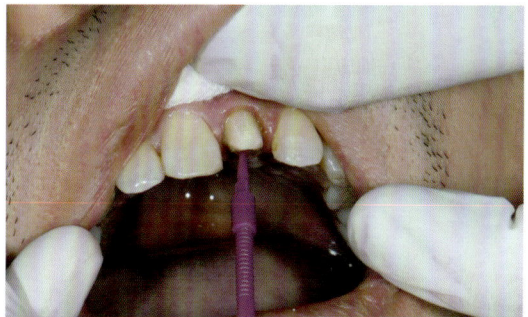

图5-4-6　根管壁涂粘结剂

6. 全瓷桩表面的处理

氧化锆桩表面用酒精清洗，$50\mu m$ 氧化铝颗粒喷砂，超声清洗 10 分钟。

7. 全瓷桩粘固就位

在氧化锆桩上涂布树脂粘结剂，粘结就位于患牙的根管内，光照固化（图 5-4-7）。

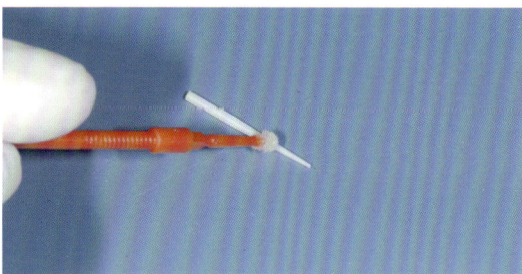

（1）

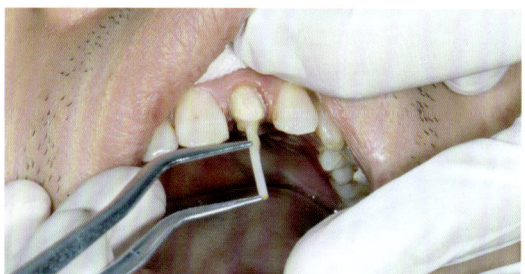

（2）

图5-4-7

（1）氧化锆桩上涂布树脂粘结剂　（2）全瓷桩粘结就位

8. 树脂核的堆塑固化 在牙体缺损的部位堆塑核树脂材料，初步修整形态后光固化（图 5-4-8）。

9. 全瓷桩核的牙体预备完成

用金刚砂车针切断全瓷桩多余部分（图 5-4-9），然后按全瓷冠牙体预备的方法预备基牙，采用直角肩台，肩台宽度至少 1mm（图 5-4-10）。

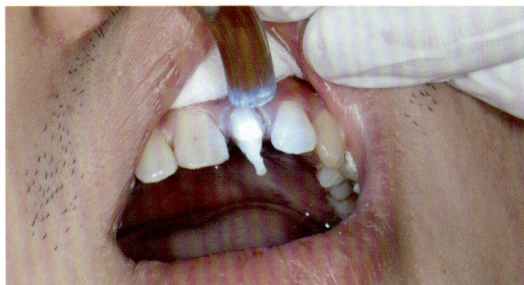

图5-4-8 堆塑树脂核并光固化

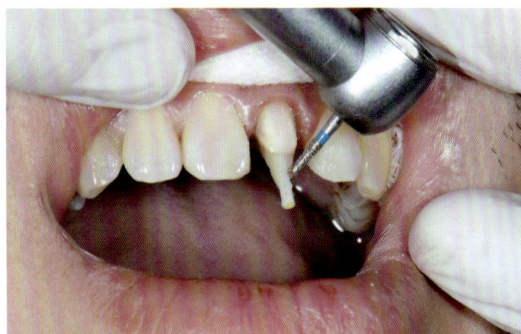

图5-4-9 去除全瓷桩多余部分

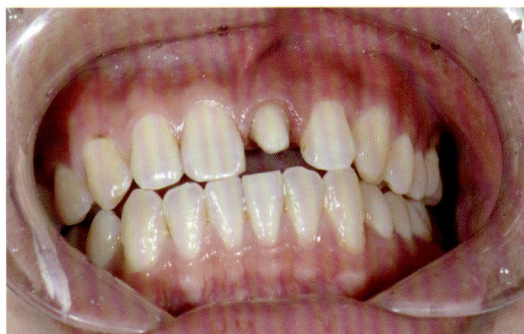

图5-4-10 完成全瓷桩核

10. 取模，暂时冠修复，工作模型送加工中心制作全瓷冠。

11. 病人第二次就诊，全瓷冠试戴，调改。病人满意后用树脂粘结剂粘结，完成修复（图 5-4-11，图 5-4-12）。

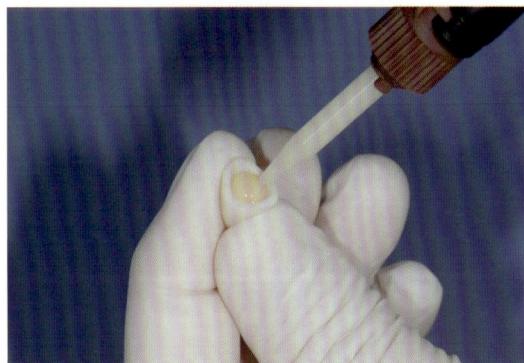

（1）

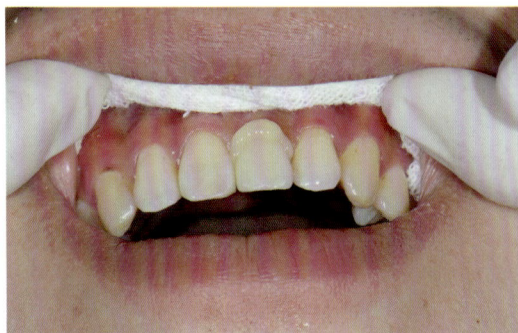

（2）

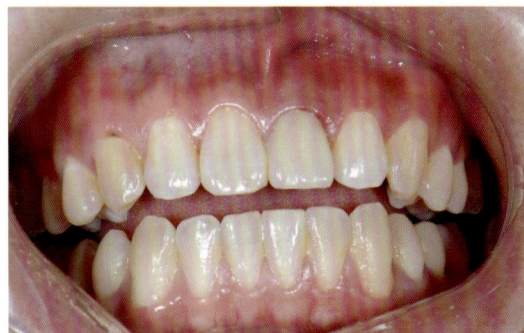

（3）

图5-4-11 粘结完成全瓷冠

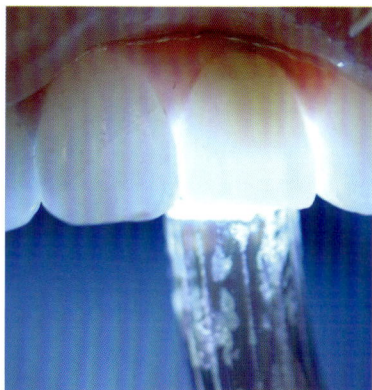

图5-4-12　全瓷桩核上制作的全瓷
冠具有良好的透光性

第五节　全瓷固定桥

随着高强度陶瓷研究的不断开展，全瓷修复技术的临床应用日趋广泛。目前国内外的临床应用已从前、后牙单冠发展到了前牙固定桥，乃至后牙的固定桥修复，展示出全瓷固定桥修复在口腔修复领域广泛的应用前景。

全瓷固定桥没有金属基底，无需遮色，具有独特的通透质感，其形态、色调和透光率等都与天然牙相似。长期以来一直因陶瓷的脆性限制了其临床应用。随着材料学的发展，现已研制出多种机械性能、生物相容性、美观性都非常好的材料，推动了全瓷固定桥的应用。目前在临床上常用的有 In-Ceram Alumina、IPS Empress 2、氧化锆材料等多种材料可用于制作全瓷固定桥。

（一）渗透陶瓷材料

该类材料包括渗透铝瓷、渗透尖晶石瓷、渗透锆瓷等。该技术先把氧化铝粉浆预烧结成一个多孔的基底．然后再用熔融的镧系玻璃渗透，充满氧化铝的孔隙，从而形成一个氧化铝和玻璃相连续交织互渗的复合材料，能有效限制裂纹的扩展，显著提高其挠曲强度，达到320~600MPa。经过5年的观察，发现90%的 In-Ceram 全瓷桥功能依然良好，Levy和 Deniel 报道的全瓷固定桥的5年失败率仅为1%。Prober 和 Dechl 曾报道用此系统制作前牙4单位、5单位固定桥，经过2年观察，仍有良好的效果，未见破损者。下面以渗透玻璃陶瓷全瓷固定桥为例介绍其修复制作原理和技术。

1. 牙体预备

其基牙牙体预备方法和步骤与常规全瓷冠的牙体预备基本相同，所不同的是如在舌面不需堆塑饰面瓷，仅需预备 0.7~1.0mm 的间隙。

2. 印模、代型的制作

取印模、预备工作模及代型与金属烤瓷桥基本相同。

3. 底层瓷冠的制作

按制作全瓷冠代型修整的原则修整代型后，在桥体部分用蜡恢复一桥体支靠，用专用石膏材料复制专用代型，涂布 45μm 的隙料。然后用超声振荡器将铝瓷粉和调和液混成均匀粉浆，涂塑完成全瓷桥体底层坯体，送入专用烤瓷炉内，用6小时从常温升温至120℃，再用 2 小时升温至 1120 ℃并保持 2 小时，然后炉内冷却至室温。

4. 瓷冠底层的玻璃渗透

瓷冠底层烧制完成后，进行玻璃渗透程序。在其底表面涂一层以专用玻璃料和蒸馏水混合而成的糊剂，先在 600℃条件下预热数分钟，再用 30 分钟将温度升至 1100℃，保温 6 小时，冷却后喷砂去除表面多余玻璃。

5. 饰面瓷的堆塑

按常规在底层冠表面堆塑饰面瓷层，烧结完成后修形，在代型上试戴、上釉。

（二）IPS Empress 2 铸瓷

采用了锂基陶瓷（即以锂辉石为主要成分的陶瓷），强度是第一代的 2.5 倍，可以用于第二前磨牙前的三单位固定桥。铸瓷由于具有良好的半透性，所以主要用于对美观要求较高的前牙三单位桥。

（三）氧化锆材料

氧化锆材料是近年来国内外研究的热点。它具有优良的力学性能。尤其是断裂韧性远远高于氧化铝瓷。部分稳定氧化锆瓷的抗弯强度可达 1000MPa. 断裂韧性可达 15MPa. $M^{1/2}$。近年来被广泛用于前、后牙三单位、四单位甚至更多单位的固定桥的修复，尽管目前有争论认为，在口腔环境下氧化锆材料的强度和韧性会随时间增长而减低，但 Shimizu 等的研究表明，氧化锆瓷材料的机械性能的稳定性足以使其用于临床。由于氧化锆陶瓷材料用于制作后牙全瓷桥的时间还较短，因此还需更多的研究来评价其临床长期应用前景。

（四）机加工全瓷固定桥

机加工是指计算机辅助设计和计算机辅助制作（CAD/CAM）。全瓷固定桥的 CAD/CAM 系统常规包含：在牙体预备后，建立数字化模型、修复体智能设计和自动数控加工等步骤。为达到颜色逼真的美观效果，可对全瓷冠进行个别着色或堆塑面瓷。近年来，随着氧化锆陶瓷的逐渐广泛应用，机加工全瓷固定桥在临床应用日见广泛。先后出现了 Cercon 、Everest 和 LAVA 等系统，这些系统不仅可用于前牙桥的修复，甚至还可用于 4 单位后牙全瓷桥的制作。以 Cercon 系统为例说明机加工全瓷桥的制作。

Cercon 系统包括带激光扫描装置的电脑铣切设备（brain）、二氧化锆瓷块（Cercon Base）、表面饰瓷（Cercon ceram）、高温烧结炉（Cercon heat）等，在牙体预备后取模，灌注工作模，然后在模型上制备固定桥底冠蜡型，计算机扫描蜡型，同步加工出经计算机放大的二氧化锆瓷雏形，送高温炉内烧结，制成高强度的二氧化锆全瓷底层，然后再在底层表面堆塑饰面瓷，烧结修形，完成全瓷固定桥。

以上四类全瓷材料是目前临床常用的全瓷固定桥材料，每种全瓷材料都有各自的优点和使用局限性，应根据临床实际情况选用适当的材料。如高应力区应用氧化锆类高强度材料，前牙区域所需材料要有好的透明度，可用强度略低一些的铸瓷材料，中间区应用强度和透明度都比较好的材料如 In-Ceram Spinell 或 Empress 2。

关于全瓷固定桥近期的研究显示，与金瓷固定桥相比，全瓷固定桥连接体的大小对全瓷固定桥的折裂强度有很大的影响，如 In-Ceram Alumina 要求连接体尽可能的大，一般要求如果跨度不大于 6mm 时，桥体连接区域至少应为 3mm×3mm；如果跨度不大于 8mm 时，桥体连接区域至少应为 3.5mm×3.5mm；如果跨度不大于 10mm 时，桥体连接区域至少应为 4mm×4mm；如果跨度不大于 12mm 时，桥体连接区域至少应为 4.5mm×4.5mm；如果跨度不大于 14mm 时，桥体连接区域至少应为 5mm×5mm。如果跨度再长，就不宜采用渗透铝瓷全瓷桥了。Empress 2 要求连接体横截面积最小 16mm^2，Cercon 要求最小 7mm^2。因此在采用全瓷固定桥修复时，在设计连接体的时候必须考虑以下三点：①根据跨度的不同，连接体应满足全瓷材料生产厂家提供的最低连接体要求；②切龈向（殆龈向）的高度应尽可能大；③切龈向（殆龈向）的高度不能比唇舌向（颊舌向）的宽度小（图 5-5-1）。

因此应更多地关注全瓷固定桥连接体的大小，在临床上尽可能预留出足够的连接体的间隙，而在制作室加工时必须保证全瓷桥连接体的大小，不能为了美观将外展隙扩大，减少了连接体的大小。对全瓷固定桥来讲，我们认为，全瓷桥的牢固度和功能性要比美观度优先考虑。

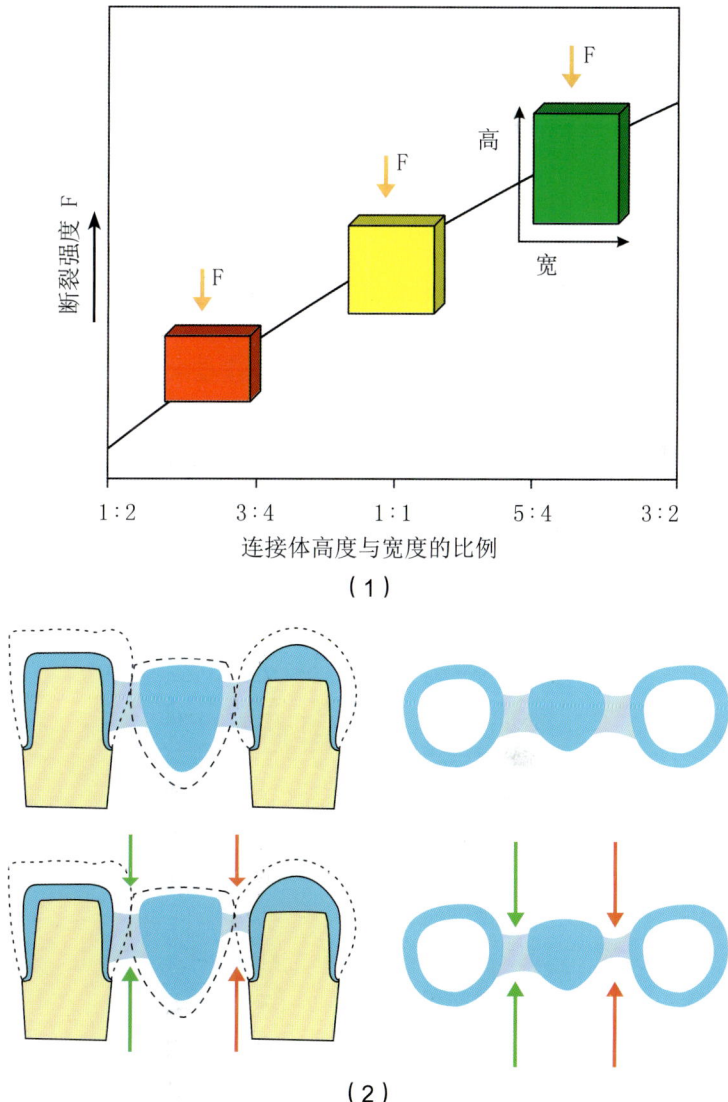

（1）

（2）

图5-5-1 连接体设计要求

关于连接体外展隙的曲率半径与三单位固定桥的抗折裂能力之间的关系，有研究显示随着龈外展隙半径从 0.25mm 增加到 0.90mm，平均折裂负荷增加了 140%。而𬌗外展隙的曲率半径对三单位固定桥的易折裂性影响很小。

一、全瓷固定桥的适应证和禁忌证

1. 适应证
（1）少数前牙或后牙缺失，缺牙间隙正常，缺牙区咬合关系正常者；
（2）对美观要求高者；
（3）基牙牙体牙周状况较好，位置基本正常者；
（4）对金属过敏者。
2. 禁忌证
（1）基牙错位，不能获得共同就位道者；
（2）年轻恒牙，髓室未发育完全，髓角较高者；
（3）基牙有牙髓、牙周病变未经治疗者；
（4）牙列排列不整齐，𬌗间间隙小，无法制备出全瓷桥厚度者；
（5）深覆𬌗、咬合紧或夜磨牙患者。

二、全瓷固定桥临床操作技术

以三单位全瓷固定桥为例展示全瓷固定桥的临床操作技术。

1. 术前情况

患者 A4 缺失，A3 和 A5 牙体完整，牙周情况良好（图 5-5-2）。

术前比色　去除患者口红及面部浓妆，比色前可凝视蓝色或灰色物体，比色时迅速浏览比色板（与技工室瓷系列产品专用的比色板一致），判断牙色色相区间，再确定明度彩度，牙齿需要色带斑点、隐裂等特殊染色效果时，可附上患者照片给技工作为参考。（比色相关内容请参见第四章全瓷修复选色）

注意：比色时间在 5 秒内，尽量在备牙前比色，避免视觉疲劳。

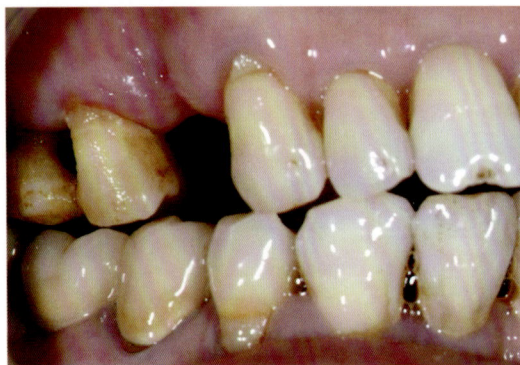
（1）

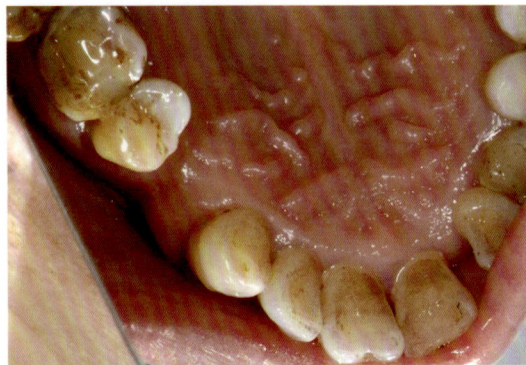
（2）

图5-5-2　术前照片

2. 基牙预备

（1）消毒基牙的唇侧，以阿替卡因肾上腺素注射液等局部麻醉药作局部浸润麻醉（图5-5-3）。

（2）按照全瓷冠的要求分别预备缺隙前后基牙。牙列整齐，咬合关系正常者，只要沿基牙长轴磨切，即可获得固定桥的共同就位道；对于牙齿排列不整齐者，则要在牙体预备前确定好固定桥的共同就位道。备牙时则按照此就位道方向（图5-5-4）。

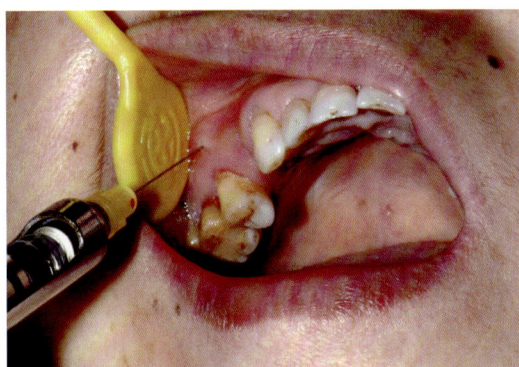

图5-5-3　局部麻醉基牙

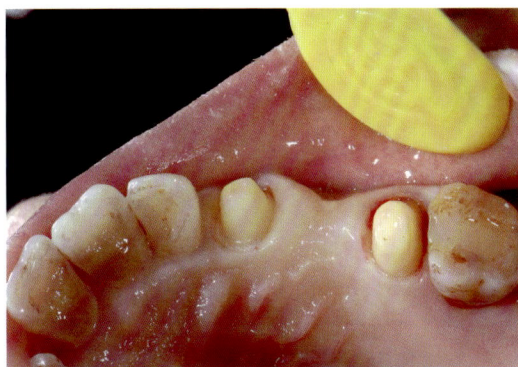

图5-5-4　基牙牙体预备

1）使用粒度较粗的平头锥型金刚砂车针，先制备 1.2~1.5mm 的纵向引导沟，然后依次磨切至轴面转角处。

2）以高速轮形车针或柱状粗砂金刚石车针在切端唇舌向、后牙𬌗面上，先磨出 1.5~2.0mm 的引导沟 2~3 个，并依次向近远中扩展，完成整个切端𬌗面的预备。如要取得好的美观效果，切端𬌗面须磨除 2.0mm 的牙体组织。

3）用同一车针沿唇面预备边缘向邻面磨切，消除近远中面的倒凹。注意，近远中面的切向聚合角度应适度。

4）以火焰形金刚砂车针，磨除舌隆突至龈缘肩台以上的倒凹，在舌切 2/3 处以上开辟处 1.2~1.5mm 的间隙。

5）以同样的方法预备缺隙后的基牙。

6）用排龈器等排龈工具与牙面或根面约呈 45°，把排龈线小心的置入龈沟，从近中（或远中）开始压入，依次颊侧，远中（或近中）、舌侧，回到起始处，环绕 360° 排龈，把龈线对齐剪短（线剪），压入，排龈线不要重叠。

7）制备龈下肩台　用 90° 的肩台车针，基牙颈缘四周均应预备 90° 的龈下肩台，注意勿伤及牙龈。

3. 取模　用硅橡胶印模材料等精细印模材料取模。特别应观察颈缘印模是否清晰。

4. 灌注模型

灌注超硬石膏，待 2 小时石膏完全硬固后取出，可见预备体边缘清晰、完整（图5-5-5）。

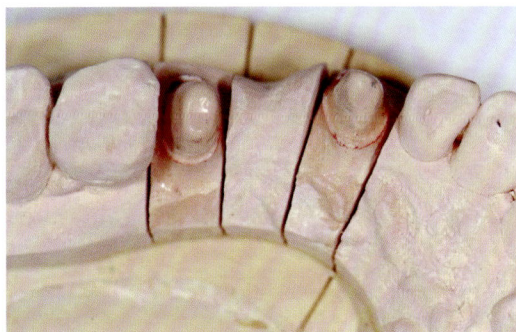

图5-5-5　工作模型

5. 戴暂时冠

制取暂时冠，粘固，注意不能使用含丁香油组分的暂时粘固剂。

6. 工作模型送制作中心制作全瓷桥

7. 试底冠

将 CAD/CAM 制作的氧化锆陶瓷支架蜡型放入预备体上，观察其边缘是否密合，正中咬合、前伸对刃及侧方咬合时瓷层空间是否足够。

8. 试戴和粘固

全瓷桥戴入。用咬合纸检查牙尖交错𬌗、侧方𬌗和前伸𬌗时是否有早接触及𬌗干扰，调磨至合适。

用 75% 的酒精消毒修复体和基牙，隔湿干燥，粘固。待粘结剂稍硬固后，去除多余的粘结剂。再光照至粘结剂完全固化。

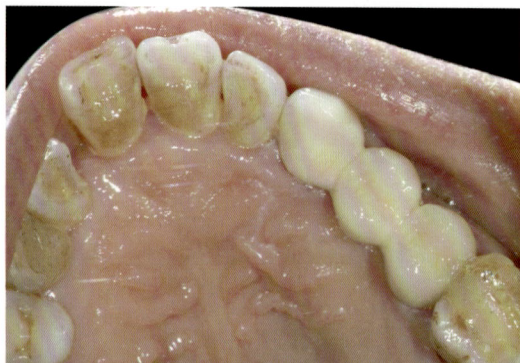

（1）

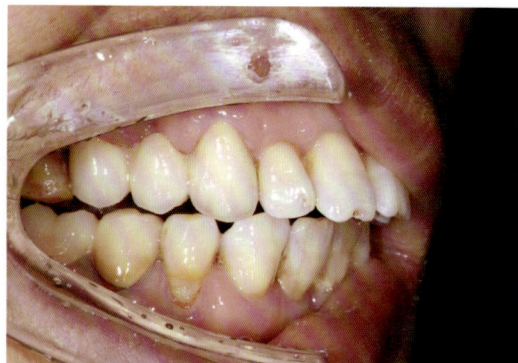

（2）

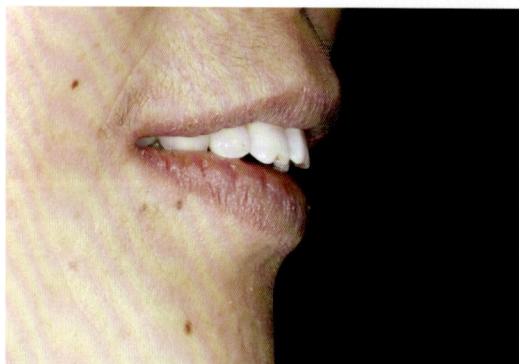

（3）

图5-5-6 全瓷固定桥粘结就位

第六节　CAD/CAM 全瓷修复体

口腔修复体的制作，长期以来一直是手工操作，计算机技术的飞速发展使得计算机的修复体设计制作成为现实，并有逐渐取代手工操作之势。与传统手工制作相比，计算机辅助设计加工制作的全瓷修复体具有色泽美观，与天然牙近似，快速、准确、适合性好，节省人力、物力等诸多优点。

CAD/CAM 是光电技术、信息技术、计算机技术和数控机加工技术完美结合的高科技新技术。CAD/CAM 技术的广泛开展和应用必将给口腔修复学带来革命性的变化。

一、口腔 CAD/CAM 系统及其修复技术的发展

1. CAD/CAM 系统的历史和发展

计算机辅助设计和制作技术最早是应用于工业自动化的高科技技术，经过口腔医师和科技人员的长期研究，CAD/CAM 系统得以迅速发展，形成商品化，并应用于临床。20世纪70年代主要停留在理论研究上，1973 年法国牙医师 Duret 首次发表了 CAD/CAM 在口腔应用的论文。此后，研究范围逐渐扩大，研究人员也逐渐增多，1983 年，第一台用CAD/CAM 技术制作修复体的样机在法国问世。1985 年 Duret 采用 CAD/CAM 修复制作系统展示制作了一个后牙全冠修复体。

迄今为止，全球已有超过 10 余种口腔 CAD/CAM 系统，下面介绍几种有代表性的系统。

（1）Duret 系统（法国系统）：该系统是由 Duret 领衔的研究小组研制的，主要原理是利用电子光学方法取得牙制备体的光学印模 - 数字化 - 输入计算机 - 制备体三维立体图像 - 设计修复体 - 制作修复体。该系统最后由法国 Sopha Bioconcept 公司开发完善，又称Sopha Duret 系统。其𬌗面设计采用根据对𬌗牙情况，在正中𬌗位建立𬌗面尖窝关系。可以加工陶瓷材料和钛合金。

（2）Cerec 系统（瑞士系统）：Cerec（chairside economical restoration of esthetic ceramics）是"美学陶瓷的椅旁修复"的简称，该系统由牙医师 Mormann 和工程师 Brandetini 共同设计和研制完成，1986 年首次在瑞士苏黎士展出，系统由三维口内摄像机、显示器、键盘、轨迹球、切削车床和图像处理、加工软件等部分组成，主要用于加工陶瓷。

1994 年 CEREC 2 型则具有更快的微处理器和更高分辨率的摄像头，研磨系统增加了研磨车针，之后由于软件的发展，使 CEREC 2 可以制作全瓷基底冠和𬌗面形态完整的全瓷冠。

2000 年诞生的 CEREC 3 基于 windows 平台，研磨系统与可移动的图像采集系统各自独立工作，可以制作嵌体、高嵌体、全冠、部分冠和贴面。但此时软件只能展现修复体的平面效果，不能整体观察修复体。Sirona 公司 2002 年推出的 CEREC inLab 是针对口腔科技工室所设计，采用间接方法制作修复体，不使用口内照相设备。数控加工单元完成石膏模型三维测量取像和计算机辅助设计，切削制作单元拥有两个水冷系统，配备了多种圆柱形和圆锥形车针。磨切获得的修复体根据情况往往还需要在技工室进一步加工。如以 Vita Mark Ⅱ 等预成瓷块为坯体制作的修复体由于颜色均一，需进行个性化处理，可进行不同颜色的染色、上釉；而使用 Vita In- Ceram 系列预成陶瓷坯体制作的全瓷冠、桥底冠或支架，需经玻璃渗透、表面饰瓷、上釉等工序才可完成修复体。

2003 年推出的 CEREC 3D 解决了以前机型的许多问题，在设计修复体时引入了多维视角、高度直观界面，用户可以从三维角度观察和评估所设计的修复体，并借助虚拟工具对计算机屏幕上显示的对象进行编辑、修改。CEREC 3D 系统除在全瓷嵌体、贴面、全冠

的制作功能上进一步强化以外，随着新的 3D 设计软件如 FrameWork 的加入以及新材料如二氧化锆陶瓷的应用，实现了全瓷固定桥的制作。

Cerec 系统是目前发展最为完善的口腔 CAD/CAM 系统之一，目前全球估计有近 2000 台 Cerec 系统应用于临床，临床资料显示，Cerec 系统制作的全瓷修复体具有较高的成功率，修复效果良好。

（3）Celay 系统：Celay 系统是由一个接触式数字仪和一个微型铣床组成，其工作原理类似于配钥匙，本质上并不是完全意义上的 CAD/CAM 系统，数字化仪"读"取在口内或代型上制作的树脂嵌体、冠的表面形态，将形状信息直接传递到铣床上进行复制加工，故又称"复制磨切系统"。

Celay 系统由瑞士苏黎世大学研制，Mikroma 公司生产。20 世纪 90 年代苏黎世大学与 Vita 公司合作，将 Celay 系统与 In-Ceram 技术相结合，推出了 Celay/In-Ceram 全瓷修复系统，采用 Celay 系统加工预烧结多孔氧化铝瓷块，然后再采用渗透陶瓷技术。此方法不仅不需要进行长时间的氧化铝底层烧结（一般需 10 小时左右），而且还将玻璃渗透的时间由 4 小时左右缩短为 40~50 分钟左右。与常规渗透陶瓷技术相比，此法可在一天内制作出渗透陶瓷修复体。目前 Celay/In-Ceram 全瓷修复系统不仅包括 Celay/In-Ceram Alumina、Celay/In-Ceram spinell，还包括 Celay/In-Ceram Zirconia，可分别用于前后牙单冠和固定桥的制作。

（4）卡瓦珠穆朗玛峰（Kavo Everest）CAD/CAM 系统：Kavo Everest 系统是 2003 年由德国的卡瓦公司推出的一套口腔技工室 CAD/CAM 系统，由扫描仪、计算机辅助设计系统、数控车床、烧结系统、专用材料和配套的专业技工台构成。该系统是集数据采集、设计、制作于一体的较成熟的 CAD/CAM 系统，可用于制作瓷嵌体、高嵌体、贴面、全瓷冠和全瓷核冠底层的制作，可以制作最长 45mm 的全瓷固定桥支架。

（5）Procera AllCeram 系统：Procera AllCeram 系统由 Andersson 和 Oden 设计，瑞典 Nobel Biocare AB 和 AB Sandivk Hard Materials 公司共同研制开发，1987 年在瑞士首次展出。该系统由 CAD 和 CAM 两部分组成。CAD 部分包括 Procera 扫描仪、计算机、软件等，CAM 部分指 Procera 精密加工机与工业成型技术，可根据数据进行精确加工。

一般牙体预备后，取模，制作活动代型，使用 Procera 扫描仪扫描代型，获取三维数据，在计算机内生成三维数字化代型，再根据实际所需厚度，设计全瓷底冠。将设计完成的数字化代型与底冠数据，通过互联网传送到 Procera 工作站。工作站的 Procera CAM 根据传来的数据精确地将放大后的数字化代型转换为机制代型，然后用工业上的干压成型技术以很高的压力将纯度高达 99.9% 以上的 Procera AllCeram 氧化铝瓷细粉压在机制代型表面，形成氧化铝底冠坯体。底冠坯体从代型上取下后在 1550℃高温下致密烧结，烧结完成后的氧化铝底冠呈半透明象牙色，强度高达 600MPa 以上，具有良好的适合性。在工作站完成底冠后再邮寄回技工加工中心，堆塑饰面瓷，完成修复体。

（6）泽康（Cercon）系统：2002 年，Cercon smart ceramics 氧化锆陶瓷推出，挠曲强度大于 1300MPa。氧化锆全瓷材料是目前口腔陶瓷中抗弯强度最高的陶瓷材料，逐渐广泛的应用于全瓷桥的修复。该系统为 Degussa 公司推出的专门切削氧化锆陶瓷的 CAM 系统。预烧结瓷块有 12mm、30mm、38mm、47 mm 的不同长度规格，最长可以做到 6 个单位的桥体，其平均线收缩率为 29%，预烧结的瓷块非常酥松，被称作粉笔样（chalk-hard），切削完成后还需要手工进行修整。终烧结的温度在 1 350 ℃，大约 6 小时。其饰面瓷是专门研制的材料（Cercon ceram），与氧化锆支架的热膨胀系数相匹配。

（7）LAVA 系统：LAVA 全瓷修复系统是由 3M ESPE 公司设计开发的 CAD/CAM 系统，于 2003 年推出，主要用于二氧化锆全瓷冠桥底冠和支架的制作，其基本结构、原理、功能与 Kavo Everest、Cercon 相似。系统由高精度扫描仪、CAD 设计软件、研磨切削系统和烧结炉等构成。

表 5-6-1 常见几种 CAD/CAM 系统比较

产品型号	Cercon smart ceramics	Lava	KaVo Everest CAD/CAM 系统
生产厂家	德国 DeguDent 有限责任公司	3M ESPE 股份公司	KAVO Dental GmbH
系统组件	Cercon brain（扫描和车铣仪），Cercon clean（抽气设备），Cercon heat(烧结炉），Cercon eye（扫描仪），Cercon art（硬件和软件），Cercon move（导航仪）	Lava Form（车铣单元）附带软件的 Lava Scan ST（扫描仪）Laya Therm（烧结炉）	Everest Scan Pro，Engine，Therm，Engine Table
随带提供的硬件	取决于客户要求的系统配置	Lava Form（车铣单元），附带软件的 Lava Scan ST（扫描仪），Lava（烧结炉）	扫描仪，铣床，结晶炉，专业铣床台，关联计算机
对电脑硬件的要求	可作为系统组件提供	无说明	随机携带
软件操作系统	自带操作系统	Microsoft Windows XT	Windows NT+XP
扫描方法	光学法	条纹光投影	3D 多重光栅扫描
连接车铣中心或自由供货商的界面	连接到当地的 Cercon 用户以及 DeguDent 集中式联网制造装置	只在系统中，在一个 Lava 车铣中心内部，是几个 Lava 扫描仪和铣床联网的结构	否
可以扫描的对象范围	牙预备体和切割模型	锯切模型，石膏模型中的单个牙、邻近牙，咬合记录，蜡型设计	模型 / 蜡型 / 硅橡胶
扫描单个牙冠/牙桥支架所需的时间	取决于扫描对象的尺寸	1.4 分钟	3 分钟 / 根据单位数量而定
对颌牙纳入系统的方法	利用咬蜡法	通过扫描的咬合记录	通过扫描咬蜡记录
是否可以安装一个𬌗架	否	是	只在咬合闭合位置（咬蜡记录）
利用软件单独扩展陶瓷底冠	是	无说明	软件支持游离端修复，支持精密附件修复
可以涵盖的指征范围	牙冠和牙桥支架 其他指征还在准备阶段	无说明	嵌体，贴面，内冠，全冠，全牙列桥，制作种植个性基台，精密附件，套筒冠

续表

产品型号	Cercon smart ceramics	Lava	KaVo Everest CAD/CAM 系统
可以加工的材料种类	氧化锆 钛 CoCr 的加工还在准备阶段	氧化锆	硬质氧化锆，软质氧化锆，硅酸氧化锆，玻璃陶瓷，锂基陶瓷，纤维树脂，纯钛及非贵金属
每个单元和材料的机器运行时间	取决于对象大小	大约 15 ~ 20 分钟	依材料而定：8 ~ 35 分钟 / 单位

产品型号	inLab 系统	瑞士－彼岸 CAD/CAM 300 型	ZENO® Tec System 2100
生产厂家	西诺德口腔科设备商贸（上海）有限公司	Bien-Air Dental SA	德国威兰德齿科技术有限公司 Wieland Dental
系统组件	inLab 主研磨机； inEos 高速扫描仪； inFire 结晶炉； inLab 3D 软件	Scan200，CAD/CAM 软件和计算机，Mill300	扫描仪：ZENOS100,ZEN02100 切削设备 (包括 CAM 电脑)，ZENOAir 吸尘装置，ZENOFire 烧结炉
随带提供的硬件	主研磨单元内置激光扫描，系统包含所需电脑	扫描仪，专用计算机和软件，专业加工中心	包括所有软件的全套系统，连接线，易耗材料的起始套件
对电脑硬件的要求	inLab 专用电脑	专用计算机	系统中包括电脑
软件操作系统	Windows XP	Windows XP	Windows
扫描方法	系统具备 2 种扫描方式：inLab 内置激光扫描和 inEos 高速扫描仪	白光扫描	激光扫描法
连接车铣中心或自由供货商的界面	用户可以连接 inFiniDent 车铣中心或者数据输出至其他 inLab 用户进行加工	是的，可以分别购买，可以与其他系统一起使用，可以运行其他系统文件	通过 ZENO® 管理器连接其他的 ZENO® Tec 系统
可以扫描的对象范围	单冠 / 桥体 / 全口模型 / 蜡型 / 种植基台 / 树脂代型等	冠，嵌体，桥体，贴面，蜡型和咬合记录	从单个预备体到整个颌骨模型，蜡型，咬合记录等
扫描单个牙冠/牙桥支架所需的时间	平均时间 21 秒 / 冠 3 单位桥不超过 1 分钟	单冠大约 45 ~ 60 秒，全冠大约 5 分钟，根据具体情况而定	单冠 1 分钟，一次可以扫描 16 个单位，扫描同时可进行设计桥体：大约 5 分钟
对颌牙纳入系统的方法	用激光扫描仪：15 分钟 / 30 分钟	/	通过扫描对颌模型记录
是否可以安装一个拾架	通过咬合记录扫描对颌牙	/	没有说明

续表

产品型号	inLab 系统	瑞士—彼岸 CAD/CAM 300 型	ZENO® Tec System 2100
利用软件单独扩展陶瓷底冠	通过简化功能可自动实现具有解剖形态的基底冠	/	是，用虚拟的蜡刀
可以涵盖的指征范围	嵌体，高嵌体，贴面，全解剖牙冠/牙桥，最多 5 单位的桥支架，套筒冠，附着体，尺寸减小或部分减小的结构，种植体基台	嵌体，高嵌体，贴面，内冠，全冠，马里兰桥，套筒冠，种植体基台	全冠，最长 16 单位桥体，套筒冠，种植体个性基台
可以加工的材料种类	氧化锆；氧化铝；渗透陶瓷；二硒酸锂玻璃陶瓷；塑料代型；钛；高含金量贵金属合金；钴铬合金	软质氧化锆，硬质氧化锆，半硬质氧化锆，纯钛，合成材料，硬质蜡，氧化铝，口腔陶瓷	氧化锆（白色和 B2 色），氧化铝，临时冠树脂，蜡块
每个单元和材料的机器运行时间	每个氧化锆冠小于 20 分钟，三单位桥小于 60 分钟	软质氧化锆单冠大约 10 分钟	氧化锆：15 分钟；氧化铝：15 分钟；树脂：12 分钟；蜡：10 分钟

2. CAD/CAM 修复技术的发展

CAD/CAM 修复技术随着 CAD/CAM 系统和计算机软件的不断改进，CAD/CAM 加工修复体的精度越来越高，使用越来越方便，可使用加工的材料越来越多。到目前为止，已可以使用全瓷材料加工制作全瓷嵌体、高嵌体、贴面、部分冠、全瓷冠、前牙后牙全瓷桥。CAD/CAM 修复体的精度也明显提高，如 Duret 系统为 80μm，Procera 为 50~80μm。制作时间大大缩短，如过去制作修复体的时间 1~2 周，现在加工修复体仅数分钟到数小时。修复体的设计则从无咬合面设计到现在的大部分系统均可以计算机辅助咬合面结构设计的功能，使在口内试戴时，𬌗面尽量减少调改，与对𬌗牙具有良好的接触，并可根据每个患牙的不同情况对修复体的近远中径、颊舌径等进行修整。

（1）CAD/CAM 修复体制作类型：CAD/CAM 系统根据其应用的范围不同，分椅旁操作系统和技工室系统两大类。

1）椅旁操作系统：如 Cerec 系统等，该系统采用口内摄像采集数据的方式，然后计算机辅助设计、制作完成修复体。一般仅需 30~60 分钟即可完成，患者一次就诊就可以戴上修复体，是一种真正意义上的 CAD/CAM 系统。

2）技工室系统：该种系统采用扫描模型、蜡型或树脂蜡型的方式采集数据，然后计算机辅助设计、制作完成修复体。Cerec inLab、Cercon、Everest 等系统都属于技工室 CAD/CAM 系统。技工室系统的开发应用，不再需要每家医院均购置昂贵的 CAD/CAM 系统，不仅可节约大量资金，提高 CAD/CAM 系统的使用效率，同时又可以使广大患者均可享受到优质的 CAD/CAM 修复体。

（2）牙制备体的模拟：随着 CAD/CAM 技术的不断进步，模拟牙制备体的方法和手段也有所不同，包括口内测量、口外测量和激光扫描等。不同的方法其模拟的精度和时间、费用等会有区别。

1）口内测量技术：采用激光探头在口内获得准确的牙制备体模型。如 Cerec 系统等。口内测量技术省略了在口内制取印模的步骤，可以减少模型变形带来的对修复体精度的影响。

2）口外测量模型技术：使用扫描探头在口外采集模型或蜡型数据，完成修复体，如 Procera 系统等。

3）数字化激光扫描：采用激光扫描技术在口外采集牙制备体模型或蜡型的数据，如 Cercon、Everest 等，这种测量技术的主要优点是精度高，可达 $1\mu m$。

二、口腔 CAD/CAM 可切削陶瓷材料

CAD/CAM 技术的发展离不开材料的开发应用，目前 CAD/CAM 加工用材料包括陶瓷、金属和复合树脂等，其中陶瓷材料的应用最广泛。可切削陶瓷材料应满足以下条件：可加工性、耐用性、美观性及尽可能低的成本。20 世纪 80 年代末首次推出商品化的 CAD/CAM 可切削陶瓷材料如 Vita MarkII，Dicor MGC 等，但这些材料的强度低、韧性差，只能用于前牙贴面、后牙嵌体等的修复，不能制作全瓷冠桥修复材料。90 年代末才出现将 CAD/CAM 技术与 In-Ceram 渗透陶瓷技术结合的多孔氧化铝瓷块，该种瓷块切削后经渗透具有较高的强度，可以用于制作全瓷冠。近年来氧化锆陶瓷以其高强度、高韧性和良好的生物相容性成为当前全瓷冠桥修复的热点材料。

目前已成功开发并应用于临床的 CAD/CAM 切削陶瓷材料主要包括长石质可切削陶瓷、可切削玻璃陶瓷、可切削氧化铝陶瓷和可切削氧化锆陶瓷等四大类。

1. 长石质可切削陶瓷

该类陶瓷的代表为 Vita Mark II，由德国 Vita 公司生产。该陶瓷材料强度及韧性较差，一般只用该种瓷块加工后牙嵌体、前牙贴面等修复体，若颜色等不满意可着色上釉。

（1）组成：以 SiO_2、Al_2O_3 为主要成分，同时还含有 Na_2O、K_2O、CaO、TiO_2 等。

（2）性能：成块状，表面光滑致密，有 A_1C，A_2C，$A_{3.5}C$，B_3C 等颜色。热膨胀系数为 $8.8\times10^{-6}/℃$，弹性模量 63GPa，显微硬度为（KHN_{100}）520kg·mm^2，断裂韧性（K_{1c}）1.8MPa·m$^{1/2}$，双轴弯曲强度 77.7MPa，压缩强度 757MPa。

2. 可切削玻璃陶瓷

该类陶瓷的代表为 Dicor MGC 陶瓷，由美国 Corning 公司在铸造玻璃陶瓷的基础上制成。玻璃陶瓷又称微晶玻璃，是通过玻璃的受控结晶而制成的多晶体材料，其结构为高比例的晶体和玻璃相组成的无孔复合体。

（1）组成：主要由 SiO_2、MgO、ZrO_2 组成，同时还含有 MgF_2、Al_2O_3 等。

（2）性能：热膨胀系数为 $6.4\times10^{-6}/℃$，弹性模量 68GPa，显微硬度为（KHN_{100}）330kg·mm^2，断裂韧性（K_{1c}）1.5MPa·m$^{1/2}$，双轴弯曲强度 184.2MPa，压缩强度 828MPa。Dicor MGC-F 陶瓷为氟云母玻璃陶瓷，断裂韧性（K_{1c}）2.09MPa·m$^{1/2}$。

3. 玻璃渗透陶瓷材料

该类陶瓷的代表为 In-Ceram 渗透陶瓷，包括渗透铝瓷、渗透尖晶石瓷、渗透锆瓷等，多用于制作冠、桥底层冠及全瓷桩。切削后采用镧系玻璃渗透制成氧化铝（氧化锆）—玻璃复合体，极大地提高了渗透陶瓷的强度和韧性，最后再在底层冠表面堆塑饰面瓷完成修复体。

（1）组成：渗透铝瓷主要由高纯超细的氧化铝颗粒构成，渗透玻璃料主要由 La_2O_3、SiO_2 等组成。

（2）性能：热膨胀系数为 $7.2 \times 10^{-6}/℃$，弯曲强度 300~500MPa。

4. 可切削氧化锆陶瓷

该类陶瓷的代表为 Cercon 氧化锆陶瓷，由德固萨公司生产。该类陶瓷是目前临床可利用的强度最好的全瓷修复材料，可用于制作全瓷冠、桥体支架，甚至可以制作多单位后牙长桥，表面堆塑饰面瓷完成修复体。

（1）组成；钇稳定的 ZrO_2。

（2）性能；弹性模量 210GPa，断裂韧性（K_{1c}）9~15MPa·$m^{1/2}$，弯曲强度 900~1200MPa。

此外还有致密烧结铝瓷（Procera AllCeram）和白榴石基玻璃陶瓷（如 Kavo Everest G- 白榴石增强陶瓷等）。

三、CAD/CAM 瓷修复体的临床操作步骤

如上所述，CAD/CAM 瓷修复体有两种制作方式，一类是椅旁的 CAD/CAM 系统，另一类是制作室系统。

1. 椅旁 CAD/CAM 系统

能够直接用于临床的是椅旁 CAD/CAM 系统，它采用口内摄像采集数据的方式，然后计算机辅助设计、制作完成修复体。一般仅需 30~60 分钟即可完成，患者一次就诊就可以戴上修复体，是一种真正意义上的 CAD/CAM 系统。下面采用 Cerec Ⅱ 制作瓷嵌体的操作步骤来介绍椅旁 CAD/CAM 技术制作瓷修复体的一般临床操作步骤。

（1）CAD/CAM 瓷嵌体的牙体预备：按一般瓷嵌体的牙体预备方法预备好嵌体洞型（参阅本章瓷嵌体牙体预备章节）。

（2）取印模

1）取印模前的准备：首先清除制备好的嵌体窝洞、牙面、邻面区的牙体碎屑、血液和唾液等，保持牙制备体的清洁，否则会影响图像质量。患牙最好以橡皮障隔湿，仅让患牙暴露于外。干燥，然后喷粉，以使嵌体窝洞壁表面成为不透明、不折射的表面。

2）取印模：将摄像探头置于嵌体窝洞上方，用手指支撑在邻牙上，以稳定摄像头，并与制备牙形成一定角度，使摄像机视轴与嵌体就位道方向一致。操作者一边操作一边从监视器中观察图像质量，通过脚开关记录下满意图像。操作者可在显示屏上用一连串的点来标记出预备体的边缘，计算机将自动对三维图像进行计算并输入 CAD 系统。

（3）瓷嵌体的设计：逐步画出窝洞的底线、龈缘线、𬌗线、邻面接触区等，最后画出𬌗面的中央沟，必要时可以进行图像处理，修改，达到图像满意为止。

（4）瓷嵌体的加工：设计完成后，根据计算机显示屏上显示的瓷块号码选择瓷块，将瓷块放入加工制作室加工。嵌体加工完成后，自动与瓷块分离。

瓷嵌体加工完成后，将嵌体放入嵌体预备窝洞内试戴，可适当加以调整，确认完全就位后再进行咬合调整，然后抛光，完成瓷嵌体。

2. 制作室 CAD/CAM 系统

采用制作室 CAD/CAM 系统不需每个医院、每个科室都购买昂贵的 CAD/CAM 系统设备，提高了设备的利用率，降低了全瓷修复的成本，因此制作室 CAD/CAM 系统成为目

前较为常用的 CAD/CAM 系统。在没有椅旁 CAD/CAM 系统的医院，只要医生正确掌握了机加工全瓷修复体的牙体预备要求，便可以开展全瓷修复，取得良好的修复效果。实际上，不同的系统采集数据的技术有所不同，但一般制作室 CAD/CAM 系统都可以利用传统的石膏模型通过扫描模型或蜡型获得数据，从而制作出全瓷修复体，因此下面以泽康系统为例重点阐述 CAD/CAM 系统对牙体预备的不同要求。

（1）适应证：泽康系统由于所使用的二氧化锆全瓷材料具有很高的强度，因此几乎可适用于任何牙位的牙体缺损修复。具体来讲，适合于以下情况：

1）美学修复：牙颜色异常（如四环素牙、氟斑牙、变色牙等）、形态异常（如釉质缺损、切角缺损等）、牙位置异常（如轴向改变等）。

2）保护牙体组织、防止折裂：如无髓牙、隐裂牙等。

3）恢复口颌系统的完整性及咀嚼功能：残根、残冠及过度磨耗牙等。

（2）缩龈：牙体预备前用牙周探针测量龈沟深度，当龈沟深度大于 1.5mm 时，可以做预备前排龈，用排龈器将较细成品牙线（如 00#）压入龈沟底，使牙龈有一定的收缩，并与牙分开，尽可能避免备牙时损伤牙龈（图 5-6-1、图 5-6-2）。

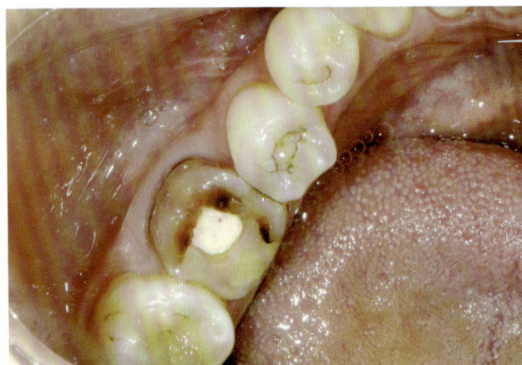

图5-6-1　术前情况　　　　　　　图5-6-2　术前缩龈

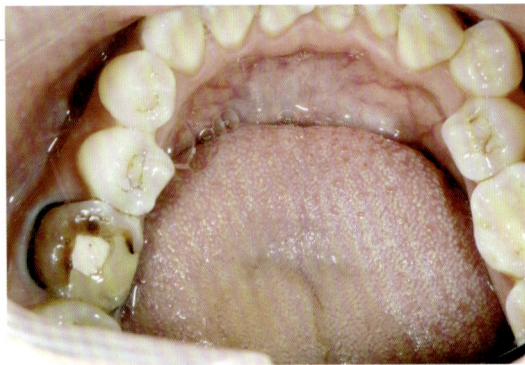

（3）牙体预备：由于氧化锆全瓷的强度很高，其基底冠的厚度与金属基底冠基本一致，因此，牙体预备的要求与金属烤瓷冠基本相同。最好还是先制作定位沟，但因其基底冠是全瓷的，所以预备要求是 360° 肩台，并且因 CAD/CAM 加工切削车针的直径为 0.9~1.0mm，为保证每个细微部分都准确切削，要求预备体无锐角，凡是有角的预备体厚度都应大于 1.0mm。具体要求如下：①咬合面牙体预备 1.5~2.0mm，𬌗面窝沟不能太深，𬌗面角最好为 120° ~140°。②非咬合面：1.0~1.5mm，不能有倒凹。③肩台：360° 肩台，宽度≥ 0.4mm，形态：圆直角或深凹状，肩台位置可根据美学要求设计龈上、齐龈或龈下。如果设计龈下肩台，肩台深度一般为 0.5~1.0mm。最好参考龈沟底深度，一般为龈沟底上 0.5~1.5mm。④预备体要求：点线角圆钝，所有边厚度 >0.9mm（图 5-6-3~ 图 5-6-14）。

（4）制取印模，制作暂时冠：CAD/CAM 修复系统制取印模前应检查牙预备体情况，确保牙预备体形态完整，当预备体有部分充填体脱落或其他任何原因的缺损时，都应先行充填治疗；预备体肩台应清晰可见，无龈沟渗血。制取印模可采用一步法，也可采用常规的两步法，但印模材料最好选用优质硅橡胶印模材料。印模完成后完成暂时冠（图 5-6-15，图 5-6-16）。

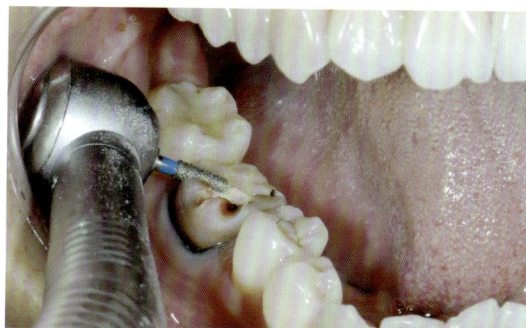

图5-6-3 **沿面做引导沟**

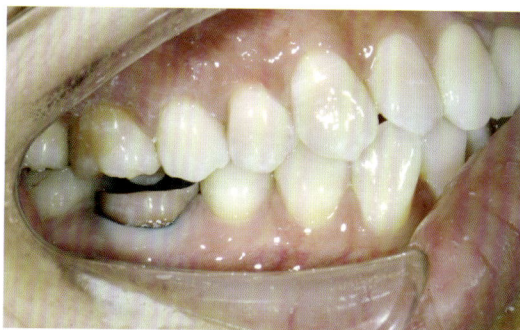

图5-6-4 **沿面初步磨除后（侧面观）**

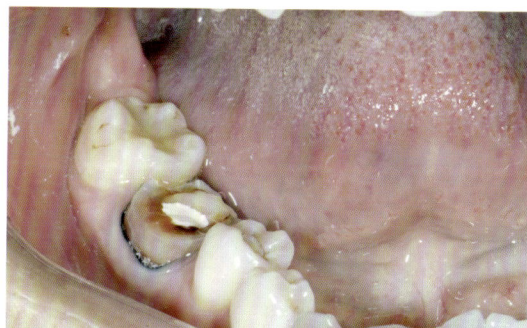

图5-6-5 **沿面初步磨除后（沿面观）**

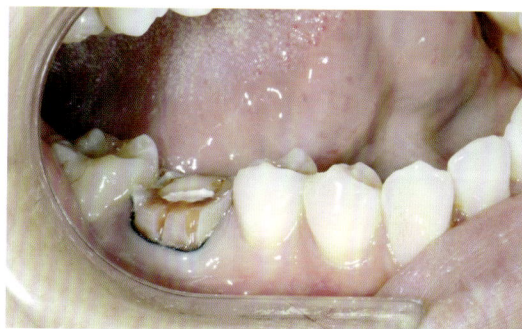

图5-6-6 **颊面引导沟**

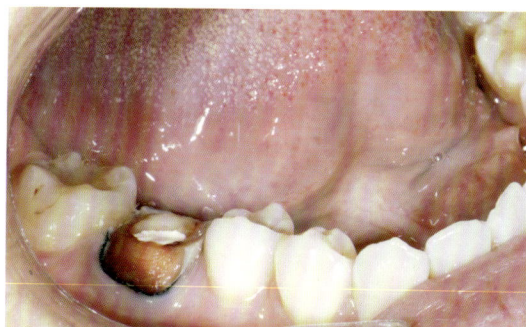

图5-6-7 **颊面初步磨除后**

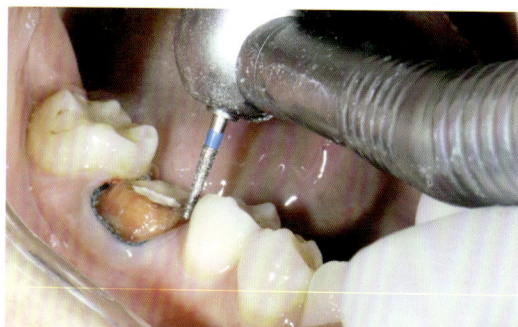

图5-6-8 **邻面磨除**

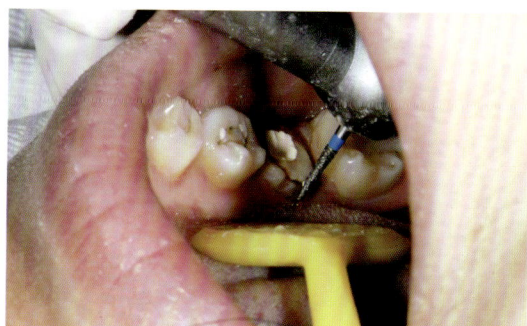

图5-6-9 **舌面引导沟及磨除**

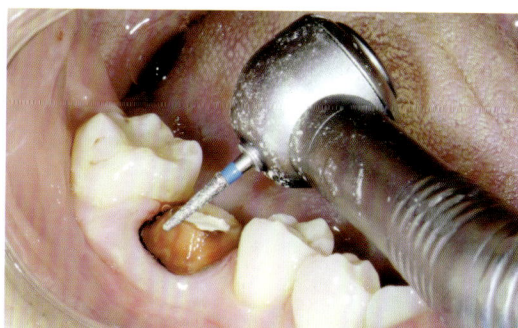

图5-6-10 **线角修整圆钝**

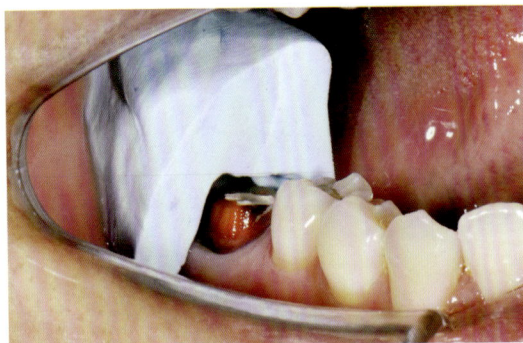

图5-6-11　用硅橡胶模检查牙体预备空间

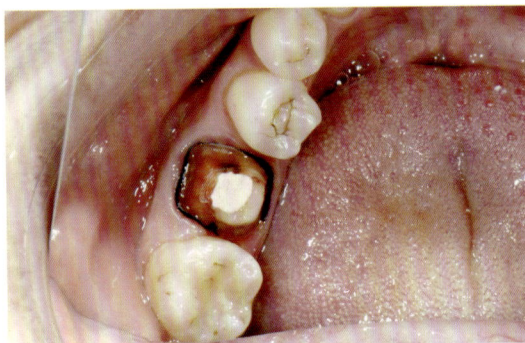

图5-6-12　牙体预备完成（殆面观）

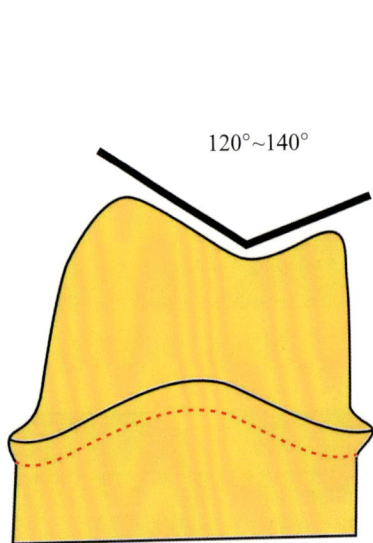

聚合度最少6°

图5-6-13　后牙牙体预备要求

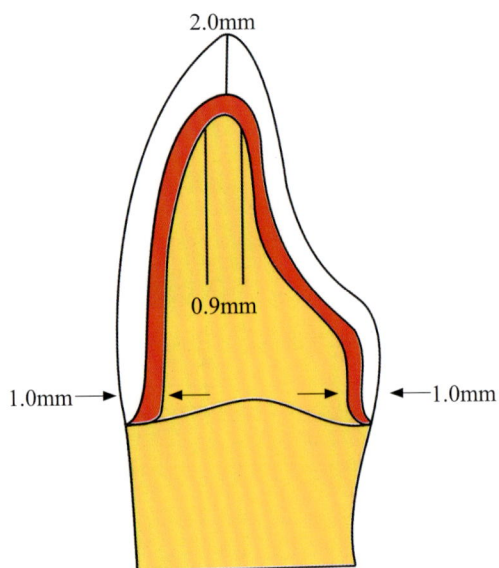

图5-6-14　前牙牙体预备要求

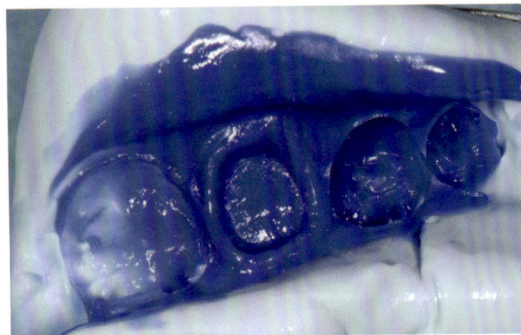

图5-6-15　制取硅橡胶印模

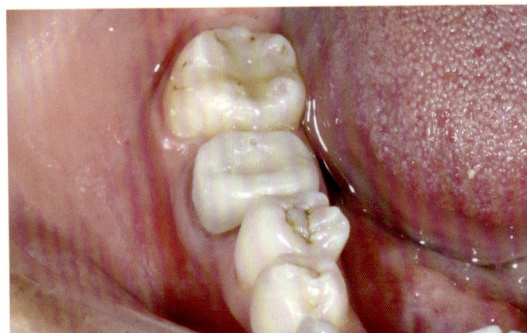

图5-6-16　暂时冠戴入

（5）灌制模型：取超硬石膏，按石膏水分配比灌制模型。

（6）送制作室加工制作全瓷底冠（加工工艺请参见第六章）。

（7）临床试戴底冠：在口腔基牙预备体上试戴检查全瓷底冠的就位、边缘密合度，肩台有无悬突与覆盖不足，全瓷底冠的形态、厚度，咬合关系，四周预留饰面瓷厚度。试戴无任何问题后即送制作室堆塑饰面瓷，调整咬合，完成全瓷冠的制作。对泽康系统而言，由于氧化锆瓷块成本较高，为避免浪费材料，建议在口内试戴确保蜡型的准确度后再进行机加工。可以使用蜡型在口内试戴，但由于蜡底层很薄，在试戴、扫描等操作时容易变形，故建议将蜡型包埋、铸造后制成金属底冠，然后在口内试戴金属底冠。金属底冠不仅在试戴时不变形，而且在扫描等操作时也不变形，可以很好的确保制作的泽康全瓷底冠的精度。本病例即采用的金属"蜡型"试戴。底冠蜡型试戴后，再送制作室加工成全瓷底冠，一般制作出的全瓷冠都会达到良好的适合性（图5-6-17，图5-6-18）。

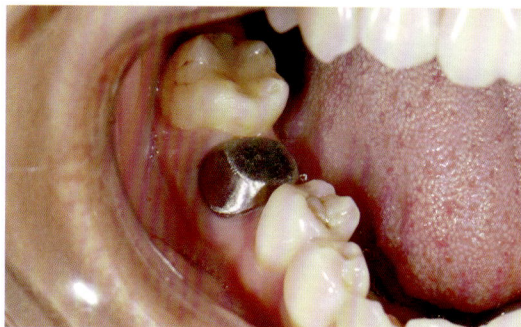

图5-6-17 试戴金属"蜡型"底层

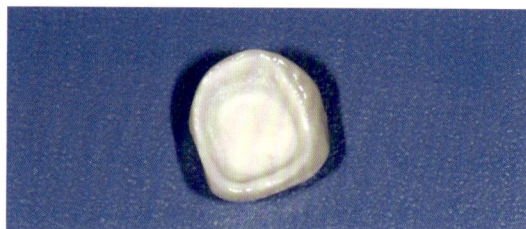

（1）

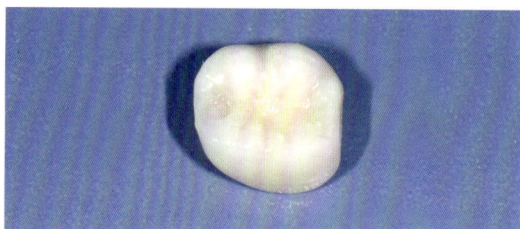

（2）

图5-6-18
（1）完成后的泽康全瓷冠（组织面观）（2）完成后的泽康全瓷冠（𬌗面观）

（8）试戴 CAD/CAM 二氧化锆全瓷冠：首先检查冠的组织面与功能面完好无损，颜色与邻牙基本一致，然后调整，使之完全就位，检查边缘密合度，接触点的形态、位置与松紧，调整各个位置的咬合关系；改动不大者，可以高度抛光后粘结；改动大者，返回技术室调整上釉（图5-6-19）。

（9）临床粘结：CAD/CAM 二氧化锆全瓷冠完全合适后，进行排龈，暴露清晰肩台，消毒干燥后用树脂黏接剂粘结；若肩台本来已很清晰，可不排龈，直接消毒粘结；CAD/CAM 氧化锆全瓷修复体可以不用氢氟酸处理，在技术室喷砂处理后直接消毒粘结。去除多余粘结剂，再次检查咬合关系，必要时调𬌗、抛光（图5-6-20，图5-6-21）。

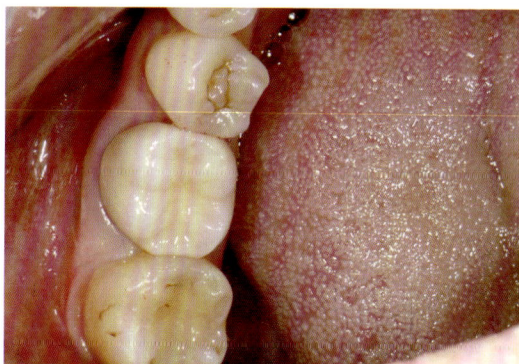

图5-6-19 泽康全瓷冠试戴

（10）医嘱：避免切咬过硬食物，注意口腔卫生，用牙线清洁牙间隙，定期复诊。

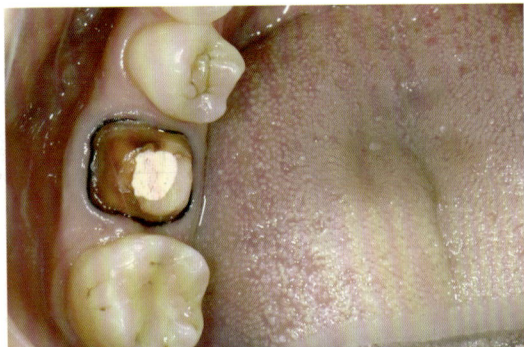

图5-6-20　粘结前缩龈

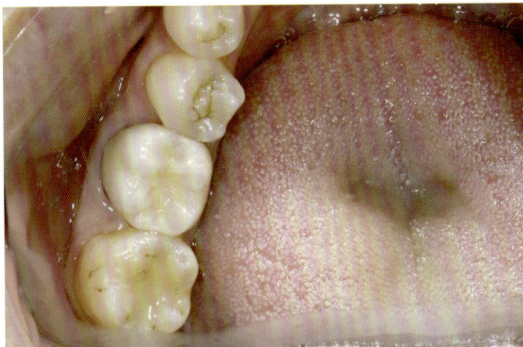

图5-6-21　泽康全瓷冠粘结就位后

第七节　全瓷基台

一、全瓷基台概述

经过三十多年的发展，口腔种植义齿（implant supported denture）已经成为口腔修复的一种重要方式，口腔种植学也已成为口腔医学重要的组成部分之一。种植义齿是采用人工种植体植入颌骨获取固位支持的修复体，其结构主要分三部分：种植体（骨内段、下部结构）、基桩和上部修复体。

随着广大人民群众审美水平的提高，对种植义齿的要求不再停留在仅能咀嚼食物上，还要求在视觉上与天然牙相似，尤其在上下颌前牙区的种植修复。因此，这对于广大种植医师来讲是一个现实的挑战。目前一般医用的种植体多为商业纯钛制成，如果在美学区域，种植体的唇颊侧软组织太薄或者透明度较高时，则可能表现出义齿的龈缘和根方软组织发灰。如果修复过程中或修复后软组织发生退缩，则颈部的金属基桩部分与种植体部分会直接暴露。而目前临床常用的基桩多为钛合金，也同样会带来修复体唇侧颈缘发黑的问题，并且即便采用全瓷冠修复，也可导致修复体冠部的透光性减弱（类似于金属烤瓷冠）。

近年来，瓷基台的出现有效地解决了此类问题，与全瓷冠联合应用，可以使修复体的外观颜色与天然牙几可乱真，达到理想的美学效果。其良好的生物相容性和不断提高的强度、韧性，使其越来越受到患者和种植医师的青睐。近几年，许多种植体系统都开发出了与自己种植体相匹配的瓷基台，用于对美观要求较高的患者。如：ITI 种植体的 Straumann® CARES 制作的氧化锆基桩、Astra 种植体系统的 ZirDesign™ 瓷基桩、3i 等（图 5-7-1）。

目前，种植体瓷基台多为两件式（two-piece），即由瓷质基台和固定螺丝两个部件组成。固定螺丝由于对强度有一定要求，现在大多采用钛合金制成。种植瓷基台主要由氧化铝或氧化锆陶瓷制成，氧化锆陶瓷在机械性能方面要强于氧化铝陶瓷。

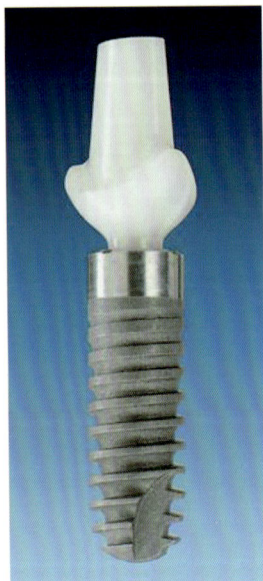

图5-7-1　全瓷基台

Knode 和 Sorensen 比较了预成的钛基桩、铸造的金合金基桩和氧化铝陶瓷基桩的强度，瓷基桩在承受 117N 时出现折裂，远低于另两种基桩（198 N）。Yildirim 等用电脑控制的万能检测仪对采用全瓷修复的氧化锆基台、氧化铝瓷基台施以与长轴呈 30 度角的载荷，发现前者的平均抗裂强度为 737.6 N（+/−245.0），而氧化铝仅为 280.1N（+/−103.1），充分说明氧化锆基台的机械可靠性更佳。目前也有的种植体瓷基台是由氧化铝和氧化锆两种成分制成。

氧化锆陶瓷是用氧化钇（Y_2O_3）作为稳定剂的四方氧化锆多晶陶瓷（Yttria Tetragonal Zirconia Polycrystal，Y-TZP），其特点是完全由四方相氧化锆多晶体这种微结构组成，颗粒大小为数百纳米。作为一种生物材料，氧化锆陶瓷不仅具有突出的机械性能，还具有优良的稳定性和生物相容性。与钛质基台相比氧化锆瓷基台具有以下优点：①美观效果好，牙龈组织较薄时也不会透出金属基台的颜色，从而提升了种植义齿修复的美学效果；②较好的生物相容性，防止金属基桩中残留成分可能引起机体的过敏或不适；③表面光洁度好，可以减少细菌聚集，有利于牙周健康；④材料坚硬，可防止金属超声波刮治器所引起的表面结构的破坏，可以方便地对种植体周进行维护；⑤较好的绝缘性，不会产生异位电流和原电池电腐蚀现象，有利于组织健康和种植体稳定。

对于需要研磨的瓷基台，常规的约 0.5~1mm 的切割不会明显影响瓷基台的抗裂强度，完全能满足前牙的咬切需要（文献报道切牙的最大切咬力约为 90~370N）。Yüzügüllü 等对钛质基台、氧化铝基台和氧化锆基台进行动态加载后，测量基台与种植体之间的微间隙，发现瓷基台能够像传统的金属基台一样承担功能性载荷。行使功能后，钛基台与瓷基台的种植体周骨组织的稳定性也没有差异。而且，体外实验表明基台的材料种类（金属与瓷基台）不会影响到其上全瓷冠的折裂强度。

国内周延民等采用有限元分析法从生物力学角度研究认为，基台与种植体连接方式的不同对氧化锆瓷基台及种植体周骨壁应力的分布有影响，而基台材料的改变对应力分布无明显影响，从生物力学考虑可以放心使用氧化锆瓷基台。

另外，瓷基台的精度也是关系到种植义齿修复效果的关键因素，有关氧化锆精度的研究在其他瓷质修复体的相关研究中已经有大量报道。而直接有关基台精度的研究报告也显示瓷基台修复的种植义齿，其中央螺丝的松动发生率与普通钛质基桩没有显著差别。当然，有些种植体瓷基台（如 Zimmer® Contour Zirconia Abutment）是将瓷材料与金属颈圈结合在一起，这样既解决了美观问题，也能达到较高的制作精度。有研究报道这样的基台精密度更佳。

目前，临床还有一种特殊的金瓷基台，即如果无法选择常规的瓷基台进行修复，还可以采用 UCLA 基台铸造成适合于局部特殊形态的种植体基桩，然后在唇侧颈缘上瓷，再按常规制作冠修复体即可达到较好的种植义齿美观效果。

现在，国内外对瓷基台在口腔种植中的应用大都持肯定的态度，对种植患者采取瓷基台与全瓷冠修复，短期效果可靠。但有关这一方面的长期、大宗病例的追踪仍不多见，远期效果有待进一步观察。

二、全瓷基台的临床操作步骤

目前的种植体瓷基台为两件式（two-piece），即由瓷质基台和固定螺丝两个部件组成。有些种植体系统则是采用短的基台与种植体相连，再将 CAD/CAM 定制的全瓷基台与短基台相连,最后按常规制作全瓷冠。在种植体植入角度方向允许的条件下,也可采用螺栓固位。若采用螺栓固位,可在成品瓷基台上直接堆塑烤瓷,然后用基台中央螺栓直接固定义齿。

而临床最为常见的是直接修整瓷基台(CAD/CAM 或技师直接研磨),然后在其上制作全冠。下面简要介绍一下其临床操作步骤。

1. 按延迟或即刻种植方法植入种植体,并结合临床情况按需要植入自体骨或人工骨。对于穿龈部分与种植体体部一体化的种植体系统,在植入时要控制好种植体上部肩台的唇舌向及龈向的位置关系,目的是通过掌握种植体的肩台位置关系,以确保修复体的颈缘位置位于龈下。

2. 按照患者的实际情况和种植位置,并结合厂商推荐的参数,经过 3~6 个月的愈合期后,行种植二期手术(仅限于非埋植式种植手术),旋入牙龈成形器(gingiva former)。两周后牙龈愈合完全后,取下牙龈成形器,采用直接法或间接法转移种植体位置关系至工作模上(注入人工牙龈罩、灌制石膏模型)。临床进行颌位关系记录、比色,送制作室。

3. 选择适当牙龈高度(Collar height)的瓷基台。对基台进行切削,将预备好的瓷基台用中央螺丝固定在种植体代型上,暂时封闭螺栓口,常规制作全瓷冠。

4. 临床试戴。口内取出牙龈成形器,将瓷基台戴入种植体并用中央螺栓固定,试戴全瓷冠,调改邻面接触区及咬合关系。必要时修改全瓷冠外形、进行特殊染色。

5. 完成修复体的粘结固定。通过拍 X 线片检查基台与种植体头部是否紧密接触。确认基台完全就位后用扭矩扳手锁紧中央螺栓,(具体扭矩大小参考厂商提供的相关参数)。临床常采用两次紧固法,以一定的扭矩旋紧螺丝后等待 10 分钟,再用扭矩扳手旋紧一次,可有效地防止嵌入性松弛(embedment relaxation)对预负荷的削弱作用。然后用光固化树脂封闭中央螺孔,不仅可以防止螺钉的松动,同时如有需要可以方便地将它去除。常规处理全瓷冠,选用玻璃离子或树脂类粘结剂粘结全瓷冠。

各种种植体系统的瓷基台结构与应用步骤都略有不同,实际应用之前应仔细阅读厂商提供的操作手册。

(李洪伟 张杰华 吕杰 李东方 裴锡波 吕胡玲 谭震 万乾炳)

第六章

全瓷修复的技工室技术

目前可用于临床的全瓷修复材料较多，不同的全瓷修复材料有不同的材料特性，具有不同的加工工艺，对牙体预备的要求也有所不同。只有当了解了不同全瓷材料的加工制作工艺之后才会对临床牙体制备要求的不同有更深的了解，同时也可以针对性地分析全瓷修复体失败的原因。本章将介绍目前临床常见的一些全瓷修复材料的加工制作工艺。

第一节　渗透陶瓷冠、桥的制作技术和步骤

渗透陶瓷冠桥采用渗透陶瓷材料制成，包括渗透铝瓷、渗透尖晶石瓷、渗透锆瓷等。该技术先把氧化铝粉浆预烧结成一个多孔的基底．然后再用熔融的镧系玻璃渗透，充满氧化铝的孔隙，从而形成一个氧化铝和玻璃相连续交织互渗的复合材料，能有效限制裂纹的扩展，显著提高其挠曲强度，达到320~600MPa。渗透陶瓷的成型有粉浆涂塑技术和电泳沉积技术两大类。

一、粉浆涂塑渗透玻璃陶瓷冠制作原理和技术

1. 模型制作

临床牙体预备后取印模，使用超硬石膏灌制模型，并制成可卸代型（图6-1-1）。

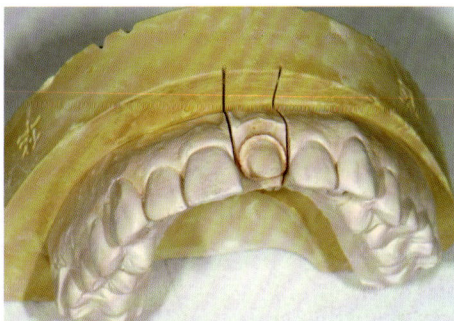

图6-1-1　工作模型

2. 可再灌制一个模型用以试戴、转移和检查最终完成的渗透陶瓷全冠。

3. 模型修整，填平牙预备体上的缺损和倒凹（图6-1-2）。

4. 涂间隙漆

在石膏代型上均匀涂布 2~3 层间隙漆（总厚度约为 45μm，每涂一层至少间隔 5 分钟，最后一次涂完等待 10 分钟），注意间隙漆不能涂到肩台上（图6-1-3）。

（小贴士：没有间隙漆时，有时也可采用指甲油代替，但应考虑厚度适当）

5. 制作缺失牙蜡型

在制作渗透陶瓷桥时，应在缺失牙位偏腭侧的地方制作缺牙蜡型支柱，此支柱可以帮助粉浆涂塑时铝瓷材料的成型，并加快粉浆材料的硬固（图6-1-4）。

6. 复制

使用硅橡胶取涂好间隙漆的代型的印模。

7. 30 分钟后脱模，在印模表面喷涂表面张力去除剂。

8. 使用专用石膏材料灌制模型　按厂家要求的水、粉比真空调拌专用石膏材料，在振荡器上将调拌好的石膏灌入印模内，注意不能有气泡产生。

9. 取模

在灌入石膏 1 小时左右，待石膏完全硬固后取出。

10. 如果是渗透陶瓷桥，应修整石膏模型底部，然后粘结在焙烧托架上，分割代型。

也有制作室先在基牙代型表面涂一薄层蜡，然后在其上直接涂塑粉浆（图6-1-5）。粉浆底冠雏型初步硬固后略加热即可取下氧化铝底冠，然后脱模烧结。下面就以此法来介绍渗透铝瓷冠的制作。

11. 用铅笔标记出颈部边缘线（图6-1-6）。

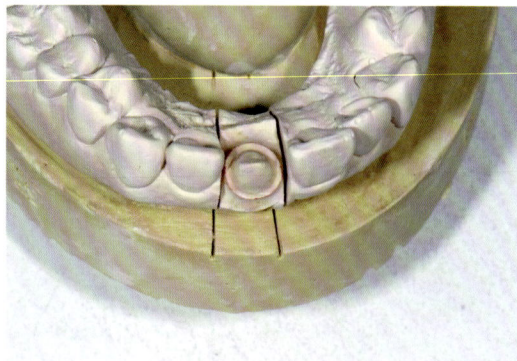

图6-1-2　模型修整

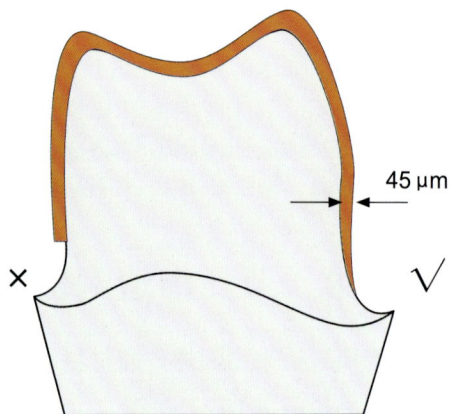

图6-1-3　涂间隙漆

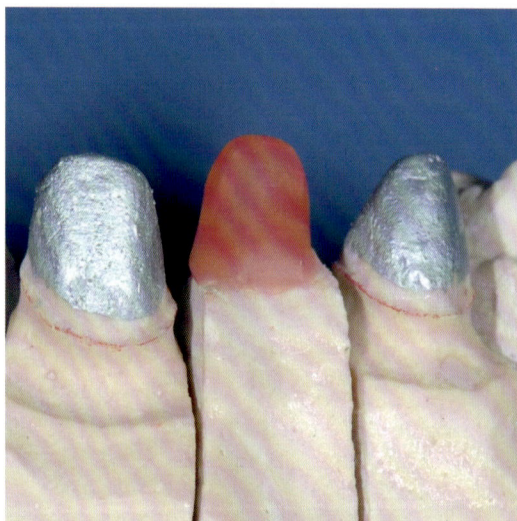

图6-1-4　缺牙区蜡型支柱

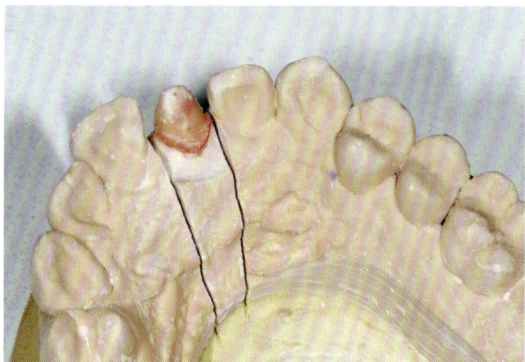

图6-1-5 基牙表面涂蜡型

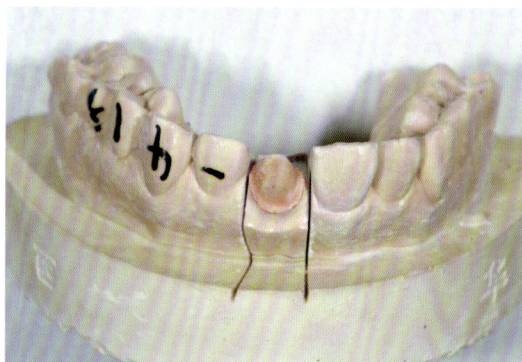

图6-1-6 标记出颈缘线

12．称取 38g 氧化铝粉。

13．在调拌杯中倒入一小瓶专用调拌液和一滴添加剂（图 6-1-7）。

14．将调拌杯置于振荡器上，将 38g 粉分三次加入液体中（图 6-1-8）。

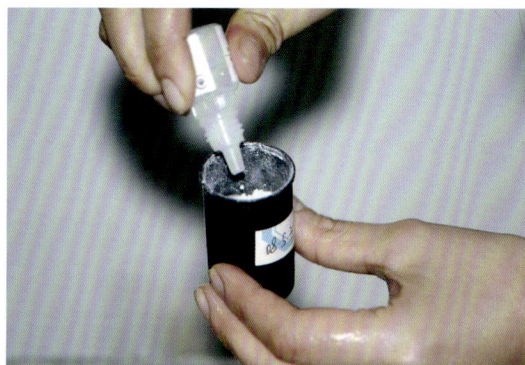

图6-1-7 调拌粉浆

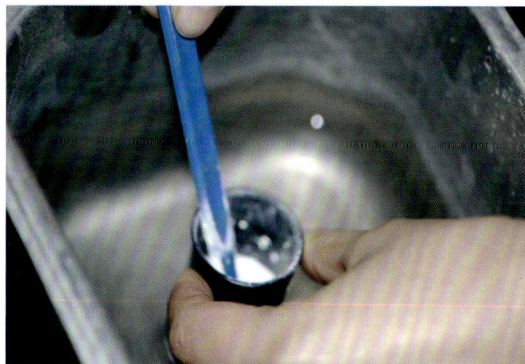

（1）

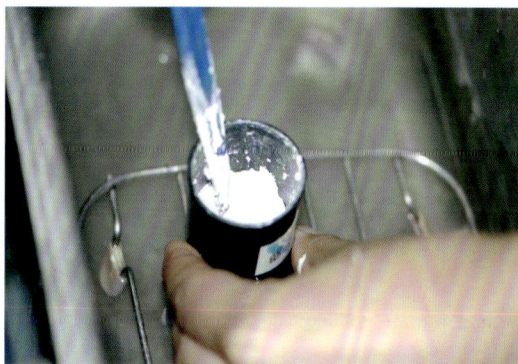

（2）

图6-1-8 调拌粉浆

15．在全部氧化铝粉加入后，将调拌杯放入超声振荡器中超声分散 7 分钟。

（小贴士：最好在超声波振荡器中加入冰块冷却。）

16．调拌分散好的粉浆呈现出良好的流动性（图 6-1-9）。

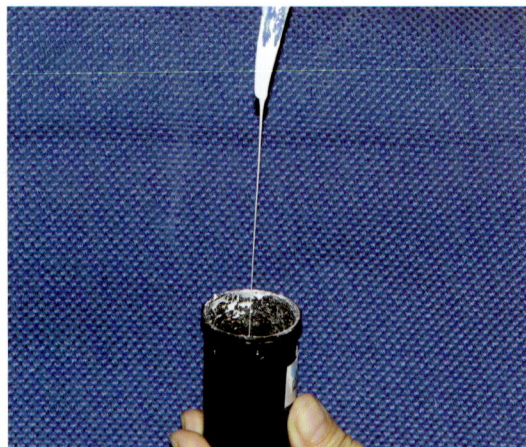

图6-1-9　调拌好的粉浆具有良好的流动性

（小贴士：将调拌好的粉浆倒入密闭容器中，可以避免液体挥发，保持一定的流动性，甚至可使用一周左右。）

17．粉浆涂塑

在代型表面涂布调拌好的粉浆，注意涂塑时操作应迅速，否则会出现分层的"洋葱皮"样的结构（图 6-1-10）。

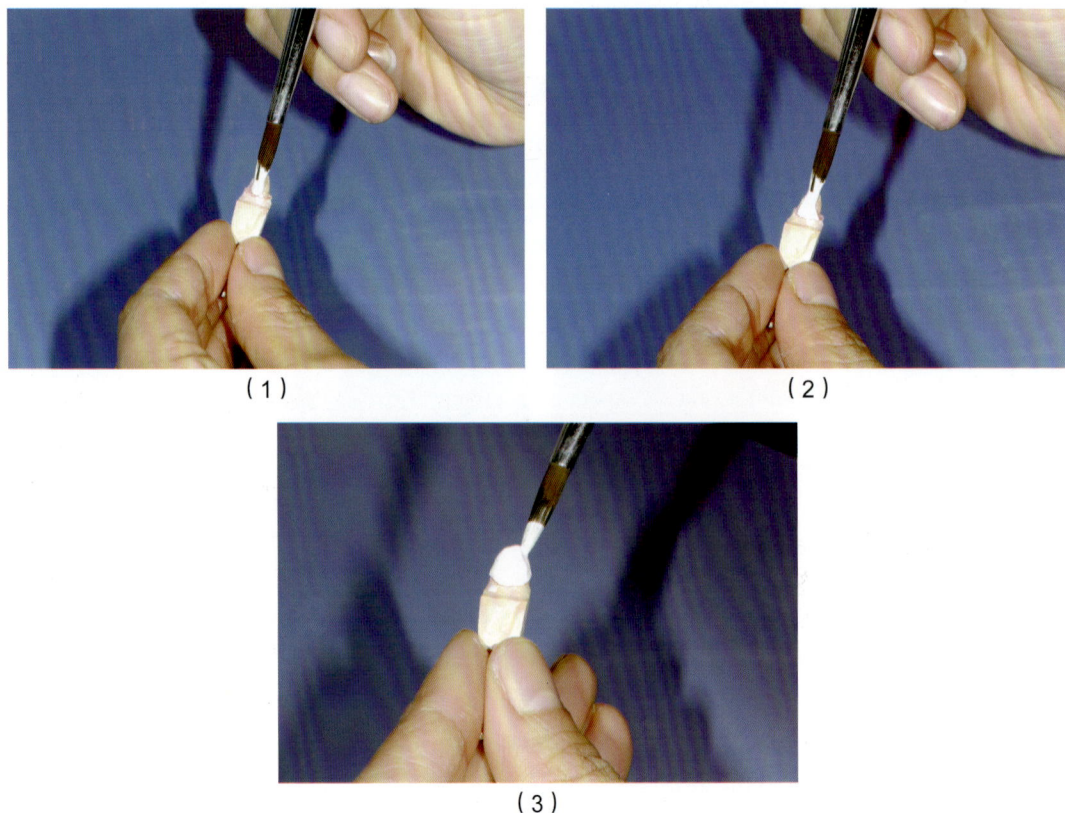

（1）

（2）

（3）

图6-1-10　粉浆涂塑

18. 使用手术刀仔细修改边缘直至能看见铅笔标记（图6-1-11）。

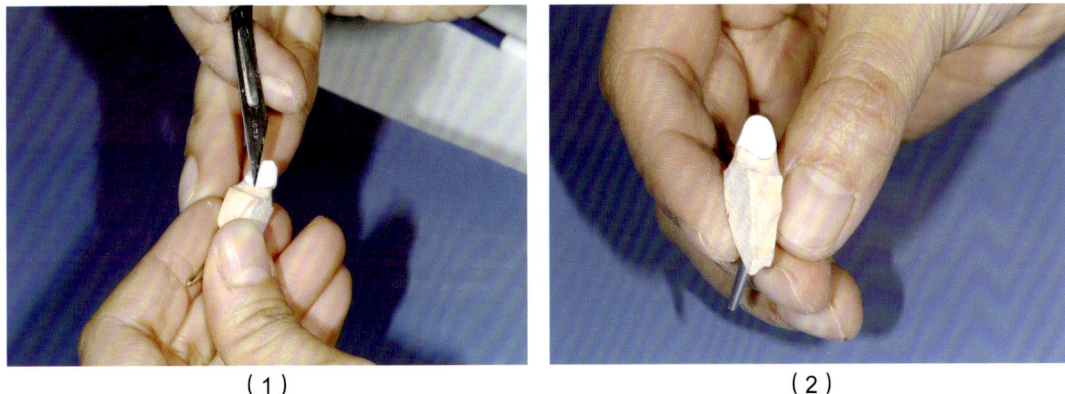

（1）　　　　　　　　　　　　　（2）

图6-1-11
（1）修刮边缘　（2）修刮完成后露出边缘

19. 干燥

加热取下底冠（图 6-1-12）。（注意此时底冠极为脆弱，取下时请一定小心）

20. 烧结烧烤

将底冠素坯放入铝瓷专用烧烤炉内进行第一次烧烤——烧结烧烤，烧结烧烤程序如下：从室温用 6 小时升温至 120℃，再用 2 小时升温至 1180℃，保持 2 小时，然后炉内自然冷却至 400℃，打开炉膛后再降至室温。

21. 试戴

烧结烧烤完成后的铝瓷底冠强度较素坯有所提高，如有必要可以在工作模型上试戴。首先去除间隙漆，然后小心地将烧制好的铝瓷底冠放在模型上试戴（图 6-1-13）。

22. 如有必要，可以使用低速、细粒金刚砂车针少量调改，但应注意不要加力，特别是在底冠边缘区域。

（小贴士：如需调整须在底冠未渗透玻璃之前，否则，玻璃渗透后底冠变硬，将难以调改。）

23. 玻璃粉的使用

将渗透陶瓷玻璃粉与蒸馏水混合成糊状，用刷子涂刷在底冠表面（注意不能涂刷在底冠边缘，图 6-1-14）。

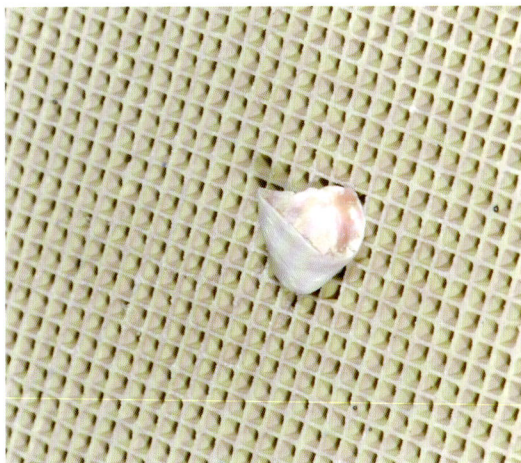

图6-1-12　底冠素坯

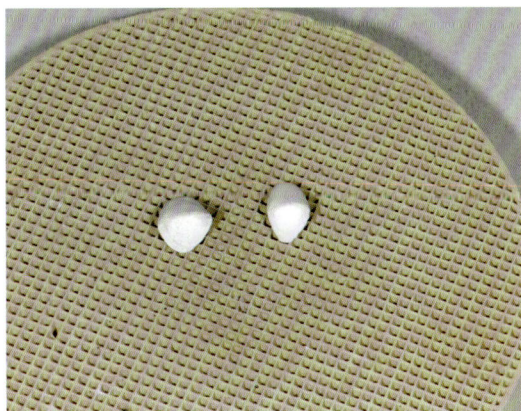

图6-1-13　烧结烧烤完成后的底冠

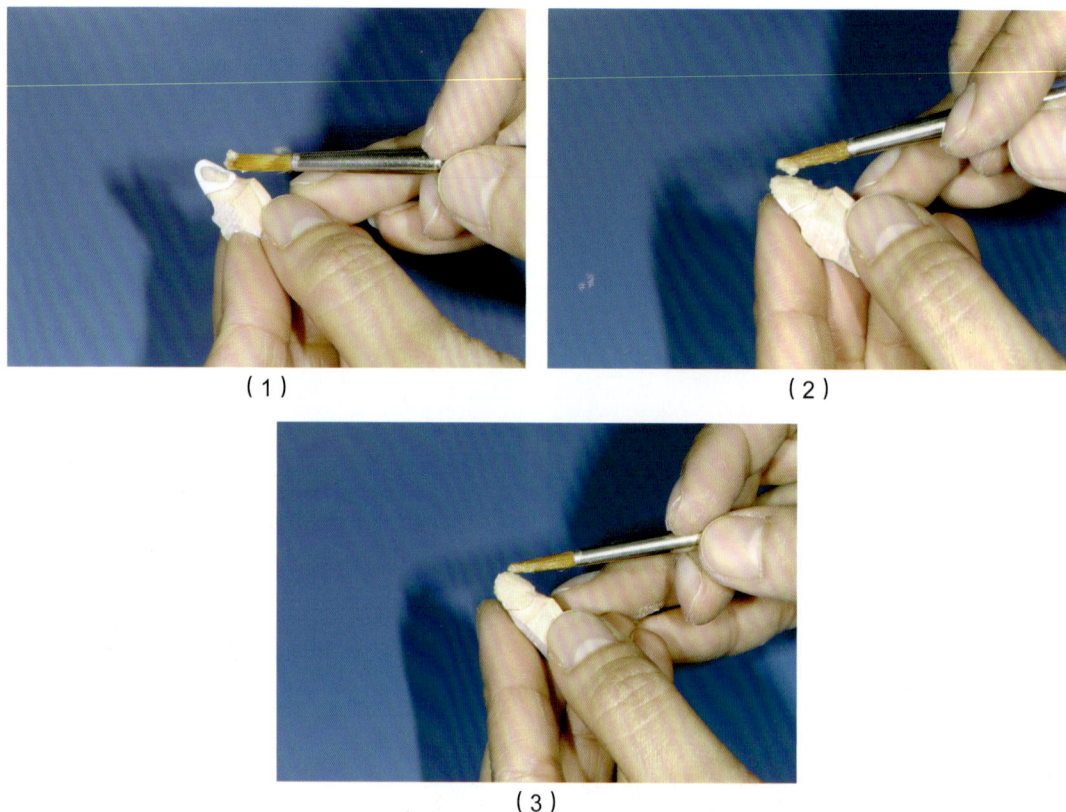

（1）

（2）

（3）

图6-1-14　涂玻璃料

24．渗透烧烤

将涂刷好玻璃粉的底冠置于一铂金片上，送渗透炉内进行第二次烧烤——渗透烧烤。烧烤程序：在600℃左右的炉膛口干燥数分钟，然后用30分钟左右时间从600℃升温至1140℃，再在1140℃保持2个半小时，然后炉内冷却。

渗透完毕的渗透陶瓷底冠强度和硬度都大大提高，因为渗透（infiltration）对该种陶瓷材料而言意义重大，渗透陶瓷（infiltrated ceramics）的称谓由此而来（图6-1-15）。

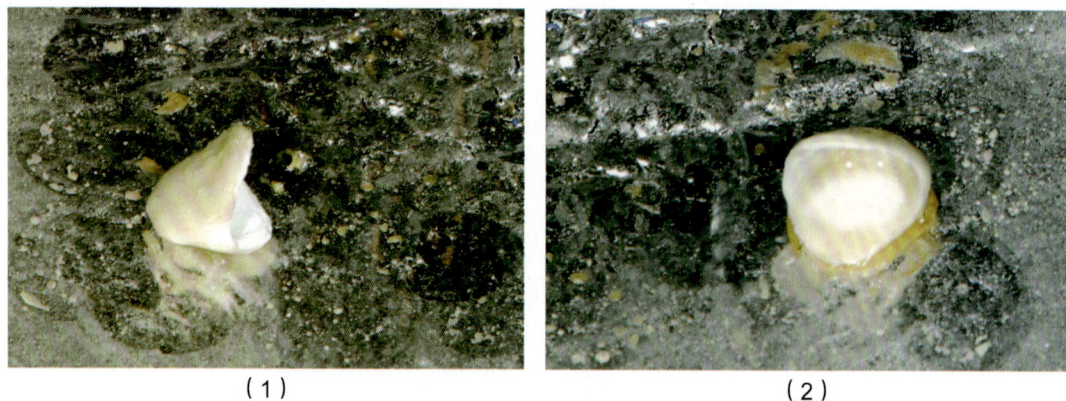

（1）

（2）

图6-1-15
（1）涂好玻璃料的底冠置于铂金片上　（2）渗透完毕的渗透陶瓷底冠

25. 去除表面多余的玻璃料　渗透陶瓷底冠表面如果有较多的残余玻璃料，将会影响到渗透陶瓷底冠与表面饰瓷的结合，因此必须加以去除。可以先用颗粒较粗的金刚砂工具打磨去除表面多余玻璃料（图6-1-16）。

26. 用50μm的氧化铝喷砂去除表面多余玻璃料，喷砂压力为3巴（图6-1-17），注意边缘区域应减少压力。

27. 喷砂完成后的渗透陶瓷底冠。如有可能，可以在临床试戴底冠（图6-1-18）。

28. 在渗透陶瓷底冠表面堆塑饰面瓷，完成渗透陶瓷全冠。饰面瓷可选用 VITADUR ALPHA 或 VM7 或 SHOFU AL（图6-1-19）。

29. 完成后的渗透陶瓷全冠（图6-1-20）。

30. 口内戴入（图6-1-21）。

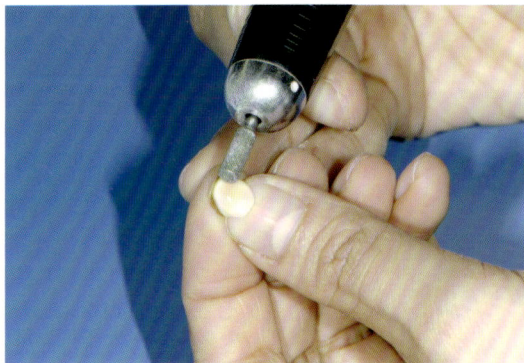

图6-1-16　打磨去除表面多余玻璃料

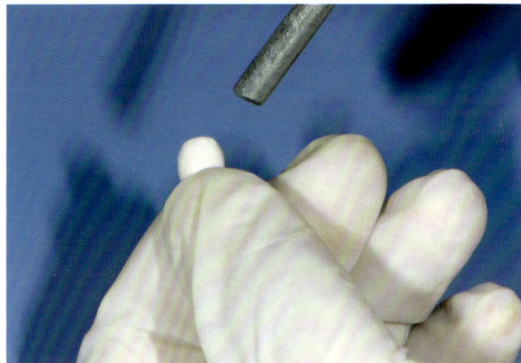

图6-1-17　喷砂去除表面多余玻璃料

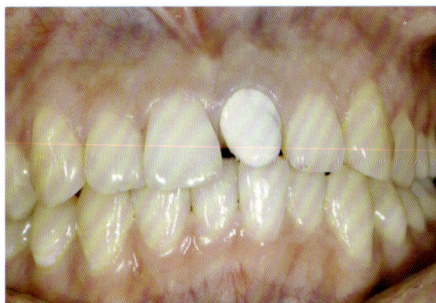

图6-1-18　喷砂完成后的渗透陶瓷底冠

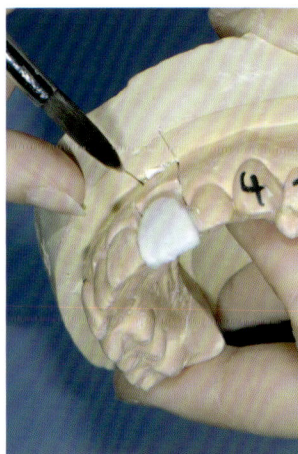
（1）

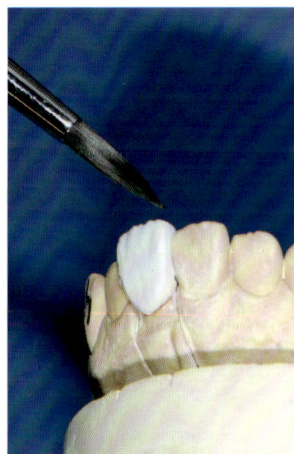
（2）

图6-1-19　堆塑饰面瓷

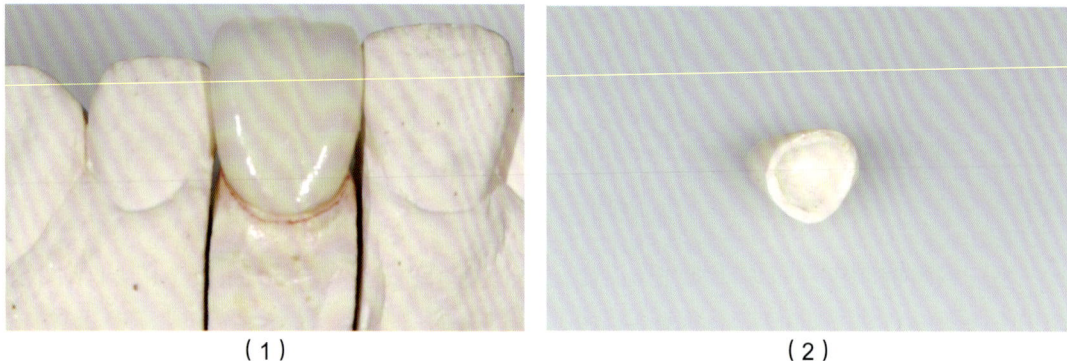

（1）　　　　　　　　　　　　　　（2）

图6-1-20　上瓷完成的渗透陶瓷冠

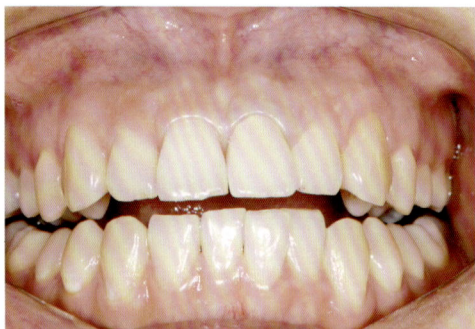

图6-1-21　口内戴入情况

二、渗透陶瓷的电泳沉积技术

上面介绍的是粉浆涂塑成型的渗透陶瓷技术，近年来推出了电泳沉积全瓷材料技术，可以使渗透陶瓷底层的成型更快、更致密、更准确。下面以德国 Wolceram 为例，介绍全瓷沉积技术原理，技术特点，操作要点以及临床应用。

1．Wolceram ELC 技术原理

电泳沉积（electrophoretic deposition，EPD）是一项目前已经应用于传统陶瓷、生物陶瓷、复合陶瓷等陶瓷材料制备的电泳沉积技术。电泳沉积包括电泳和沉积两个过程：带有效电荷的粒子在黏性介质中（液体或凝胶）受电场作用定向迁移——电泳；粒子在电极上聚集成较密集的质团——沉积。陶瓷的电泳沉积就是把陶瓷颗粒分散在介质中形成悬浮的胶体粒子，后者在电场作用下作定向移动，在电极上沉积形成致密均匀的瓷层。

ELC 全瓷沉积技术是 EPD 在口腔修复技术领域的应用。将原始代型导电后置于电泳设备的阴（阳极），将 In-Ceram 氧化铝／氧化锆／尖晶石粉浆置于另一极，施加恒定电流实现粉浆颗粒的电泳，最终直接在原始代型上形成厚度均匀的底冠（图 6-1-22）。

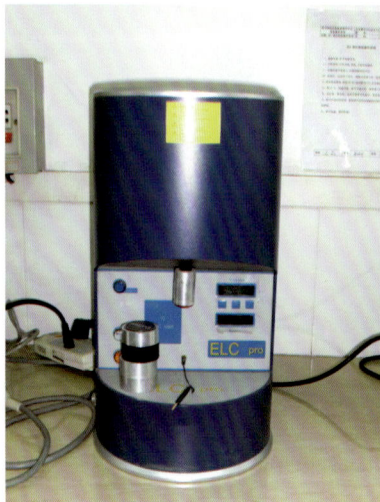

图6-1-22　ELC PRO全瓷沉积机

2．ELC 技术操作要点

（1）代型的修整：修整代型使其高度适当，避免浸入粉浆进行电泳沉积时发生折断。代型颈缘下便利型的修整量多于常规金瓷修复体代型修整量，便于沉积完成后清除颈缘多余的瓷材料。把代型固定在夹持器（holder）上时，后牙代型要与夹持器成一定角度，防止浸入粉浆时牙尖之间有气泡形成；前牙代型要保证固定后夹持器与代型唇、腭（舌）面平行。

（2）代型的沉积前准备：用软刷在代型上均匀涂布一薄层 Wolceram 粉色间隙蜡，提供粘结材料的空间，也便于以后从代型上取下底冠。避免在颈缘部分涂布间隙蜡，以免间隙蜡的堆积造成修复体边缘薄弱。填平所有倒凹，在代型各轴壁涂布间隙蜡直至遮蔽代型原来的颜色，后牙𬌗面和前牙舌面不涂间隙蜡。仔细修整使蜡表面光滑平整以保证内冠组织面的形态良好。

用软刷在间隙蜡表面涂布一薄层铝粉，降低蜡表面反光，以保证激光扫描能获得精确数据。红色铅笔标记修复体边缘线。

全瓷桥的电泳沉积尚需 Wolceram 提供的各种型号可塑形支撑片（chip）作为桥体沉积的支架。

（3）电泳沉积过程：正确安装夹持器，使用配套软件设置瓷层厚度、启动电泳沉积过程，以下步骤为电脑控制。

数据采集和代型导电处理：激光扫描采集代型的三维数字资料，确定代型浸入粉浆／电解液的深度；代型被浸入到特定电解溶液中，在代型表面形成导电层。

电泳沉积：代型被浸入到 In-Ceram 氧化铝／氧化锆／尖晶石粉浆中，两者分别位于电源的两极；电泳沉积过程开始，瓷材料均匀沉积到原始代型上。操作时间由电脑根据设定的瓷层厚度自动确定。

（4）底冠雏形的修整及取下：取下夹持器，在代型上用低速手机去除冠边缘以下多余的材料，抛光橡皮轮打磨底冠边缘直至红色边缘线出现。全瓷桥还需去除近远中邻面的多余材料并切断支撑片（chip）。吹风机加热代型 20 秒（全瓷桥约需 1 分钟），待间隙蜡熔化后，将手指放于修复体轴面近冠方处轻轻施力，取下内冠。若不能顺利取下可再次加热代型。

（5）全瓷修复体的完成：常规烧结、玻璃渗透完成全瓷底冠。然后再常规堆塑饰面瓷，完成全瓷修复体。

3．ELC 技术特点

（1）操作步骤简单、修复体精度高、工作速度快。

传统的粉浆涂塑法成型渗透陶瓷底冠步骤较复杂，需要翻制专用石膏模型，粉浆涂塑成型底冠，修整后进行预烧结。而瓷沉积技术直接在原始代型上电泳沉积瓷材料，不需要翻制专用石膏模型，避免了翻制模型等过程中可能出现的误差，能够使修复体与基牙完全密合；底冠厚度由电脑精确控制，通过电泳沉积形成，瓷层均匀致密，不会出现气泡，厚度均一；底冠雏形不需要预烧结即可取下，操作更简便；对技工人员的技术要求降低，自动化程度提高；由于操作步骤减少，电泳沉积系统的工作速度又很快（可达到平均每小时制作十件冠／桥修复体），技工室工作时间大大缩短，材料成本也降低。

Wolceram 全瓷沉积技术与可铸玻璃陶瓷、压铸陶瓷等全瓷修复技术相比也有相似优势。

（2）适应证广，基牙预备无特殊要求，粘结方法简便。

如前所述，电泳沉积系统可用于多种全瓷修复体的制作，尤其是复杂外形修复体（如种植桥）的制作。对基牙预备的要求同其他全瓷修复。粘结简便，可以使用多种全瓷粘结材料。

（3）修复体美观逼真：可以使用三种具有不同挠曲强度和透明度的 In-ceram 底冠材料以及多种饰瓷材料，临床上能够根据不同病例对修复体强度和美观的要求灵活选择。

（4）修复体与基牙间间隙的控制：Wolceram 全瓷沉积系统把瓷材料直接沉积到原始代型上，内冠间隙可由间隙蜡厚度精确控制。如前述，在涂布间隙蜡过程中不在后牙𬌗面和前牙舌面涂间隙蜡，这样在全瓷修复体完全就位后，修复体𬌗面（舌面）与基牙紧密接触，中间无粘结材料，𬌗力直接传递到基牙上，避免传递到全瓷冠边缘部位，减少了修复体折裂的可能性。

Wolceram 全瓷沉积（ELC）技术作为一种陶瓷材料的电泳沉积技术具有操作简便、速度快，成本低，修复体致密度高、美观逼真等特点，具有临床推广价值。但是对于这项新技术也存在挠曲强度、适合性等若干疑问。

除了 Wolceram 公司推出了 ELC 全瓷沉积系统，面市的全瓷沉积系统还有 Vita 公司的 CeHa WHITE ECS 系统和 BEGO 公司的 PreCeram 系统等，其基本原理相似。

由于传统的渗透陶瓷烧烤时间很长，故 Vita 公司近年来推出了一种节省时间系统"VITA In-Ceram Sprint"，该系统不仅可以节省烧烤时间，而且可以采用传统的烤瓷炉来进行烧烤。但要求传统烤瓷炉必须能在 1120℃连续烧制 40 分钟。

渗透尖晶石瓷（In-Ceram Spinell）、渗透锆瓷（In-Ceram Zirconia）等采用不同的主晶相材料，具有不同的强度和透光性，但其技工室的操作步骤与渗透铝瓷基本相同。

第二节 热压铸陶瓷修复体的制作技术和步骤

热压铸陶瓷可以用于制作铸瓷全冠、铸瓷嵌体、铸瓷贴面等，铸瓷修复体采用失蜡压铸技术成型。虽然在瓷材料的组成成分上有所不同，但铸瓷一代和铸瓷二代的制作工艺基本相同，因此，以制作铸瓷贴面的过程来介绍铸瓷的制作技术和步骤：

1. 选择颜色

医生用比色板选择全瓷修复体颜色，然后将口腔中的情况详细记录，交到技术室，以保证制作出满意的修复体。

2. 模型制作

用硬石膏制作可卸代型。有时如果为了确保触点，也可不做分割代型（图6-2-1）。

3. 涂间隙漆

一般要求单冠涂两层间隙漆（约 9~11μm），三单位桥基牙同样涂两层，但应在靠缺隙侧多涂一层。注意不能涂到肩台处，应距代型边缘约 1mm。

4. 恢复蜡型

用蜡恢复牙体形态。应确保蜡型厚度

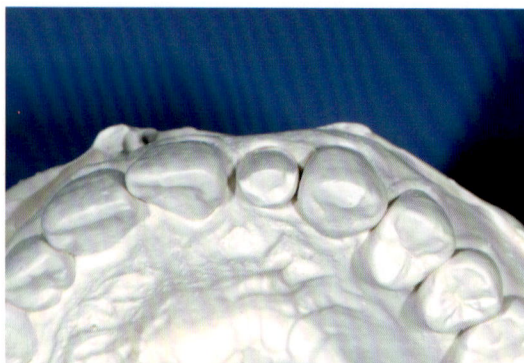

图6-2-1 工作模型

至少 0.8mm。如果采用堆塑法堆塑饰面瓷，则在蜡型完成后用硅橡胶翻制蜡型牙位记录，然后回切蜡型以留出足够空间供堆塑饰面瓷用。（注意饰面瓷厚度不能超过 2.5mm，如果牙体预备空间较大，则应增加铸瓷底冠厚度，以增加强度）。如果制作铸瓷全瓷桥，则要注意全瓷桥连接体的尺寸，一般至少应为 16mm²，即 4mm×4mm，但在前牙桥，当唇舌向不能达到 4mm 厚度时可以增加切龈向的尺寸到 5~6mm（图 6-2-2）。

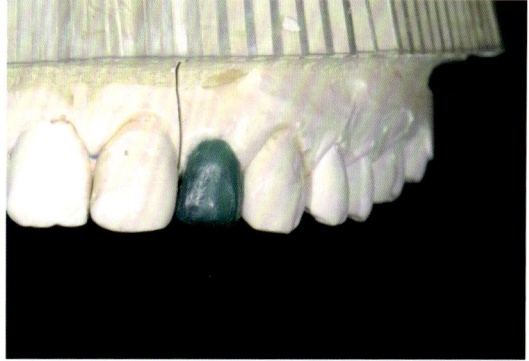

图6-2-2 制作蜡型

5. 安插铸道

在适当的位置安插铸道。对于单冠，铸道取决于蜡型体积大小，在铸瓷流动方向上用直径 2~3mm 的圆形蜡条作为铸道，长度 3~8mm。对于三单位桥一般以 45°~60° 角将 2~3mm 圆形铸道直接插于基牙蜡型上。对于比较精细的蜡型，最好在桥体蜡型上附加一条辅助铸道。注意铸道连接处必须圆钝，避免锐角（图 6-2-3）。

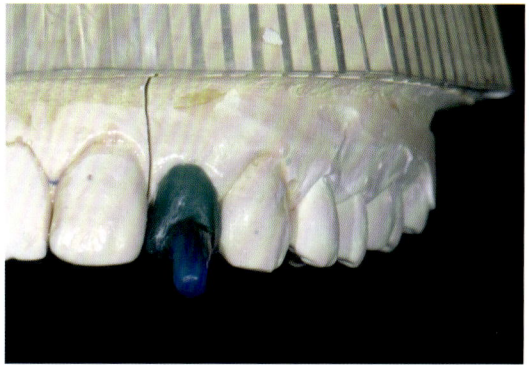

图6-2-3 安插铸道

6. 包埋

用铸瓷专用包埋料包埋。要根据蜡型的重量决定包埋圈和瓷块的大小。可用下列方法确定蜡型重量：①用蜡封底座的开口，称包埋底座的重量；②把蜡型放在圆底座上，用蜡固定，再次称量；③二者之差就是所用蜡型的重量。一般大包埋圈可用大铸瓷块，蜡型重量不超过 1.4g；小包埋圈用小铸瓷块，蜡型重量不超过 0.6g。

采用配套软铸圈，将铸圈安置在包埋底座上。根据包埋料说明，按水粉比真空搅拌包埋料，将调拌好的包埋料在振荡器上缓慢倒入包埋圈中，避免气泡产生。小心盖上底盖（图 6-2-4，图 6-2-5）。

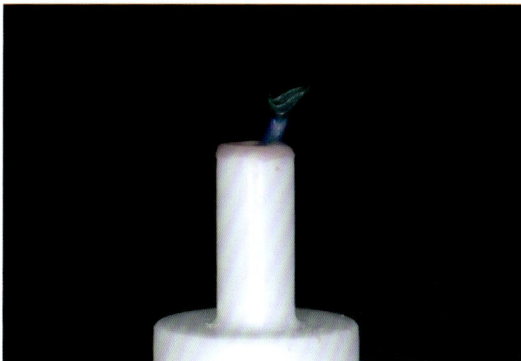

（1）

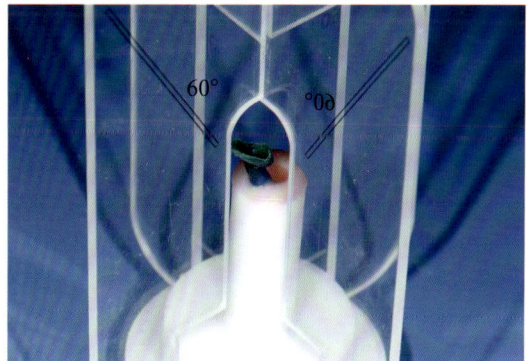

（2）

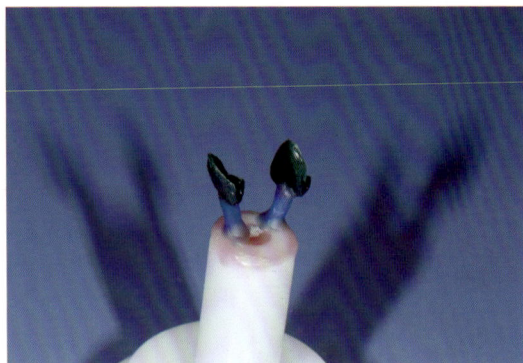

（3）

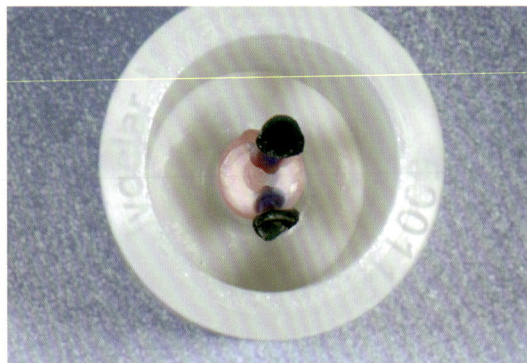

（4）

图6-2-4 蜡型包埋

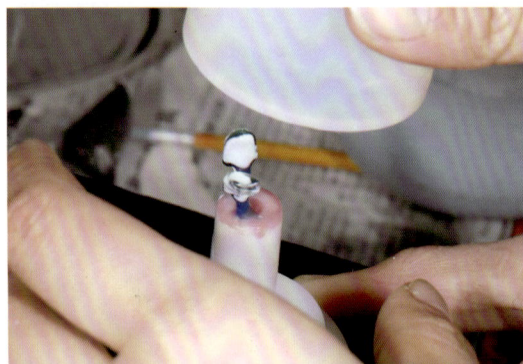

（1）

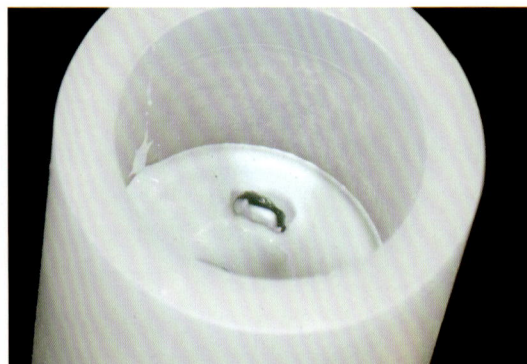

（2）

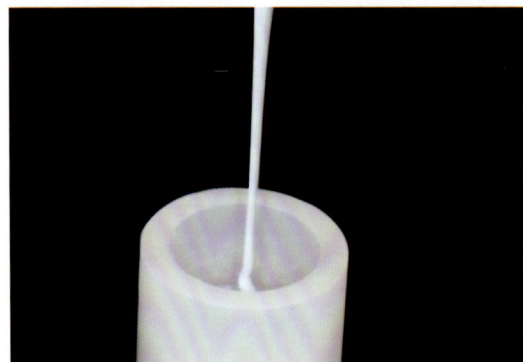

（3）

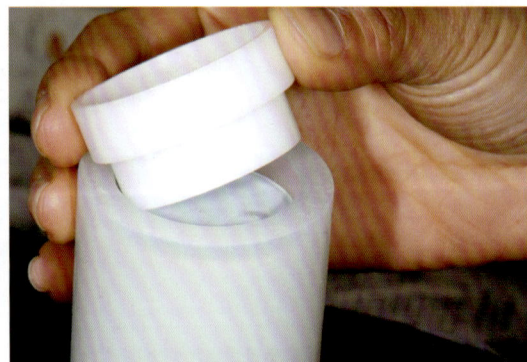

（4）

图6-2-5 蜡型包埋

包埋料硬固后，去除表面软圈。去除底座，用雕刀除去表面粗糙点，特别是底部的不平点，以保证铸圈的底部与长轴的垂直（图6-2-6）。

注意：包埋材料不能进入铸道，如进入，需将其吹出铸道。

7. 预热

先将铸瓷块和压瓷棒放入预热盘中置入冷的预热炉内加热，当预热炉达到设定温度时再将包埋圈放入预热（图6-2-7）。

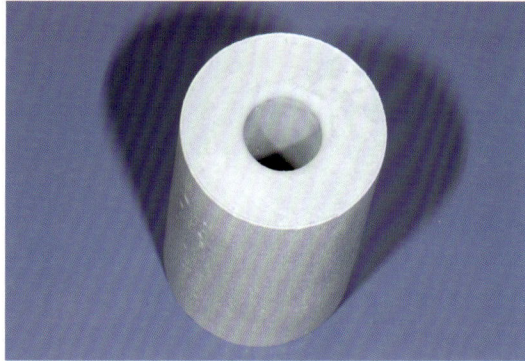

图6-2-6 硬固后的铸圈

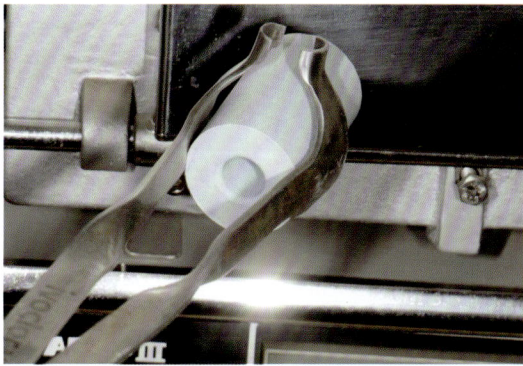

（1）

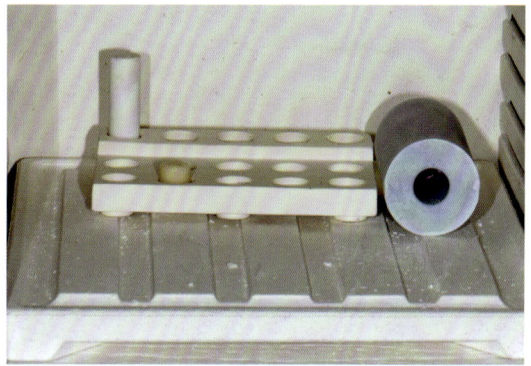

（2）

图6-2-7 预热

　　注意不要与其他铸造物（如金属铸造圈等）一起预热，否则氧化物会沉淀于铸瓷块上。铸圈在预热炉中铸道口必须朝下。铸圈放入时动作应稍快，防止炉温骤降。尽量将铸圈放在炉膛后部，以便均匀加热。

　　8. 压铸

　　从预热炉中取出包埋圈，在圈中放入相应的已预热的铸瓷块。然后放入压瓷棒，将带有铸瓷块和压瓷棒的包埋圈放入铸瓷炉中，关闭炉门，启动铸造程序。在程序完成后立即从铸瓷炉内取出包埋圈并关闭炉门。把包埋圈放在高台铁网上使之冷却至室温，高台铁网保证包埋圈快速均匀冷却，防止不应有的热量积累（图6-2-8）。

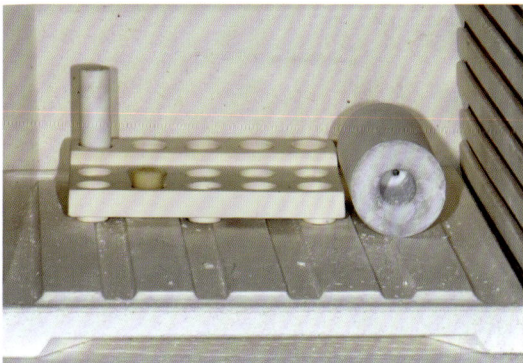

（1）

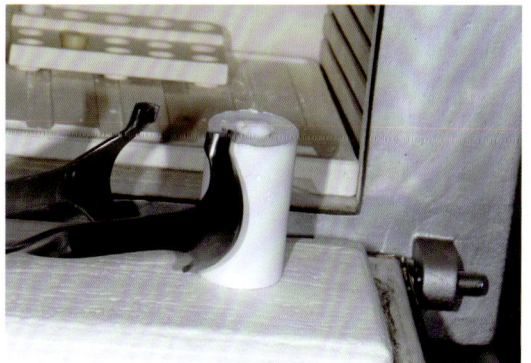

（2）

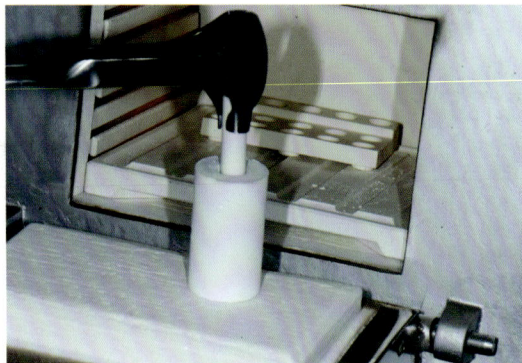

（3）

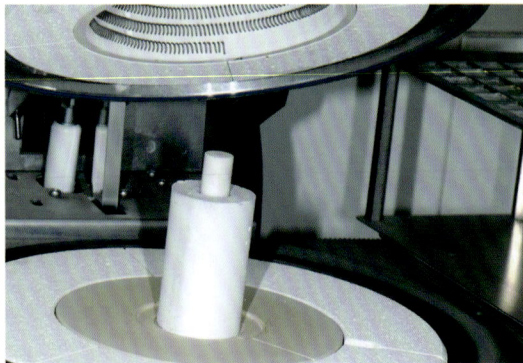

（4）

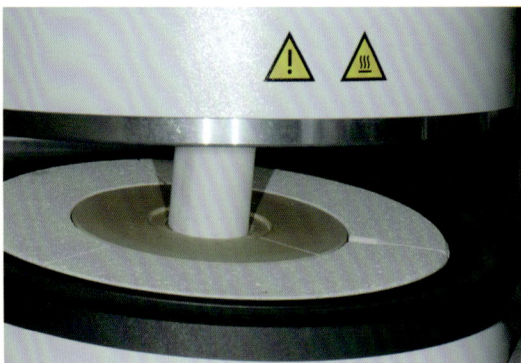

（5）

图6-2-8　铸造

9. 去包埋

在铸造完成约60分钟后,包埋圈冷却至室温后可见包埋圈有裂纹出现,此为铸瓷材料、包埋材料、压瓷棒等不同材料的热膨胀系数不同的结果。用切片分离包埋圈,使压瓷棒或铸瓷材料完全地分离。在4Bar(细部用2Bar)压力下用50~100μm的玻璃料喷砂(不用氧化铝,否则易磨损铸瓷修复体),完整取出铸瓷修复体(图6-2-9)。

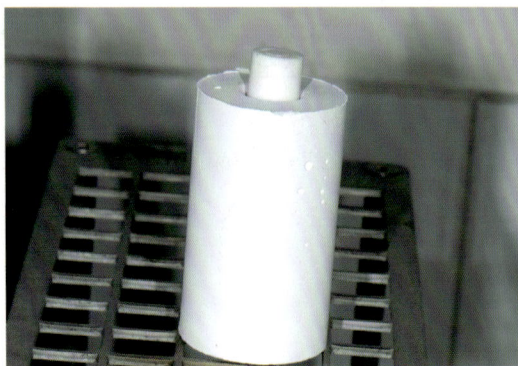

（1）

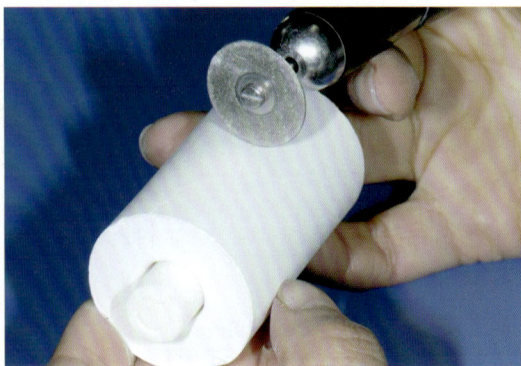

（2）

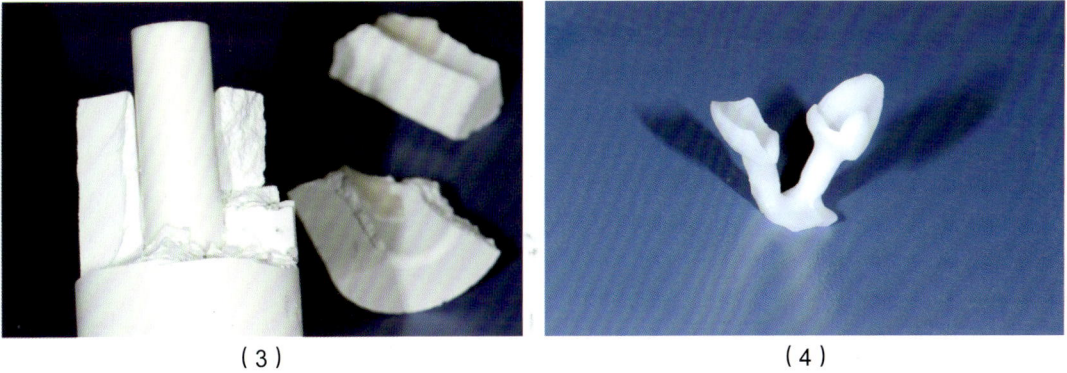

（3）   （4）

图6-2-9 去除包埋料

10. 切割铸道

用细金刚石切片分割铸道。切割时应用水冷却，避免过热出现微裂纹，影响铸瓷的稳定性（图6-2-10）。

11. 试戴

将铸瓷贴面在主模型上试戴就位。如有早接触点，可用金刚砂针仔细调整（图 6-2-11）。

12. 为了使切端具有更好的半透明效果，一般需在切端重新堆塑切端瓷。方法为：唇侧制备硅橡胶记录模，然后打磨回切切端瓷层，打磨出的切端空间堆塑切端瓷，染色，完成修复体。

13. 制作完成修复体（图 6-2-12）。

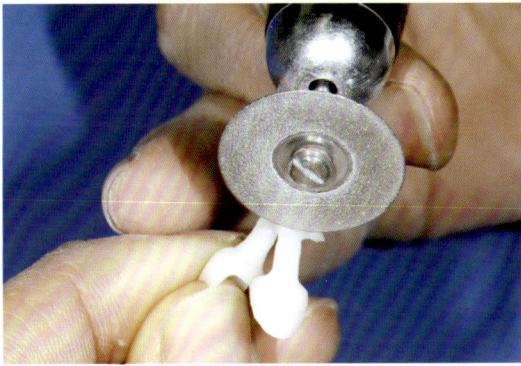

图6-2-10 切割铸道

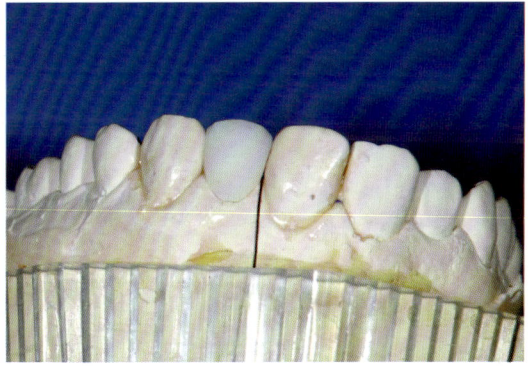

图6-2-11 试戴

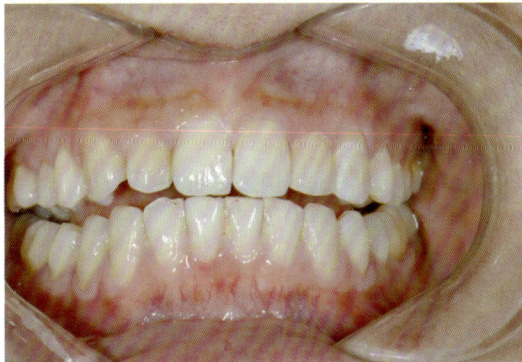

图6-2-12 制作完成的铸瓷贴面

第三节　瓷嵌体的耐火代型技术的制作技术和步骤

瓷嵌体除了可以采用铸瓷压铸制作外，还可以采用耐火代型技术制作，基本过程如下：

1. 主模型的制作

用专用液处理印模表面以降低印模与石膏间的表面张力，并减少灌注模型时产生气泡的可能性。采用超硬石膏灌注主模型，30分钟后石膏硬固从印模中取出待用。

2. 涂代型间隙漆

制作耐火代型前，可于主模型基牙洞面仔细涂布一层间隙漆，以为嵌体粘固时提供树脂粘固剂间隙。应注意不能涂布于牙体预备边缘处。

3. 耐火代型的制作

耐火代型材料的热膨胀系数应与嵌体烤瓷材料的热膨胀系数一致，否则瓷嵌体在制作时可能会出现折裂。

采用局部托盘，用硅橡胶或藻酸盐印模材料翻制工作区局部印模，然后用耐火代型材料灌制耐火代型。待模型硬固后打磨修整模型。

4. 耐火代型的除气

为避免堆塑瓷嵌体时气体从耐火代型材料中溢出，残留于瓷嵌体与代型表面之间，从而影响瓷嵌体的适合性，必须在上瓷前将耐火材料内的气体去除。除气程序应参考耐火代型材料生产厂家的说明。

5. 封闭剂的使用

为防止耐火代型从瓷粉浆中吸收水分，应在上瓷区域涂布专用的耐火模型封闭剂。也可将耐火代型浸泡于蒸馏水中4~5分钟让代型吸取足够的水分。

6. 堆塑瓷嵌体

在耐火代型表面堆塑瓷粉，缩聚，完成塑型。然后按照瓷粉烧结程序进行烧结。一次烧结后，不足部分可再上瓷，打磨外形，必要时可进行染色、上釉。

7. 瓷嵌体与耐火代型的分离

瓷嵌体上釉并缓慢冷却后，用适合的车针仔细修整，尽量去净瓷嵌体周围的耐火代型材料，然后用50μm的氧化铝颗粒在0.3MPa下喷砂完全去除瓷嵌体组织面的耐火代型。将瓷嵌体置于清洁剂中超声清洗3分钟左右，然后用橡皮轮轻轻去除菲边，将瓷嵌体放回主模型上试戴调整，完成瓷嵌体的制作。

第四节　全瓷桩核热压铸技术的制作技术和步骤

氧化锆桩常用于美观要求高的患者。应用氧化锆全瓷桩核时大部分情况均可以采用氧化锆桩表面直接堆塑树脂核的方式，但当牙体缺损面积较大（大于牙冠的70%）时，最好采用铸瓷核代替树脂核，因为树脂核强度较低，可能从陶瓷桩表面脱落。

热压铸全瓷核的制作是在预成的氧化锆全瓷桩上制作蜡型，然后包埋，除蜡，将铸瓷材料通过热压铸的方式注入铸模腔，铸接在全瓷桩表面，形成氧化锆全瓷桩-铸瓷核。其基本过程与铸瓷贴面过程一致（图6-4-1，图6-4-2）。

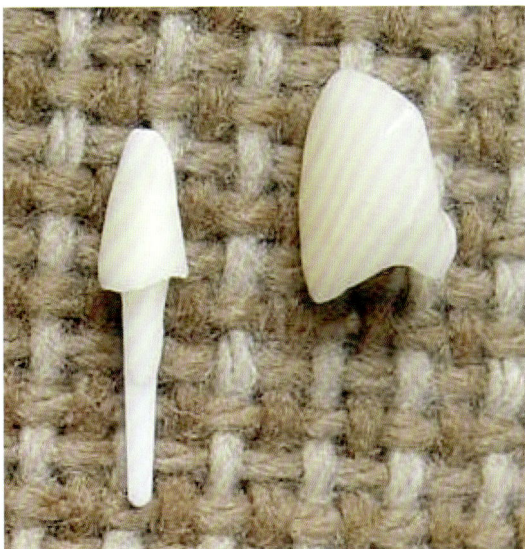

图6-4-1 在氧化锆全瓷桩上制作完成的热压铸全瓷核及全瓷冠

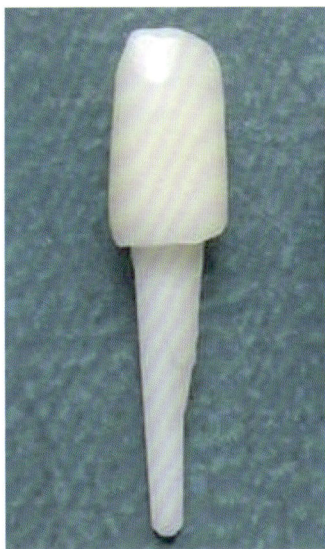

图6-4-2 制作完成的热压铸全瓷桩核

第五节 泽康（Cercon）全瓷冠、桥的制作技术和步骤

2002年泽康（Cercon smart ceramics）氧化锆陶瓷全瓷修复系统推出，实际上泽康系统的前身是1998年由Ludwig Gauckler博士领衔研制的DCM（Direct Ceramic Machining）系统，其采用预烧结的多孔四方多晶氧化锆坯体，通过扫描底层蜡型，计算机精密放大切削坯体，然后在1350℃下烧结致密，得到适合性良好的氧化锆陶瓷修复体。氧化锆陶瓷的透光性稍差，故仅采用制作全瓷底层，表面仍用透光性良好的饰面瓷堆塑完成修复体。

泽康全瓷修复体的制作过程如下：

1. 模型修整

填去模型上的倒凹，将切缘或𬌗缘填厚，保证切削加工时车针可以加工。如果是固定桥，则应在模型观测仪上观测基牙是否有共同就位道。确定好共同就位道后，如果基牙有倒凹，则需将倒凹填平（图6-5-1）。

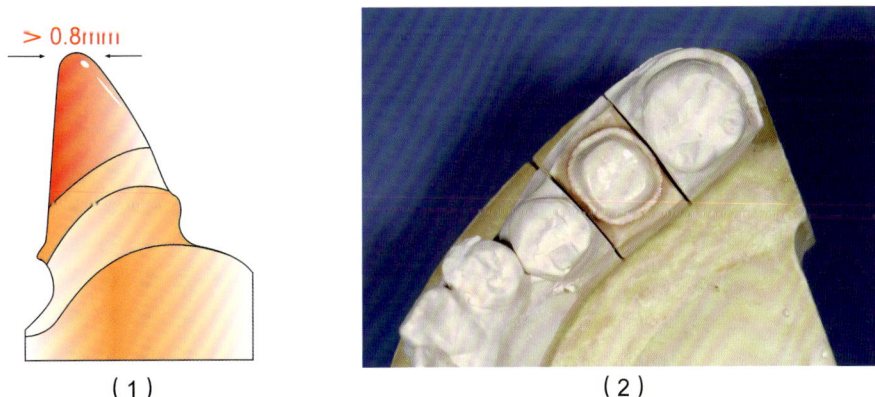

（1） （2）

图6-5-1
（1）前牙切缘应有足够厚度 （2）后牙𬌗缘应圆钝

2．模型表面涂强化剂（图 6-5-2）。

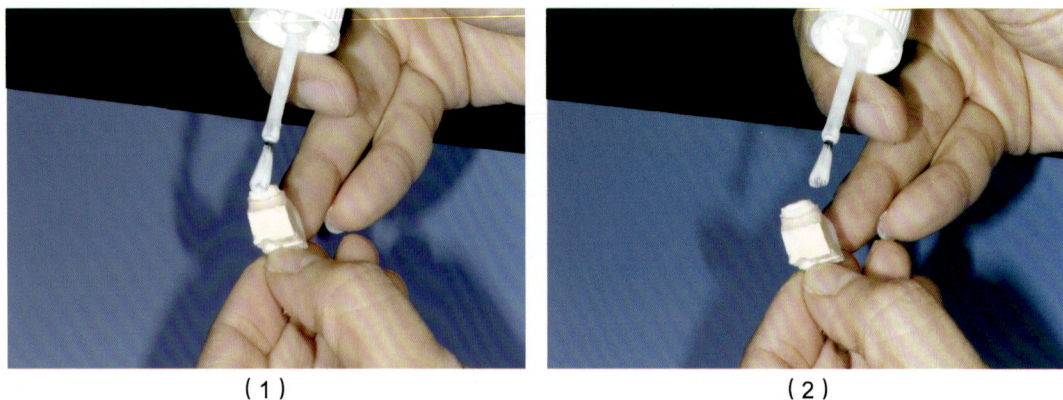

（1）　　　　　　　　　　　　（2）

图6-5-2　涂强化剂

3．制作蜡型

蜡型的厚度应满足泽康底层最低厚度要求（一般要求最低 0.2~0.4mm），同时考虑饰面瓷厚度，可以采用回切的办法确认饰面瓷的厚度（图 6-5-3）。

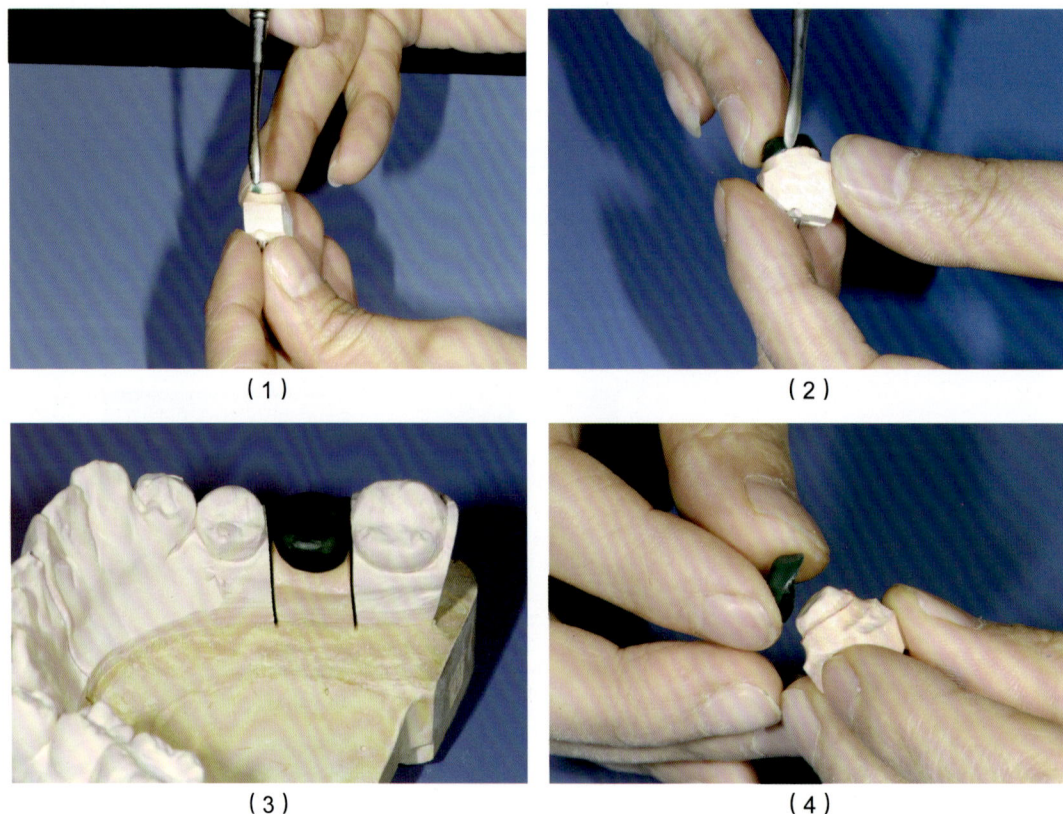

（1）　　　　　　　　　　　　（2）

（3）　　　　　　　　　　　　（4）

图6-5-3　制作蜡型

4. 试合蜡型底冠

试合后再进行机加工。可以使用蜡型在口内试戴，但由于蜡底层很薄，在试戴、扫描等操作时容易变形，故建议将蜡型包埋、铸造后制成金属底冠，然后在口内试戴金属底冠。金属底冠不仅在试戴时不变形，而且在扫描等操作时也不变形，可以很好的确保制作的泽康全瓷底冠的精度。本病例即采用的金属"蜡型"试戴（图 6-5-4）。

5. 蜡型定位

将蜡型粘结定位在定位圈中（图 6-5-5）。

6. 扫描切削（图 6-5-6）。

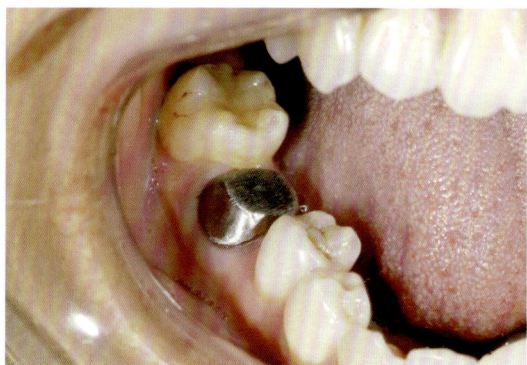

图6-5-4 试戴底冠

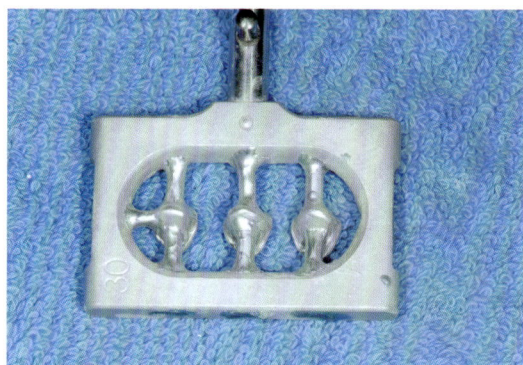

图6-5-5 蜡型定位

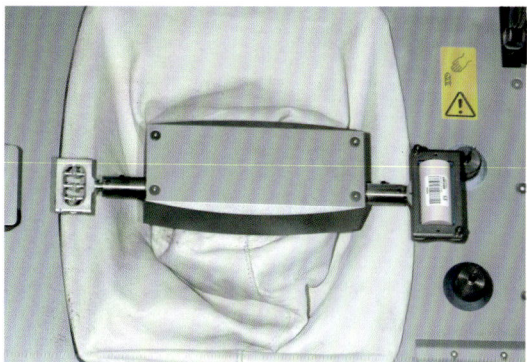

（1）

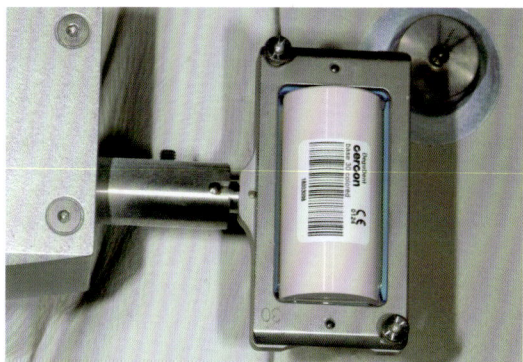

（2）

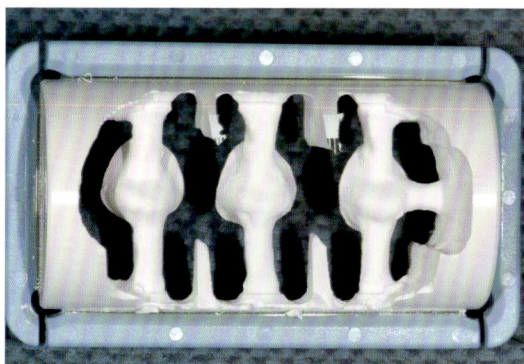

（3）

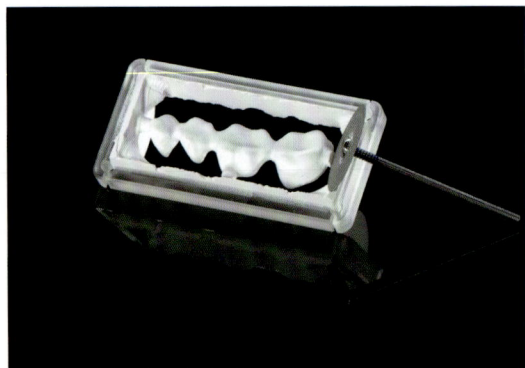
（4）

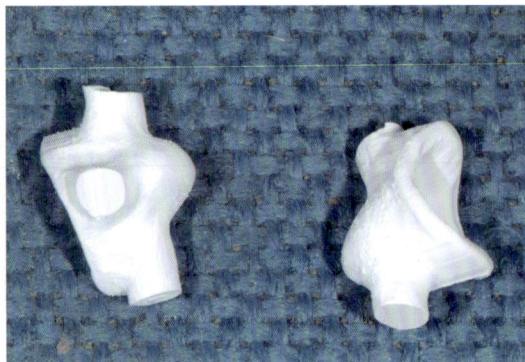
（5）

图6-5-6　扫描切削

7. 烧结

将切削好的放大的瓷修复体置入烧结炉内，在1350℃的温度下，烧结6小时，炉内冷却（图6-5-7）。

8. 打磨修整底冠

烧结后的底冠可以使用涡轮机金刚砂车针喷水打磨调整，也可用金刚砂打磨工具打磨修整。

9. 堆塑烧结饰面瓷

泽康底冠表面的饰面瓷可用Ceramco PFZ porcelain，Cercon Ceram KISS，Sakura Interaction，Pressable options等饰面材料（图6-5-8）。

10. 完成泽康全瓷修复体（图6-5-9）。

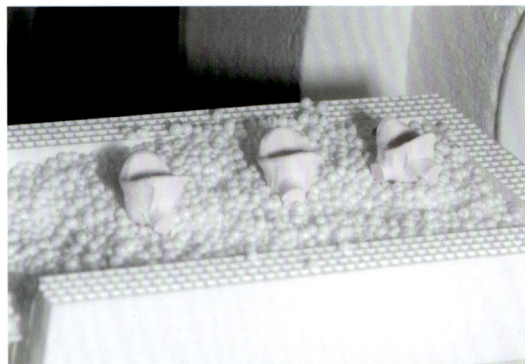
图6-5-7　烧结

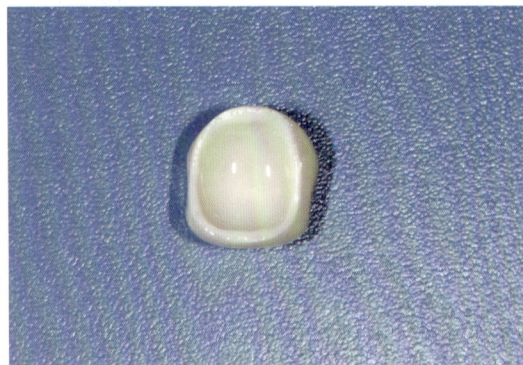
图6-5-8　堆塑饰面瓷

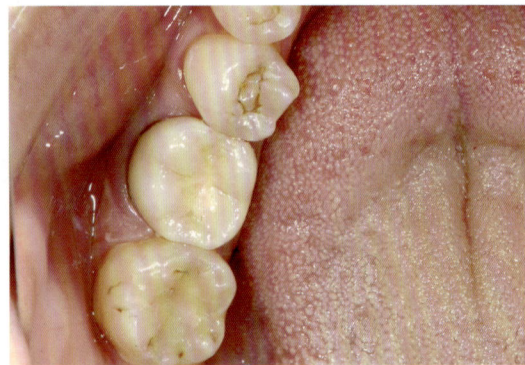
图6-5-9　完成后的泽康全瓷冠

（游　伦　万乾炳）

第七章

全瓷修复体的粘结

第一节　粘结对全瓷修复体的意义

一、粘结的基本理论

粘结是指两个同种或异种物质，与介于两者表面的物质作用，产生牢固结合的现象。将一种或数种固体粘结起来的物质称为粘结材料。粘结是一个复杂的物理、化学作用的过程。粘结材料与被粘结物体的材质、表面形态、结构及粘结过程中的技术工艺等条件决定了粘结力的大小。对全瓷修复体而言，陶瓷和牙体硬组织都是被粘结物体，而常用的全瓷修复体粘结剂为树脂类粘结材料。

目前，有关全瓷修复体粘结的学说有多种，但相对成熟的主要包括以下几种：机械结合理论、化学键理论、吸附理论和扩散理论等。粘结过程被认为是由这几种作用机制相互结合形成的一个错综复杂的综合体系。

1. 机械结合理论

任何物体表面均遍布大小各异的孔隙，粘结材料渗入并充满被粘结物体表面的孔隙中，形成机械锁结结构产生机械作用力，此种力本质上是一种摩擦力。根据该理论，通过对牙体的酸蚀及陶瓷粘结面的喷砂、打磨、酸蚀等处理，以获得微观形态上粗化的表面，有利于粘结剂的渗入并形成机械结合，从而提高粘结强度。

2. 化学结合理论

该理论认为粘结剂与被粘物还可依靠两者间形成化学键来产生强大的结合力，使粘结更加有效、持久，更能抵抗应力集中和环境的侵蚀。随着人们对这一理论认识的深入，由其衍生的粘结处理技术也越来越成熟。例如运用硅烷偶联剂以及功能性单体材料与牙体组织中的钙离子或胶原蛋白之间的反应来增强陶瓷 / 树脂结合强度等技术。

3. 吸附理论

分子间存在相互的作用力，当粘结剂分子与被粘物分子相接触，相互接近到一定程度时就会产生范德华力，将两种物质结合在一起。根据计算，当两个理想平面距离为 1nm

时，由于范德华力的作用，它们之间的吸引力可达 10~100MPa，距离为 0.3~0.4nm 时，可达 100~1000MPa。因此，吸附理论认为，当两个物体接触较好时，仅凭吸附力就能产生很高的粘结强度。根据此理论，为增加结合力，应将粘结面清洗干净，避免有杂质存留在两个界面间。

4. 扩散理论

该理论认为，粘结剂和被粘物之间不仅仅要相互接触，还要相互扩散，通过在接触界面上发生互溶，形成过渡区，从而获得良好的粘结强度。

二、粘结的意义

目前，嵌体、贴面、桩核冠、部分冠、全冠、固定桥被广泛应用于牙体缺损、牙列缺损的修复治疗。随着人们生活水平的提高，对美观的要求也越来越高，全瓷修复体因其色彩逼真、耐磨损、耐腐蚀及良好的生物相容性得到了广大患者和临床医师的青睐。虽然现今的高强度全瓷材料已经大幅提高了其强度和韧性等机械性能，常见的全瓷材料的机械性能几乎都远优于牙釉质和牙本质，但是临床修复失败却并非牙体的折裂，仍主要表现为全瓷修复体折裂和破坏现象。随着研究的深入，人们逐渐意识到，单纯提高陶瓷的机械性能并不能彻底提高全瓷修复成功率。

表7-1-1　牙体组织与牙科常见全瓷材料的机械强度比较

材料		抗弯强度（MPa）	断裂韧性（MPa/m$^{1/2}$）
牙体组织	牙釉质	65 ~ 75	1.0
	牙本质	16 ~ 20	2.5
全瓷材料	In-ceram Alumina/ 玻璃渗透氧化铝陶瓷	500 ± 50	3.9
	In-ceram Zirconia/ 氧化锆增韧玻璃渗透氧化铝陶瓷	600	4.4
	In-ceram Spinell/ 玻璃渗透尖晶石陶瓷	400	2.7
	Dicor MGC/ 可切削玻璃陶瓷	220	2.02
	IPS Empress/ 白榴石加强长石瓷	182	1.77
	IPS Empress 2/ 锂玻璃陶瓷	337	2.5
	IPS e.max CAD/ 焦硅酸锂可切削玻璃陶瓷	360 ± 60	2.0 ~ 2.5
	IPS e.max ZirCAD/ 氧化锆可切削陶瓷	900 ± 50	5.5 ± 0.22
	Omega/ 长石瓷	85	0.99
	LAVA Frame/ 氧化锆可切削陶瓷	>1100	5 ~ 10

1. 粘结对修复体固位的作用

对于嵌体、桩核、全冠、部分冠等修复体，预备后的基牙或根管具有一定的抗力形和固位形，与粘结剂协同作用，可使全瓷修复体获得良好的固位力和抗折强度。而对于贴面这类无法获得足够固位形的修复体而言，粘结在固位中起了主要作用。因而，粘结是全瓷修复成功的重要影响因素。

2. 粘结对提高修复体（基牙）抗折强度的作用

天然情况下，牙釉质和牙本质紧密结合在一起，可以将受到的殆力快速而有效地分散转移，避免硬组织，尤其是脆性很大的牙釉质的损伤和碎裂。而全瓷修复体和牙体组织主要依靠粘结作用相结合，粘结剂作为修复体与基牙牙体组织间的中间介质，对全瓷修复体应力的分散和转移起到了非常重要的作用，是决定修复成败的关键。

3. 粘结对边缘封闭的作用

口腔固定修复体与预备好的牙体组织间必然存在一定的间隙，间隙内易积存唾液甚至食物残渣，影响修复体固位，造成修复体的松动、脱落，还易使修复体被腐蚀变质造成修复失败。使用粘结材料粘结，可减少边缘微渗漏，避免对修复体的不良影响。

三、树脂类粘结剂

用于固定修复体粘结的材料很多，可分为传统的水门汀粘固材料和树脂类粘结材料两种。因为全瓷修复体有良好的半透明性能，应用于全瓷修复的粘结材料不仅需要良好的结合强度，而且还要有良好的色泽匹配性，所以大多数采用树脂粘结剂来粘结。树脂粘结剂较一般粘结剂稠度大，固化后本身强度较高、水溶性低，具有极强的封闭作用，为修复体提供了充足稳定的固位力，增强了陶瓷的机械性能，确保了修复体的使用寿命。

1. 粘结性能

传统的磷酸锌、聚羧酸锌、玻璃离子等水门汀粘固材料主要依靠机械固位；而树脂类粘结剂除可以与粗糙的陶瓷粘结面形成机械嵌合结合外，还可以与牙体硬组织或修复体形成化学结合，形成紧密的复合结构，具有良好的粘结性能。

2. 力学性能

树脂粘结剂的强度、韧性明显大于传统的水门汀类粘结材料，粘固修复体能形成牢固地结合。但是，树脂粘结剂凝固后，也较难去除修复体边缘溢出的粘结材料。

3. 强化陶瓷作用

陶瓷修复体在技工室的制作过程和临床粘结面的处理中，不可避免的会有气孔、裂纹的产生，还必须承受反复咀力、温度变化所造成的应力及进入陶瓷内表面微裂纹的水分产生的张应力的作用，这些都是导致全瓷修复体失败的可能原因。树脂类粘结剂能够有效的弥补陶瓷内部缺陷、增强陶瓷的机械性能。树脂可渗入裂纹中形成断裂面之间的桥结构，限制裂纹的扩展和延伸，其固化时的体积收缩也可使断裂面相互靠拢，起到强化陶瓷的作用。并且，树脂还能封闭陶瓷表面的裂纹形成屏障，防止水对陶瓷的应力侵蚀作用，增强陶瓷的机械性能。

4. 吸水性和溶解性

与传统水门汀类粘结材料相比，树脂粘结剂的吸水性和溶解性较低，粘结全瓷修复体后，边缘缝隙中的粘结剂溶解少，极大地减少了边缘微渗漏现象的发生，有利于修复体的稳固。

5. 膜厚度

粘结剂的厚度对固定修复体的就位有很大的影响。膜厚度越小，修复体与牙体组织间的间隙就越小。因此，临床上涂布树脂粘结剂不宜过厚，固化前应吹薄粘结剂层。

6. 美观性能

树脂类粘结剂通常有多种颜色，可根据不同患者的需求选择相应的颜色，树脂类粘结剂硬固后色泽与牙本质相同或相似，用以粘结半透明的全瓷修复体，可以提高修复的美观效果。

第二节　全瓷粘结材料

目前临床使用的粘结材料通常分为传统的水门汀粘固材料和树脂类粘结材料两种。水门汀又称为粘固剂，是一类由金属盐或其氧化物作为粉剂，与专用液剂调和后可固化的非金属材料。口腔常用的水门汀类粘固剂包括无机水门汀（如磷酸锌水门汀）和有机水门汀（如聚羧酸锌水门汀、玻璃离子水门汀、树脂改性的玻璃离子水门汀等）。树脂类粘结剂按照固化方式的不同可以分为光固化、自固化和双固化三种类型，树脂类粘结剂较传统水门汀类粘固剂稠度大，固化后本身强度较高、水溶性低，具有极强的封闭作用，为修复体提供充足稳定的固位力，可增强陶瓷修复体的机械性能，同时提高全瓷修复体的使用寿命。临床上被广泛应用于全瓷修复体的粘结。

一、全瓷修复体对口腔粘结材料的要求

理想的口腔粘结材料应具有良好的生物学性能、物理化学性能和可操作性能。基于全瓷修复体的特殊美观要求，美学性能也是临床选择的重要决定因素。

1. 生物学要求

生物学要求主要包括生物相容性、无致敏性、足够的边缘封闭和防止继发龋的形成等。牙体预备后，牙本质小管暴露，若粘结剂有毒或分解产生化学物质，则可能对牙本质、牙髓和牙龈有刺激，致使修复失败。良好的封闭作用可隔离暴露的牙体组织和口腔生物环境，避免微生物的渗入、生长和聚集，有利于修复体的稳固和防止继发龋的产生。并且，从生物学角度来看，如果粘结剂与牙体组织间存在间隙，可造成牙本质小管液反复运动，造成严重的牙本质过敏现象。因而牙本质界面有足够的封闭对减弱牙本质小管液的快速流动从而减少牙本质过敏现象十分必要。当然，目前还没有任何粘结系统能完全封闭粘结 - 牙体界面，但普遍认为树脂类粘结剂的封闭效果最好。

2. 物理化学要求

（1）能够充分润湿被粘物表面：从粘结的原理可知，为了获得良好的粘结效果，粘结物必须充分地润湿被粘物表面，得到较高的表面自由能，使粘结剂和粘结物表面紧密的结合在一起。

（2）粘结性强：粘结材料应具有良好的粘结性，能够充填修复体与基牙之间的间隙，使二者牢固结合，在口腔中长期使用而不脱落。这是粘结材料必须具备的条件。

（3）适当的强度：修复体通过粘结材料粘结于基牙上，因修复的牙位不同发挥不同的功效，承担不同的𬌗力。在此过程中，粘结剂也不可避免地要承担各种咀嚼压力，所以粘结材料必须具有适当的拉伸强度、压缩强度及弹性模量，避免粘结剂本身发生内聚破坏，造成修复失败。

（4）稳定性：运用于口腔的粘结剂，长期处于口腔的复杂环境中，不断受到唾液、龈沟液的冲刷和食物的摩擦。这就要求粘结剂具有良好的耐水性、较低的吸水率，在唾液中

溶解率小。并且，由于全瓷修复体对美观的特殊要求，粘结材料必须具有很好的耐磨性，以保证长期的美观效果和避免边缘微渗漏的产生。同时，因为粘结材料固化后收缩，粘结材料的热膨胀系数、吸水膨胀应与被粘结物匹配，获得良好的体积稳定性，避免影响粘结强度，出现边缘微渗漏的现象。

3. 美学

全瓷修复体因其特殊的美学要求，需要考虑粘结材料的美学性能，尤其是当修复体的边缘位于可见的位置时，树脂粘结材料既具有透明效果又可以配色，在美观上比其他粘结材料更具有明显的优势。

4. 操作简便

粘结材料是固定修复体必须应用的材料，为了提高工作效率，粘结材料在临床应用时，操作过程应简单快捷准确，从而获得最佳的修复效果。

二、树脂类粘结材料的组成

树脂粘结材料是目前临床运用最广泛的全瓷修复体粘结材料，其组成为：树脂基质、黏性单体、填料、稀释剂、引发体系、化学固化体系、光固化体系、阻聚剂、助剂等。

1. 树脂基质

树脂基质是粘结剂的主体成分，由基础树脂和稀释剂组成。它可以将颗粒状的无机填料包裹在一起，使材料可以塑形和固化，并具有良好的粘结性能和强度。目前广泛应用的是树脂基质具有良好的机械性能和耐溶水性的双酚 A 双甲基丙烯酸缩水甘油酯（Bis-GMA）。

2. 填料

填料的加入可提高粘结材料的强度、降低热膨胀系数和聚合热。目前多使用无机填料，以二氧化硅、玻璃粉和二氧化钛使用最多。其粒度、粒度分布、折光指数、体积百分比、X 线阻射性及硬度等都会对材料的性能产生很大的影响。目前大多数树脂粘结产品都采用混合型填料，填料粒度为 $0.04 \sim 100 \mu m$，含量为 $30\% \sim 85\%$，具有良好的抛光性能，耐磨损，具有适宜的聚合收缩性和物理机械强度。填料加入前需要用硅烷类偶联剂处理，使基质与填料牢固结合。常用的偶联剂是 γ - 甲基丙烯酰氧丙基三甲氧基硅烷（KH-570）。

3. 黏性单体

该类单体分子中含有能与牙齿中钙离子或胶原蛋白反应的活性基团，起到化学结合作用，增强粘结力。黏性单体包括 4-META（4- 甲基丙烯酰氧乙基偏苯三酸酐）、磷酸双酯、磷酸单酯等。

4. 稀释剂

稀释剂是多甲基丙烯酸酯单体，可减少基质单体的黏度和表面张力，有利于粘结材料的浸润及铺展。因其能与基质单体发生交联反应，又称为交联剂。常用的稀释剂是双甲基丙烯酸二缩三乙二醇酯（TEGDMA）。

5. 引发体系　引发体系的作用是使粘结材料在口腔环境中短时间内发生聚合固化。根据固化方式的不同可分为化学固化引发体系、光固化引发体系和双固化引发体系。

（1）化学固化引发体系：化学固化引发体系由引发剂和促进剂组成，常用的引发剂为过氧化苯甲酰（BPO），促进剂为叔胺类化合物，如 N，N- 二羟乙基对甲苯胺（N，N'-dihydroxyethyl-P-toluidine，DHPT），N，N- 二甲基对甲苯胺（N，N'-dimethyl-P-toluidine，DMPT）以及亚磺酸盐。引发剂与促进剂混合后室温下即会发生氧化还原反应，分解出活性自由基引发单体聚合。这一类型树脂类粘结材料调和时会有气泡产生，固化后孔隙率较高，影响粘结剂性能，并且操作时间短，不利于临床应用。

（2）光引发体系：光引发体系包括紫外光固化和可见光固化两种。较早时候，采用紫外光作为光源，安息香甲醚为引发剂。由于紫外线对人体存在危害，现已较少使用。目前常用可见光引发体系，其光敏剂为樟脑醌（camphorquinone，CQ），促进剂为有机胺（如 N，N- 二甲胺基甲基丙烯酸乙酯）。该体系在波长为 460~510nm 的可见光照射下，光敏剂与促进剂反应生成自由基，引发聚合反应。与化学固化树脂粘结剂相比，光固化树脂粘结剂操作时间可以由操作者掌控，使用方便，应用广泛。但光固化仍受光源种类、光照强度及时间的影响，在全瓷修复体较厚处容易造成固化不全。

（3）双固化体系：由过氧化物、樟脑醌和叔胺等组成。双固化体系树脂粘结剂首先通过外部光源照射固化，为临床提供了充足的操作时间。同时因其又具有自凝机制，可以弥补光固化树脂粘结剂存在的材料较厚处固化不全的问题，保证了材料固化后的性能。

6. 阻聚剂　阻聚剂可防止单体材料在生产、运输和储存过程中提前发生聚合反应。常用的阻聚剂有 2、6- 二叔丁基对甲苯酚（BHT）和对羟基苯甲醚（MEHQ），含量为单体量的 0.01%~0.05%。

7. 助剂

有些树脂类粘结材料常加入适量的钛白、镉黄等调色剂及氧化钛、氧化铝等不透明剂以获得与天然牙匹配的色泽和一定的遮色能力。并且，还常加入紫外线吸收剂，如 UV-237 以防止材料的光老化。

三、全瓷修复粘结材料

早期牙齿硬组织粘结剂分为牙釉质粘结剂和牙本质粘结剂。牙釉质粘结强度较高，而牙本质的粘结强度很低，且操作步骤繁多、价格较高，粘结效果也不理想。目前采用的牙体粘结剂大都是牙釉质牙本质通用的粘结剂，虽其设计重点是针对牙本质，但是对牙釉质也能取得很好的粘结效果。

1. 牙釉质粘结体系

（1）牙釉质酸蚀剂：在众多的酸蚀材料中，磷酸的酸蚀效果最好。典型的酸蚀剂为浓度 32%~37% 的磷酸水溶液或凝胶。磷酸水溶液流动性大，易于冲洗，但是难以控制范围。而磷酸凝胶具有一定的黏稠度，可被放置于指定的位置，且能限制范围，使用方便，但不易冲洗去尽。磷酸酸蚀时间一般为 10~60 秒，目前常用的酸蚀时间为不超过 30 秒，但氟斑牙因其抗酸能力较强，酸蚀时间一般为 2~3 分钟，最长可达 5 分钟。

（2）牙釉质粘结剂：牙釉质粘结剂是以牙釉质为作用对象的合成树脂类粘结剂。20 世纪 80 年代后，人们在传统粘结剂的基础上加入了些超微填料和粘结性单体以提高粘结材料性能和拓宽应用范围。粘结性单体又称为功能性单体，为一类丙烯酸酯类单体，如 4-META、Phenyl-P、HEMA 等，其分子结构上含有强极性基团，可以与牙釉质中的羟基及钙离子形成较强的氢键、配位键、分子间作用力。这种牙釉质粘结剂可以分为光固化和化学固化体系，其典型组成如表 7-2-1 所示：

表 7-2-1　牙釉质树脂粘结剂的一般组成

	成分		含量%
光固化型	树脂基质（Bis-GMA）		40 ~ 60
	粘结性单体（4-META）		1 ~ 5
	稀释剂（TEGDMA）		40 ~ 60
	光敏剂（樟脑醌）		0.3 ~ 0.5
	光敏促进剂（DMAMA）		0.1 ~ 0.3
	阻聚剂		微量
化学固化型	胶液	Bis-GMA	40
		4-META	5
		TEGDMA	15
		MMA	39
		促进剂（BHET）	1
		阻聚剂（BHT）	0.03
	粉剂	二氧化硅	99
		引发剂（BPO）	微量
		颜料	1

2. 牙本质粘结体系　牙本质在组成及结构等各方面与牙釉质有很大差异，存在很多不利于粘结的因素。早期的牙本质粘结剂在组成与机制上类似于牙釉质粘结剂，粘结强度很低。第三代粘结体系在使用时先用酸蚀剂对牙本质的污染层部分去除或改性，运用底漆来提高树脂的渗透和粘结强度，取得了很大进展。从第四代粘结体系开始，牙本质粘结技术相对成熟，这一体系的大部分产品已经能够对牙本质和牙釉质进行同步粘结，包括表面调节剂、预处理剂和粘结树脂三个部分。但是操作步骤比较繁琐，操作时间长，增加了粘结面被污染的几率。第五代粘结体系把其中两个组分合二为一，形成全酸蚀单瓶系统和自酸蚀系统两个类型。全酸蚀系统是将底漆和粘结树脂合并起来，在牙体酸蚀后一步完成粘结操作。而自酸蚀系统则是以酸性功能性单体代替酸蚀剂，与底漆结合起来，不再需要单独的酸蚀冲洗步骤，直接使用粘结剂。第六代粘结体系将三个组分合并成单一组分的产品，操作更简洁。

牙本质粘结剂典型组成为：

1）牙本质调节剂：为粘结前对牙本质表面进行预处理的液体，可以去除牙本质污染层并对牙本质进行修饰和改性。通常是酸性液体，常用磷酸水溶液或凝胶、10% 柠檬酸 -3% 三氯化铁溶液、马来酸、乙二胺四乙酸二钠溶液等。

2）牙本质预处理剂：又称为底漆或底涂剂，可改变牙本质的表面性能，使粘结剂更容易渗入，还可参与树脂的固化反应，提高粘结力。其主要成分为丙烯酸酯功能单体和溶剂载体。常用的功能单体有 HEMA、4-META，Phenylp、N- 苯基甘氨酸 - 甲基丙烯酸缩水甘油酯、联苯二甲基丙烯酸酯、二季戊四醇 - 五丙烯酸磷酸酸酯以及其他甲基丙烯酸酯的衍生物。

3）牙本质粘结剂：是具有流动性的树脂，能渗透并渗入经调节剂和预处理剂处理过的牙本质表面，形成有效的粘结。其成分与牙釉质粘结剂类似，可分为光固化型和化学固化型。

第三节　基牙的粘结

牙体硬组织粘结剂因其作用原理的差异，可分为牙釉质用的牙釉质粘结剂和牙本质用的牙本质粘结剂。而为了保证瓷层的厚度和强度，全瓷修复体牙体预备要求留出足够的间隙，这往往会暴露出牙釉质内层的牙本质，因而目前使用的牙齿粘结剂大多为牙釉质牙本质通用的粘结剂，其设计重点是针对牙本质，同时对釉质也有很好的粘结效果。

一、牙釉质的粘结

（一）粘结机制

树脂粘结剂与牙釉质的粘结主要是依靠机械锁合作用。树脂粘结剂具有一定的流动性，可流入处理过的牙釉质表面的多孔隙粗糙结构中，形成树脂突，从而获得机械锁合作用。

（二）表面处理

为了获得对牙釉质的良好粘结，在粘结前必须对牙釉质进行表面处理，提高表面能，并去除牙釉质表面的污物。

（1）酸蚀：可用 37% 磷酸在牙釉质表面进行酸蚀处理，时间 30 秒或 60 秒，酸蚀后用蒸馏水冲洗，干燥。

通常认为，酸蚀的作用主要包括：

1）表面清洁：牙体硬组织在粘结中有很大影响。口腔环境中的唾液、龈沟液、血液、组织液及溶于其中的离子都可能是污染源，严重影响粘结。酸蚀可以溶解脱钙，并去除表面的牙菌斑，暴露出新鲜牙面，达到清洁和活化牙釉质的目的。

2）表面粗糙化：酸蚀后形成的粗糙表面与粘结强度关系密切，它既受酸蚀液成分、浓度和处理时间影响，也与被处理的牙釉质表面局部牙釉质排列方向、钙化程度等因素有关。一般用 20%~37% 的磷酸水溶液酸蚀牙釉质。为形成良好的粘结，要求釉质的脱矿深度适当，酸蚀时间太短，釉质脱矿浅，粗糙度小，不利于形成机械锁合作用；时间太长，则脱矿过度，表面粗糙度反而减小。一般酸蚀时间为 30~60 秒。而氟斑牙因有较强的抗酸能力，酸蚀时间一般为 2~3 分钟，最长可达 5 分钟。牙釉质酸蚀后其表面脱矿深度仅为牙釉质厚度的 1/50~1/200，并且酸蚀面在一个月内又会再矿化。同时，酸蚀牙釉质也不会对牙髓组织产生损害，所以，酸蚀是安全可接受的。

3）其他作用：酸蚀后的牙釉质表面部分羟基和氨基可产生定向排列，使表面表现出极性，可与树脂中的羟基、羧基等基团形成氢键引力或静电引力，提高粘结强度。

（2）超声波处理：用频率大于 20kHz 的超声波处理牙釉质表面，通过高频振动或空化作用使污染物脱落，清洁牙面。但单独使用此法效果差，故较少使用，只作为辅助手段。

二、牙本质的粘结

牙本质的组成及结构和牙釉质有较大差异，存在许多不利于形成良好粘结的因素，如：牙本质中的水和有机物的含量均高于牙釉质；而结构上，牙本质包括牙本质小管和延伸入其中的成牙本质细胞突构成，外界的一切机械化学和温度等刺激都会引起牙髓明显的反应。所以，对牙本质的粘结不像对牙釉质的粘结那样发展成熟。

（一）粘结机制

1. 全酸蚀、湿粘结类粘结剂的粘结机制

现在人们普遍认为，限制牙本质粘结强度的最主要的原因是牙本质污染层的存在。污染层是在牙体预备过程中，由机械切割牙本质时产生的切割碎屑组成的松散层，存在于切割后的全部牙本质表面，进入牙本质小管中形成污染栓，阻碍粘结剂与牙本质表面相互作用，需要采用酸蚀技术将其除去。牙本质表面酸蚀后，污染层被去除，牙本质表面脱钙，胶原纤维网暴露。未吹干水分时，胶原纤维网直立膨松，而吹干牙面后，胶原纤维网脱水塌陷，形成致密的纤维层，反而影响粘结。有效的牙本质表面调节剂能清除牙本质表面的污染层和牙本质小管口的污染栓，当含有功能性单体的树脂渗入胶原纤维网后便在牙本质、树脂界面形成一个树脂渗入、增强的牙本质层，即混合层。混合层提供了牙本质粘结的主要固位力。

牙本质表面酸蚀冲洗后，轻吹 2~3 秒，这时牙面仍有一薄层水膜，然后将含有水分、粘结性单体、挥发性溶剂的底漆涂于其上，之后充分吹干，挥发性溶剂带着水分一起挥发。粘结单体最后充满胶原纤维网并与牙本质直接粘结。然后涂粘结胶液，光照固化后，粘结胶液和粘结性单体共聚，形成混合层，提高粘结强度。

2. 自酸蚀类粘结剂的粘结机制

Ⅲ型自酸蚀类粘结剂的底漆中有酸性较强的丙烯酸酯单体及水分，能渗入并溶解污染层，并使污染层下的牙本质表层脱矿。用气枪吹去挥发性溶剂和水分，这时，牙本质表面有溶解的污染层碎屑、脱矿物碎屑、胶原纤维网层及充满其中的丙烯酸单体。然后涂粘结胶液，光照固化后，粘结胶液和丙烯酸酯单体共聚，形成既有胶原纤维、污染层碎屑、脱矿物碎屑，又有粘结剂的混合层。

Ⅳ型自酸蚀类粘结剂将底漆和粘结剂合成一瓶，其粘结机制和Ⅲ型相同。

（二）性能

1. 粘结强度

自酸蚀粘结剂剪切强度一般在 15~23MPa，拉伸强度在 17~35MPa，不同品牌的粘结剂其粘结强度有一定的差异。影响粘结强度的因素：

（1）酸蚀时间：酸蚀时间过长会导致胶原纤维变性，脱矿层过厚，粘结剂不易完全充填，而且过长时间的酸蚀可能对牙髓造成危害。一般牙本质酸蚀时间为 15~30 秒，不应超过 60 秒。

（2）粘结面的润湿程度：牙本质表面酸蚀冲洗后，表面应保持一定润湿程度，吹干胶

原纤维会塌陷，形成致密纤维膜，不利于粘结。若水分过多，涂底漆后，水分不易吹除，固化后会有微小水珠存在，降低粘结强度。

（3）粘结面离髓腔的远近：离髓腔越近，粘结强度越低。

（4）洞型因子：洞型因子值越大，粘结强度越低。

（5）唾液污染：充分隔湿非常重要，唾液污染会显著降低粘结强度。

（6）涂底漆的次数：有的材料涂两遍的粘结强度高于涂一遍的，有的则没有明显区别，应按照说明书进行，对于Ⅳ型粘结剂，涂多遍的效果优于涂一遍。而自酸蚀底漆的涂擦时间也有明显影响，涂 30 秒效果优于 20 秒。

（7）粘结剂的固化程度：粘结剂固化不良会影响粘结后的粘结强度，也影响粘结的耐久性。

（8）规范操作：牙本质的粘结受多种操作因素影响，要求操作者严格按照说明书进行操作。

2. 牙髓反应

酸蚀牙本质很少会引起牙髓不可逆的损害。临床上大多数过敏的原因，是酸蚀后空气吹干时间过长，吸出小管内的液体，停止后液体回缩，形成空气栓子，在咀嚼时引起过敏。如果未露髓，牙本质粘结剂在短期及长期，一般不会对牙髓产生显著的组织学改变，有些应用于露髓的牙面，也能获得良好的牙髓反应，但有些就会造成牙髓的严重反应，所以将牙本质粘结剂应用于露髓处应谨慎。牙髓组织对牙本质粘结剂的反应除受材料组成的影响以外，保留牙本质厚度也有影响，若保留牙本质很薄，可能引起牙髓暂时性炎性改变，然后会出现继发性牙本质。

三、暂时粘固对牙体粘结的影响

全瓷修复包括贴面、全冠、嵌体等往往在基牙预备后需进行暂时修复。暂时修复的目的为：满足患者在过渡时期的美观需求；保护暴露的牙本质，避免出现牙髓激惹症状和防止细菌的侵入；保持修复体的间隙，防止基牙、邻牙、软组织发生移位。

暂时修复体也依赖于粘结作用固位，而粘结材料可能对牙本质表面调节的效果、修复体就位的准确性和最终的粘结质量有影响，因而应该选择影响较小的种类，并在修复体最终粘固前对牙体表面进行清洁操作。

临床上较为常见的暂时粘结剂为含有丁香油酚的氧化锌水门汀，其密合性好，对牙髓有安抚作用，能保护牙髓免受热、电流和化学的刺激，还有一定的抑菌作用。但是，在全瓷修复前应尽量避免使用，因为丁香油酚分子中的羟基会抑制原子团的活性，从而影响树脂的聚合反应。牙本质脱敏剂结合树脂水门汀曾被普遍用于暂时粘固，但这种做法对最终粘结同样有损害。目前，利用无丁香油酚的氧化锌粘结剂暂时粘固是一种比较安全的技术，并且去除时需要用不含氟化物和油的浮石粉彻底清除残渣。

第四节　陶瓷的粘结

全瓷修复体的粘结取决于树脂与牙体粘结、树脂与陶瓷粘结两个方面，目前树脂与牙体间的粘结强度基本可以满足临床需要，而陶瓷、树脂之间的粘结仍然是相对薄弱的环节。陶瓷的粘结主要依靠与树脂之间的机械嵌合作用和化学粘结作用。目前用于陶瓷表面处理的酸蚀、喷砂、打磨、硅烷化等技术都是针对这一机制来达到目的的。

一、表 面 处 理

1. 表面清洁

清洁的陶瓷表面有利于去除污染物或水的干扰，降低表面张力，提高表面活性，是形成良好粘结的前提。而临床操作中，一次性无菌手套表面的滑石粉，沾染的唾液、血液及黏附的菌斑以及表面粗化处理产生的大量碎屑等污染物会严重降低树脂与陶瓷的粘结强度。目前采用的清洗方法各有优势。超声清洗或压力蒸汽清洁的方式可用于去掉松散的附着物和沉淀物；喷砂虽不能去除唾液的污染，但对手套滑石粉的污染很有效；火焰清洁法则是通过火焰烧掉陶瓷表面的蛋白膜、菌斑及残留物和其他污染物，并能使陶瓷表面彻底干燥。临床上，如果在喷水冲洗后使用火焰法清洁可以显著改善陶瓷的润湿性，有利于提高粘结性能。

2. 表面粗化处理

表面粗化可以扩大粘结作用面积，产生陶瓷表面微孔结构，有利于形成机械锁合，并且还能活化表面，提高表面自由能，增加润湿性，有利于树脂的附着。目前的表面处理方法有：氧化铝喷砂、打磨、酸蚀、激光处理等。

氧化铝喷砂可以有效地粗化陶瓷表面，其颗粒直径一般为 $50\mu m$ 或 $110\mu m$。喷砂的强度和时间也不宜过大过长，过量的喷砂也会形成碎片和大量陶瓷成分的丢失，不利于粘结边缘的封闭性和适合性。

酸蚀是目前最常用的表面处理方法，而氢氟酸是目前最普遍接受的一种陶瓷酸蚀剂。氢氟酸能选择性的溶解陶瓷中的玻璃基体，从而获得良好的表面质地和粗化。氢氟酸溶液浓度应为 2.5%~10%，作用时间为 2~3 分钟。

近年有运用激光进行表面处理，利用激光的瞬间高温高压使陶瓷表面局部溶解和气化，既能起到清洁和干燥的作用，又能获得表面均匀一致的点状倒凹结构。具有定位准确、操作简便的优点，但需额外购置特殊设备，不利于推广。

3. 化学偶联

近年来，硅烷偶联剂作为表面处理剂被广泛应用于陶瓷粘结系统。对预处理的陶瓷表面使用硅烷偶联剂能提供化学共价键和氢键的粘结作用，有利于硅酸盐陶瓷和树脂粘结。一些硅烷偶联剂产品还添加有羧酸、功能性粘结单体等物质，它们可激活和加速硅氧键的形成。

4. 硅涂层

高强度的陶瓷如氧化铝或氧化锆基陶瓷在化学构成上和硅酸盐类陶瓷有很大不同，这些陶瓷需要在硅烷化处理前用硅涂层进行表面改性从而获得良好的化学结合力。改性可以增加陶瓷表面的硅氧基团使得硅烷偶联剂的功效可以得到发挥。

二、各类陶瓷的粘结

全瓷体系由于其化学成分的不同，可以分为硅酸盐基陶瓷、氧化铝基陶瓷和氧化锆基陶瓷等，各有其特点，也有其不同的粘结技术要求。

1. 硅酸盐基陶瓷

此类常见的产品包括 Dicor，Cerapearl，IPS-Empress，IPS-Empress2，IPS e.max CAD 等。这一类陶瓷具有极佳的美学性能，常应用于贴面或嵌体。这类全瓷修复体，常规于喷砂后使用氢氟酸酸蚀，再涂布硅烷偶联剂可获得很高的粘结强度。

推荐表面处理方法：氧化铝喷砂 + 氢氟酸酸蚀 + 硅烷偶联剂

2. 氧化铝基陶瓷

此类常见的产品包括：In-Ceram Alumina，In-Ceram Zirconia，In-Ceram Spinell，Procera AllCeram 等。在高强度的氧化铝基陶瓷中，氧化铝不再是增强相，而是陶瓷的基体，可以用于任何部位的全冠或部分区域的局部固定义齿，在其表面饰以长石质瓷可以达到很好的美学效果。基于其成分上的特殊性，很多表面处理手段无法应用，氢氟酸酸蚀不能获得粗化表面，不能形成机械锁结结构，并且氧化铝基陶瓷表面缺乏硅氧基团，直接应用硅烷偶联剂难以发挥化学偶联作用。氧化铝喷砂能形成粗糙的微观结构，增加陶瓷表面的润湿性，是一种有效的表面处理方式。但因氧化铝砂粒和氧化铝基陶瓷硬度相同，其作用也受到了影响。而硅涂层的技术可以实现对该类陶瓷应用硅烷偶联剂，显著提高粘结的性能。

推荐表面处理方法：氧化铝喷砂 + 硅涂层 + 硅烷偶联剂

3. 氧化锆基陶瓷

大部分计算机辅助加工所用的可切削的陶瓷都是氧化锆材料，主要产品有：DC-Zirkon，Everest BIO ZH-Blank，IPS e.max Zir-CAD，LAVA Frame，Procera allairkon，VITA In-Ceram YZ CUBES 等。该类陶瓷抗折强度高，广泛应用于各类固定义齿、全冠、种植体和根管桩的制作。传统的酸蚀技术对该类陶瓷也无效，但是表面改性过后，粘结的耐久性能大大提高。

推荐表面处理方法：氧化铝喷砂 + 硅涂层 + 硅烷偶联剂。

第五节　粘结的临床操作技术

全瓷修复体的粘结就位步骤大致相同，只要掌握了基本的原理和方法就可以轻松应对。本书以铸造陶瓷贴面为例对粘结的临床技术操作和注意事项加以介绍。

一、粘结前的准备工作

1. 去除暂时修复体

去除暂时修复体，如果去除困难可用车针磨除或脱冠器脱取。

2. 清洁牙体表面

用无纹橡皮杯或毛刷蘸不含油或氟化物的浮石粉清洁牙体表面（图 7-5-1）。

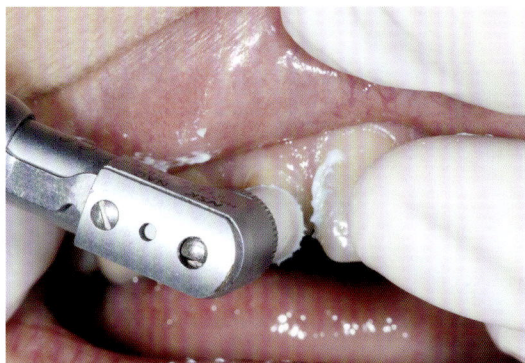

图7-5-1 清洁牙面

3. 试戴

检查颜色和适合性，与患者进行交流，患者满意后才可开始粘结（图 7-5-2，图 7-5-3）。

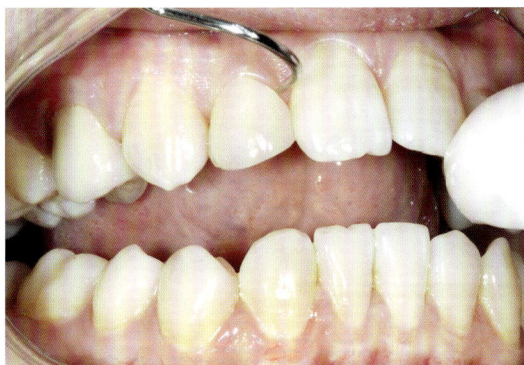

图7-5-2 试戴

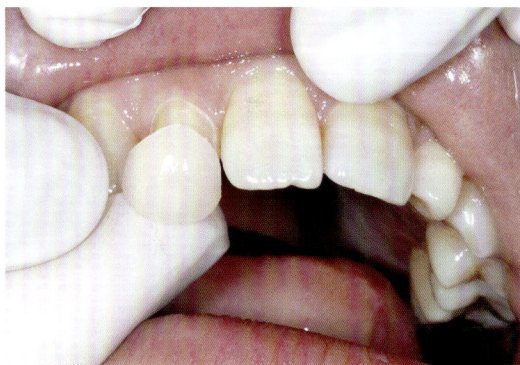

图7-5-3 试戴

4. 贴面的表面处理

贴面的表面处理一般在技工室内已经完成。按照产品说明，将酸处理液涂于喷砂面。维持 3 分钟后喷水冲洗，注意不要波及贴面的外表面，尤其是若使用溶液性产品时不易限制范围，要事先做好防护（图 7-5-4）。

5. 清洁和器材准备

将酸蚀后的贴面超声清洗数分钟后吹干，按牙位顺序排列，准备器械和粘结材料。

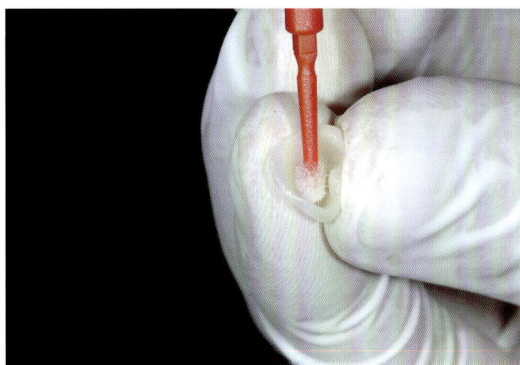

图7-5-4 贴面表面处理

二、就位和粘结

1. 排龈

良好的排龈有利于暴露基牙龈向预备的边缘，防止龈沟液和血液的污染（图 7-5-5）。

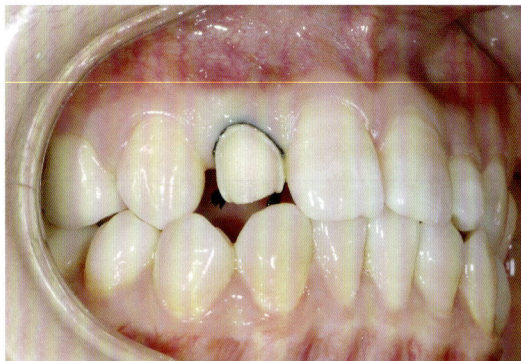

图7-5-5　排龈

2．隔离

（1）用橡皮障隔离是比较理想的做法，能有效的隔湿，防止唾液污染、术野清晰。鉴于国内的实际情况，也可用棉卷隔离邻牙（图7-5-6）。

（2）将聚酯带插入两牙之间，利于去除多余的粘结剂。也可预先放置两根牙线，用牙线去除邻面多余的粘结剂（图7-5-7）。

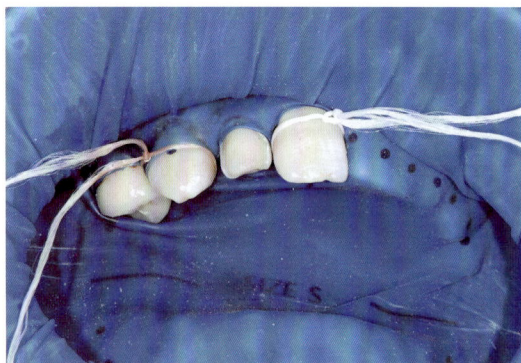

图7-5-6　橡皮障隔离

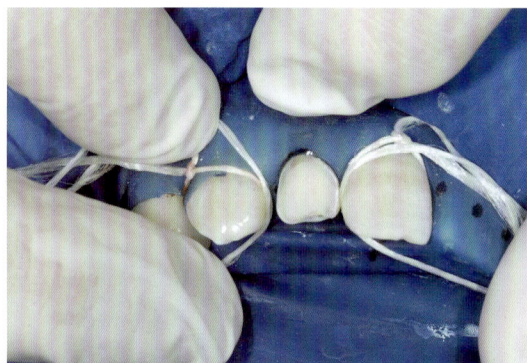

图7-5-7　放置牙线

3．陶瓷粘结

（1）涂布偶联剂：本书采用的硅烷偶联剂为预水解型，将硅烷涂于酸蚀的瓷表面，自然干燥1分钟，然后用与表面平行的气流通过，进行干燥。如果使用的是酸激活型硅烷，则还需先在贴面表面形成酸性媒介环境（图7-5-8）。

（2）输送树脂粘结剂：向贴面组织面输送树脂粘结剂，注意从底部开始输送，将枪头插入已输入的树脂中，防止气泡的产生（图7-5-9）。

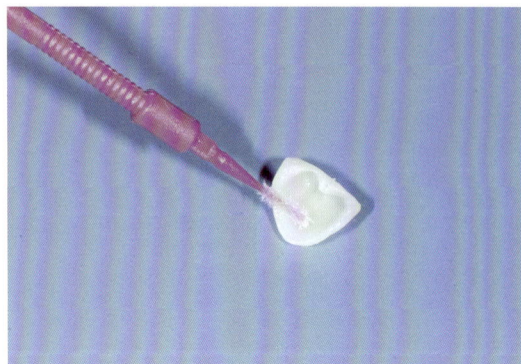

图7-5-8　涂布偶联剂

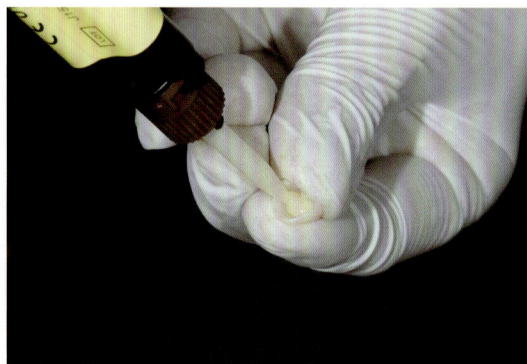

图7-5-9　输送树脂粘结剂

4．牙体粘结

多数情况下，贴面只在釉质范围内进行牙体预备，但如果牙体有扭转、倾斜或严重变色则需增加预备量暴露出牙本质。目前常用的粘结剂都是既可用于牙釉质又可用于牙本质，实现同步粘结。

（1）酸蚀：根据使用产品的不同进行不同操作，本病例采用自酸蚀体系，不需进行特殊的酸蚀过程，但采用其他粘结体时如需进行酸蚀操作，需注意：

1）冲洗吹干牙体粘结面。

2）保护邻牙，可以用防护罩将邻牙隔离，并用木楔子固定。

3）用小毛刷或注射器将酸蚀剂涂布于牙体粘结面上，牙釉质区保持15~30秒，牙本质区10~15秒，氟斑牙则要适当延长时间。

4）冲洗　用大量的水冲洗30秒，去除酸蚀剂并吹干。

（2）涂布粘结剂：用无油空气吹去多余的水分并保持一定湿度，涂布一层或两层粘结剂，轻吹使其均匀分散（图7-5-10）。

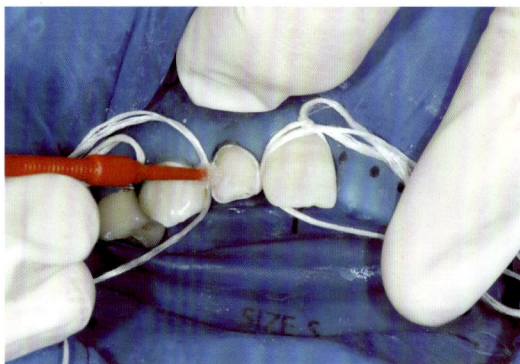

图7-5-10　涂布粘结剂

5．就位

旋转贴面至牙体唇面，轻轻调整至与龈边缘区完全接触，应采用"轻摇式"或"脉冲式"手法，放置稳定后，检查边缘的密合性，注意操作中要固定牢固。若是全冠和嵌体则可嘱患者咬紧，挤出多余的粘结剂。一次操作最好只针对一个牙位，若是多个贴面的病人，则由靠后的牙齿开始，逐个就位至尖牙，然后同时就位两个中切牙贴面以确保相互匹配，再就位侧切牙贴面（图7-5-11）。

6．固化程序

（1）先由舌侧光照5秒，再由唇面切

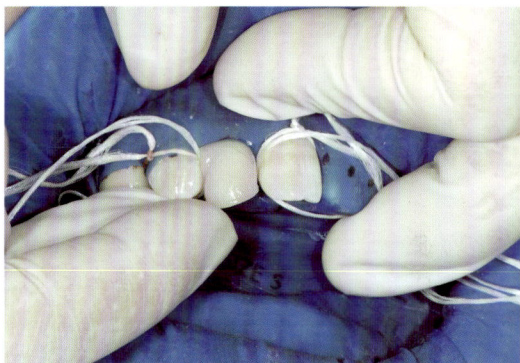

图7-5-11　就位

1/2处照5秒，去除排龈线或邻间区的聚酯带以去除龈缘和邻间区多余的树脂，注意保持贴面的稳定位置（图7-5-12，图7-5-13）。

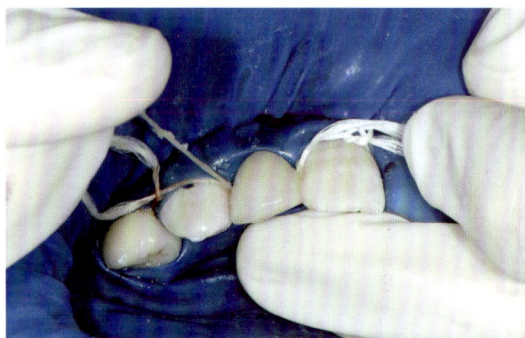

图7-5-12　去除多余树脂

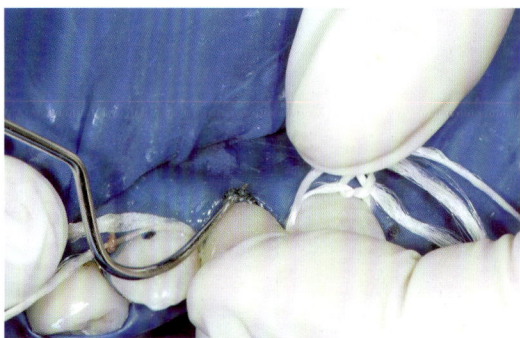

图7-5-13　去除多余树脂

（2）重复长时间光照，完成聚合过程（图7-5-14）。

（3）精修完成：粘结剂完全固化后可进行精修和抛光（图7-5-15）。

7. 修复完成（图7-5-16，图7-5-17）。

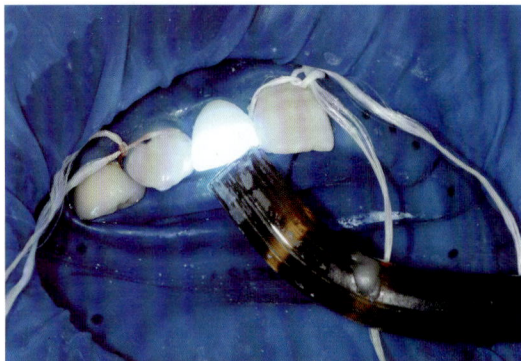

图7-5-14 光照

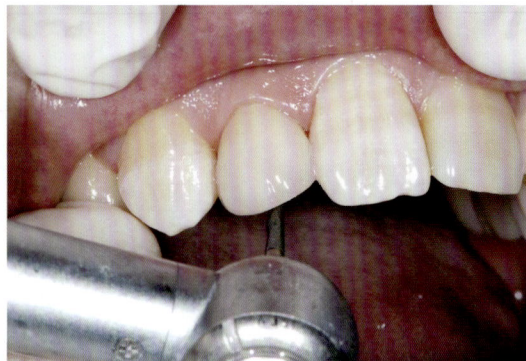

图7-5-15 精修完成

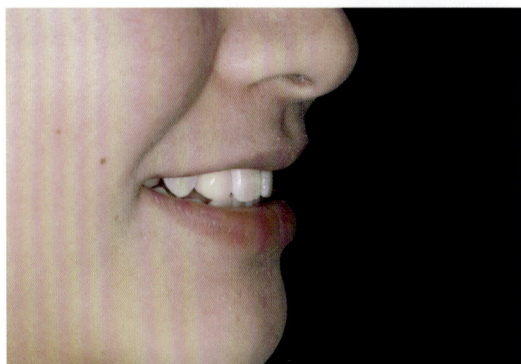

图7-5-16 修复完成

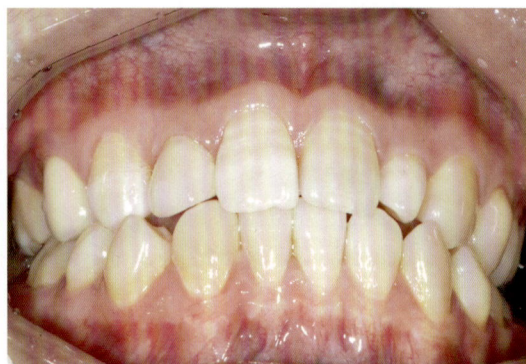

图7-5-17 修复完成

（肖鸣鹭 万乾炳）

第八章
全瓷修复常见并发症的预防及临床处理

第一节 基牙疼痛

一、过敏性疼痛

1. 全瓷修复体在戴入和粘固过程中出现疼痛

活髓牙磨切后牙本质暴露，修复体试戴时的机械摩擦，粘固时消毒药物刺激，冷热刺激，粘固剂中游离酸刺激等引起过敏性疼痛。此种疼痛一般待粘固剂凝固后便可自行消失。

2. 全瓷修复体粘固后近期内遇冷热刺激痛

多系牙体组织切割过多接近牙髓，或因基牙预备后未及时戴入暂时修复体所致。可先将全瓷修复体做暂时性粘固（注意使用不含丁香油的暂时粘固剂），观察一段时间，待症状消失后，再做永久性粘固。如果症状加重，转化为牙髓炎，则需进行牙髓治疗后再行处理。

3. 全瓷修复体使用一段时间后出现冷热刺激痛

可能由于继发龋、牙周创伤或牙龈退缩、适合性差、固位不良、修复体松动、粘固剂质量差或粘固剂溶解等原因。因粘固剂溶解造成的边缘缝隙，可以使用粘结剂重新粘固后加以封闭。牙龈退缩引起的牙本质过敏现象可以使用脱敏剂脱敏处理。除以上两种情况，在无损修复体的情况下摘除重新粘固外，一般都需要拆除全瓷修复体，治疗患牙后重新制作。

二、咬合痛

全瓷修复体粘固后短期内出现咬合痛，多为早接触引起的创伤性牙周膜炎，经过调𬌗处理后，疼痛一般会很快消失。若未及时调𬌗，则可能因创伤而引起急性牙周膜炎，疼痛加剧，必要时须在局麻下拆除全瓷修复体，待痊愈后重做。

全瓷修复体粘结后经一段时间使用后出现咬合痛，应检查牙松动度并照X线片参考，确定是否由创伤性牙周炎或根尖周炎等原因造成。可调𬌗，牙周治疗，修复体上钻孔或拆除全瓷修复体做根管治疗等治疗方法，甚至拔除患牙，重新设计修复。

如为桩核冠修复，则要考虑是否是牙体预备时根管侧穿而引起牙周炎症，是否有牙根折裂以及原根管治疗是否完善等情况。

三、自发性疼痛

全瓷修复体粘固后若出现自发性疼痛，应根据疼痛特征，口腔检查并结合 X 线片，确诊是否由于牙髓炎，根尖周炎，牙周炎等引起，然后对症处理。

若自发性疼痛出现于修复较长时间后，多与修复体质量有关。如因继发龋形成而发展为牙髓炎，或由于原有龋病未经过完善处治而发展为牙髓炎以及修复体松动造成继发龋，或由于修复前根管治疗不完善，产生根尖周炎等。

如为桩核冠修复，则要考虑是否是牙体预备根管侧穿而引起牙周炎症，是否有牙根的折裂。

牙髓炎引起的自发性疼痛，常由于有修复体覆盖而不易检查与定位，此时不要轻易拆除修复体，而应仔细检查修复体是否松动，边缘有无裂隙，有无殆障碍，再做温度试验与牙髓活力试验。如有牙周症状，应进行叩诊与 X 线检查，以便确定牙周组织有无病变与有无根管壁侧穿。经明确诊断后再作处理，以免误诊。诊断认为牙髓炎症而引起的自发性疼痛，应先行牙髓治疗，以后再根据具体情况进行修复。如为牙周炎症引起者，应根据临床与牙周破坏程度、患牙松动度、X 线片等决定患牙能否保留。对保留的患牙要进行牙周治疗。由创伤殆引起的自发性疼痛，应仔细调殆并进行必要的牙周治疗。

第二节　继发龋及预防

继发龋是全瓷修复体长期使用后最常见的并发症之一，它是涉及全瓷修复体使用寿命的重要因素，也是全瓷修复体维护的重要内容。全瓷修复体的边缘是继发龋的好发部位。

一、原　　因

1. 修复体与牙体不密合，修复体边缘存在悬突，造成粘结剂被唾液溶解而产生微渗漏。

2. 因修复体固位不良，发生松动，破坏了边缘封闭。

3. 由于食物嵌塞，口腔卫生状况差，自洁作用不好的原因，致使菌斑聚集不易清洁，细菌的生长繁殖，以及基牙牙体预备后缺乏釉质保护而引起基牙继发龋发生。

4. 患者的患龋指数高，属于龋病易感人群。

5. 患者的口腔卫生保健状况差。

二、预　　防

由于这种继发龋发生在有修复体覆盖的基牙上，并有牙龈覆盖，早期龋坏无明显症状，患者很难察觉到，因此保证修复体制作精良，使其与基牙紧密贴合，选择和应用抗溶解性和粘结封闭性能好的树脂类粘固剂，教会患者正确的口腔保健方法等尤为重要。对于患龋指数高的患者，尤其是以往在修复体周围发生过龋坏的患者，应对其进行充分的口腔卫生宣教，在注意保持口腔卫生的同时，可使用一些氟化物如含氟牙膏、漱口水、凝胶等预防性措施。

三、处　　理

原发龋应彻底治疗，并令患者定期随访，有利于早发现、早处理、早中止继发龋。

在随访检查时，用探针对牙面及全瓷修复体的边缘进行探诊。拍 X 线片辅助诊断，特别要注意邻面龋的发生。若患者出现对甜食及温度刺激敏感，或持续出现口腔异味，则应仔细检查修复体是否有微渗漏或轻微的松动，可嘱患者做咬合运动，如有微渗漏可见修复体边缘有液体渗出或出现气泡。

如修复体出现松动现象，则必须拆除，并作进一步检查以明确基牙是否发生继发龋及龋病的严重程度。若修复体拆除时未受损坏，牙体也未发生龋坏，则可能是粘固方法有误造成的失败。此时应认真分析固位体松动的原因，必要时修改设计。如果修复体拆除后发现预备牙形态不佳，缺乏足够的固位力，颈缘不密合等应重新牙体预备，需重新制作修复体，其边缘设计时应跨过充填物。

口腔医师应正确掌握全瓷修复的适应证，合理设计全瓷修复体，并在修复后嘱患者定期复诊，做好口腔卫生维护，以使全瓷修复后的基牙继发龋发生降到最低水平。

另外，修复体的邻面接触区应正确恢复，以保证口腔的自洁作用，避免食物嵌塞，造成邻牙的邻面龋。

第三节　牙髓损伤的预防及处理

全瓷冠修复体的牙体预备切割量大，易造成髓室壁过薄甚至穿髓。活髓牙在牙体预备切割后，由于牙本质暴露，受到刺激时出现过敏现象。随着粘固剂的固化，过敏疼痛症状一般可消失，因粘固剂为温度和电流的不良导体，起保护层的作用。如过敏症状在粘固后未消失，反而加重且出现持续性疼痛甚至出现根尖周症状，则说明牙髓已有病变，需行根管治疗。

一、原　　因

1. 切割牙体过多，损伤较大，或术中未进行有效的冷却降温等护髓措施。
2. 化学性损害　有些修复材料（如垫底材料、树脂充填材料、粘结材料）在新鲜牙本质表面对牙髓的刺激性较大。
3. 感染牙本质去除不够彻底。
4. 对活髓牙术后未采取适当保护措施，如暂时冠修复等。
5. 操作医师未能熟悉掌握髓腔的解剖形态。

6. 暂时冠制作时操作不当，自凝塑料凝固产热或残留未反应的游离单体，损伤基牙牙髓。

二、预　　防

1. 适当磨除牙体组织，牙体预备应在符合牙体预备机械力学和美学要求的前提下，尽可能保存牙体组织，以减少操作和材料对牙髓的危害。

2. 选择小而锐利的工具，车针对牙体适当施压（20~60g），采用间歇性切割、喷射水雾以冲走牙本质碎屑，同时预防牙本质脱水并能冷却降温。

3. 选择对牙髓刺激性小的粘结、垫底材料。

4. 尽可能去净感染牙本质。

5. 为避免取模对预备牙的冷刺激，可在取模前对预备牙涂布脱敏剂，吹干后再取模。

6. 修复体边缘位于自洁区，并与牙体组织密合，牙体预备应有一定的固位形和抗力形等合理设计，避免继发龋造成的牙髓损害。

三、处　　理

牙本质和牙髓受损后临床症状比较相似，均为酸痛，故二者应慎重区别，二者的治疗方法及预后均不相同，前者安抚治疗即可，后者则需彻底的根管治疗。

1. 对于个别牙严重扭转错位的患者，在牙体预备前应对是否会损伤牙髓有充分估计和认识，并预先告知患者，在牙体预备的过程中，由于常需对扭转或长轴倾斜的牙进行大量切削，以使修复体恢复正常牙位及形态，故常会损伤牙髓。此时可在局麻下拔髓，并行一次性根充方法来治疗。

2. 若牙体预备时发生意外局部小穿髓，此时可立即用氢氧化钙行直接盖髓，以使牙髓受到污染的机会降到最低，减少牙髓组织坏死的可能性，并使穿髓处产生继发性牙本质，但其适应证须严格掌握，经观察确认无症状，牙髓未进一步变性坏死后方可进行全瓷修复体的永久粘结。

3. 如全瓷修复体永久粘固后出现牙髓症状，可经修复体钻孔、开髓、根扩、消毒等步骤，完成根管治疗后，用复合树脂材料等充填，也可用嵌体封闭开孔。一般情况下，经过妥善处理能避免因拆除修复体造成的修复体破坏；若在全瓷修复体上开孔时，如果出现修复体的松动或崩瓷，则需重新制作修复体。

4. 根管治疗过程中，应对残留的牙体组织结构和质量做出评价。牙体不能提供足够支持固位作用时，应通过桩核获得支持和固位，并重新制作修复体。

第四节　牙龈损伤的预防及处理

一、原　　因

修复体设计不当，制作不当及临床操作不规范，在义齿修复开始至义齿初戴粘固后都有可能造成牙龈损伤。

1. 牙体预备不当。在备牙过程中操作粗疏，金刚砂车针损伤结合上皮而导致结合上皮根方迁移，出现牙龈萎缩。

2. 修复体边缘有悬突，龈边缘不密合，龈缘位置不正确。

3. 修复体外型恢复不正确，修复体与邻牙或修复体与修复体之间无接触，表面粗糙，导致自洁作用差和食物嵌塞，而引起牙龈牙周损害。

4. 暂时修复体龈缘形态制作粗糙，自凝塑料凝固时产热及残留游离单体刺激牙龈。

5. 粘固时多余粘结剂残留龈沟内及邻间隙内，未予以清除。

6. 修复体边缘位置不当，压迫牙龈。

二、预防及处理

1. 明确诊断和慎重判断的基础上进行牙体预备。在龈缘预备时，可用专用龈缘预备用的车针，并在备牙前使用排龈线，在正确排龈后再行牙体预备。龈组织不慎损伤时，用温盐水漱口，并涂布消炎药以利伤口愈合。若创伤较大，可暂缓取模，牙龈涂布碘甘油，暂冠粘固后观察几日，红肿炎症消退后再取模。

2. 正确设计修复体颈部，注意冠边缘与基牙肩台的适合性，冠边缘与龈缘的相对位置及冠边缘的外形形态。

3. 牙体预备不应过于保守，以确保足够的空间来正确恢复牙体的解剖外形和生理突度，保证口腔功能活动时的自洁和食物生理按摩作用。

4. 避免暂时修复体所用自凝塑料产生聚合热，残留单体对龈组织等有不良刺激。

5. 防止修复体粘固后形成粘固剂悬突，刺激龈组织。

6. 全瓷桥桥体组织面设计为改良盖嵴式等容易保持清洁的接触方式。

7. 在不影响修复体强度的情况下，连接体不宜过大，以保证留出足够的外展隙以利食物溢出道通畅和自洁。

8. 保持口腔卫生的清洁，保护软硬组织的健康。

9. 对已有的不符合要求的修复体，应根据具体情况或进行外形调整，或拆除后重新备牙，进行完善的牙周治疗，重新设计和制作修复体。

第五节　崩瓷的预防及处理

全瓷修复的备牙质量及患者𬌗力大小是全瓷修复临床成败的重要因素，因此要求临床操作医生严格掌握其适应证，牙体预备须足够，并在备牙后有理想的形态。在𬌗力过大、咬合过紧及夜磨牙患者中，全瓷修复体折裂可能性更大。

一、原　　因

1. 全瓷冠颈部边缘与预备牙体的接触常十分紧密，预备后若最大周径不在龈端，就位时修复体边缘就会产生张力，易出现垂直向崩瓷。

2. 肩台设计不当，若颈部边缘采取刃状，浅凹状肩台，则全瓷修复体冠边缘抗力下降，易导致全瓷修复体纵向折裂。

3. 牙体预备未能消除锐利的转角和边缘，形成应力集中而发生纵折，常见于轴面线角或切嵴等处。

4. 经预备后某些上颌过小牙切龈向距离过短，切端瓷层过厚，力臂加长，作用在切端的力使修复体唇（颊）侧移位可能性增大，引起唇、颊侧颈部瓷崩裂，其特点是多呈半圆形。

5. 牙体预备不足，瓷层厚度有限，达不到应有强度，如舌侧预备量不足，小于 1mm 时，易造成舌侧瓷折裂。

6. 瓷层厚度虽足够，但患者𬌗力过大，亦可造成舌侧瓷裂，紧咬合和磨牙症患者失败概率更高。

二、预　防

针对原因采取措施：

1. 牙预备体切龈向长度应为全瓷冠修复体长度的 2/3~3/4。

2. 牙体预备要为全瓷修复体留出足够的空间，前牙切端在下颌前伸及侧向运动时与对颌牙应有 1.5~2.0mm 的间隙，以保证瓷的强度和美观性能。后牙所有牙尖与对颌牙均应有 2.0mm 的间隙，且牙体预备形态符合设计标准要求。

3. 颈部应采用肩台边缘设计，以保证肩台瓷层厚度，一般应设计为 90°肩台。

4. 对紧咬合及磨牙症患者应避免使用全瓷冠修复。

5. 牙体预备后应将边缘线角等磨圆钝，特别是 CAD/CAM 制作全瓷修复体时切缘应保证有一定的厚度，不能呈菲边状。

三、处　理

全瓷修复体崩瓷后尚无理想的修复方法，一般需拆除重新制作修复体，也可尝试使用树脂材料行暂时性修复。制作新修复体前应仔细分析失败原因，以避免再次治疗失败，必要时可改变修复设计。

（丁　林　万乾炳）

第九章

全瓷材料的透射性能及临床应用

天然牙由牙釉质、牙本质、牙骨质三种矿化不同的硬组织构成，由于牙体组织的组成及矿化程度不同，对光的反射、折射、吸收指数的不同，因而表现出不同的半透效果和光泽度。在各种修复材料中，陶瓷是具有与天然牙牙体硬组织接近的折射及散射系数的半透明物质，因此广泛应用于修复临床。传统的金瓷冠由于金属底层对光的阻射、反射效果及金属色泽的影响，缺乏立体感，色泽欠佳，因此无金属基底的全瓷修复体具有更好的光学性能，入射光的部分透射过全瓷修复体到达牙体组织或桩核，除部分反射外，还有部分被吸收和透射，产生多层次的视觉效果，使修复体更加美观逼真。目前常用的全瓷修复体主要以高强度陶瓷材料作为瓷核，并与饰面瓷配合应用，具有代表性的全瓷系统有：IPS-Empress、In-Ceram、Procera AllCeram、Cercon、Lava 等。近年来对各种全瓷系统透射性能的研究日益广泛，了解全瓷修复材料透射性能的重要性、测定方法、影响因素及与天然牙半透性的匹配等方面的理论，可以为全瓷修复体的临床选择与应用提供参考依据。

第一节　全瓷材料透射性能的重要性

评价修复体的颜色常用色相（hue）、明度（value）和彩度（chroma）这三个指标，其中明度反映对光的反射性能，它对修复体的最终效果影响最大。除上述二个指标以外还应该考虑修复体的半透性和光泽度，只有具有与天然牙接近的半透性，才能体现牙体组织的层次感，具有一定的活力，而且材料的透射性对明度的影响很大。全瓷材料的半透性（translucency）主要取决于对光的吸收和散射。如通过全瓷材料的大部分光线被散射或反射，材料表现出不透明性；如果仅有少量的光线被散射，大部分能透射，则表现出透明性。全瓷材料的反射、散射、折射系数不同，表现出不同的半透性，因此全瓷材料的透射性能及与天然牙的匹配是制作全瓷修复体取得满意的美学效果的关键。

第二节　全瓷修复材料透射性能的测定方法

按材料的透明程度一般可以分为透明材料、半透明材料、半不透明材料及不透明材料，通过测量光波穿过材料后光的总量百分比，可判断出材料的半透状况。表示材料透射性能的指标为透射率（T），常用的测色仪器主要有分光光度仪、色度计、色差计及计算机测色仪等，它们一般都可以进行透射率的测定或计算，其中最常用的是分光光度仪，其原理是使用传感器测定物体表面反射光线各个波长的反射率，此仪器的敏感性较高，根据测色的方法可分为接触式和非接触式，很多非接触式测色仪配有各种规格的光纤探头，可进行口内的活体牙、修复体测色。在进行材料的透射率测量时，要正确调整入射光的角度和观察的角度，口腔内测量需用白色或黑色背景衬托，这样测量的数据才准确。天然牙在切缘及近远中邻面有较厚的牙釉质，光呈线状折射，具有较好的透射效果。对于陶瓷材料半透性的比较常采用"相对半透性"概念，用"对照比"（contrast ratio，CR）表示，测定方法是在同一光源下测量试件在黑色背景上的反射光强度（Yb）及在白色背景上的反射光强度（Yw），两者之比即为对照比 CR=Yb/Yw，对照比越接近 1，材料透射性越差；对照比越接近 0，材料的半透性越高。

第三节　影响全瓷修复材料透射性的因素

影响全瓷修复材料透射性的因素很多，如全瓷材料孔隙、颗粒的大小，晶体的种类、含量及折射率，操作工艺，全瓷底层冠，饰面瓷，牙体组织、桩核及粘固剂等。

一、孔隙、颗粒的大小

影响全瓷修复材料透射性的主要原因是陶瓷内存在的气孔。虽然瓷粉颗粒越细，气孔愈小，颗粒间的接触面愈大，但在光散射作用下透射性反而有所降低，因此采用适当大小的颗粒粒度可调整全瓷材料的透射率。有研究表明，若颗粒直径接近光波波长，则具有较大的散射能力。同时，颗粒的化学组成（导致光吸收的成分）以及颗粒与玻璃基质的相对折射比也会影响材料的散射能力，由小颗粒组成的材料（直径约为 0.1μm）尽管由于颗粒增多，散射增强，但由于反射及吸收较少，当光线透过时仍表现出较高的透射性。大颗粒（直径约为 10μm）组成的材料含颗粒数减少，散射能力差，但大颗粒将造成表面较大的反射和吸收，因而透射性差。目前常用的氧化锆陶瓷的颗粒粒度大于光波波长，且折射系数与玻璃基质差异大，增大了散射性，降低透射性，因而含氧化锆的全瓷材料往往半透性差。全瓷体系材料的颗粒粒度一般约为 0.5~5.0μm，此粒度对材料透射性影响较小。

二、晶体的种类、含量及折射率的影响

各种不同的晶体影响光透过的量，铸造玻璃陶瓷 Dicor 和热压铸陶瓷 IPS — Empress 因为具有与釉质类似的有序晶体结构，折射 75% 的可见光，透射率较高。有研究测量不同陶瓷试件的对照比，在全瓷核材料中含硅酸盐的陶瓷半透性相对高，饰面瓷中 Ceramco 的半透性较高，并指出全瓷材料的对照比与材料厚度成线性关系。

全瓷材料晶体含量愈少，折射率越接近玻璃基质，可减少光的散射，提高材料的透射

性。IPS-Empress 和 IPS-Empress2 的晶体含量低于 In-Ceram、Procera，且白榴石（分散强化 IPS-Empress）和硅酸锂（分散强化 IPS-Empress2）其折射率分别为 1.51 与 1.55，与玻璃基质的折射率 1.50 接近，因此其半透性高。反之，氧化锆、氧化铝和尖晶石折射率分别为 2.20、1.76 和 1.72，因而 In-Ceram Spinell 半透性相对较高，In-Ceram Zirconia 半透性最低。

三、瓷层的厚度及着色剂的浓度

陶瓷试件厚度（1）与透光率（E）的关系用朗伯定律表示：$E = e^{-\mu 1}$，其中 μ 为材料的吸收系数，可见透光率随厚度增加呈指数关系递减。材料的吸收系数与着色剂浓度有关，陶瓷颜色饱和度的增加及明度值的降低，透射率降低。在玻璃陶瓷加工中一般通过不影响结晶化的着色剂来调节材料的色相和饱和度。

四、操作工艺的影响

1. 瓷粉 / 液比的影响

为减少体积收缩及气孔的形成，在上瓷过程中应尽量振荡除去水分。Zhang Y 的研究表明，不同瓷粉的孔隙率与粉 / 液比有关，但粉 / 液比并不影响材料的透射性，透射性与瓷粉的品种有关。

2. 上釉及反复烧结

上釉以后一般瓷修复体的半透性增加，因为与打磨抛光相比，上釉后表面的散射明显降低。

底层瓷核材料的组成受反复烧结的影响，反复烧结将提高白榴石晶体的含量，半透性降低。Barghi 等研究发现在真空中反复烧烤陶瓷试件超过 5 次，会出现明度下降，透射率增加，认为原因是反复烧结致使瓷层内残留气泡减少所致。

3. 烧结温度及时间

正确的烧结温度可保证陶瓷颗粒达到最佳的熔融状态和结合强度，产生晶化使瓷粉获得微晶结构的棱镜效应，从而获得与天然牙接近的半透性和光泽度，并且确保均衡一致的物理性能。

对于渗透陶瓷，渗透温度升高、时间过度延长可致玻璃相的挥发，玻璃基质的折射率下降，引起半透性下降。

五、全瓷底层冠的影响因素

Kelly 等认为底层核瓷的半透性是修复体整体颜色再现的关键，也是选择材料应考虑的主要因素之一。全瓷核材料应具有较高的强度，一般通过提高晶体含量的方法来获得较高的强度会导致半透性较低。

底层瓷的厚度将影响其强度和光学性能，为确保其强度，厂家推荐了全瓷底层冠最小厚度，Empress 为 0.8mm；In-Ceram 为 0.5mm，它可弥补因晶体与基质的折射率差异较大所造成的半透性偏低。Heffernan 等的研究表明，在全瓷底层材料中，In-Ceram Spinell 的半透性最高；其次是 Empress、Procera、Empress2，属半透明材料；In-Ceram Alumina 的半透性相对较低，属半不透明材料；In-Ceram Zirconia 的对照比为 1.00，与金属底层相同为不透明材料，因此使用 In-Ceram Zirconia 来代替金属底层是否能够获得良好的美学效果值得怀疑（图 9-3-1）。

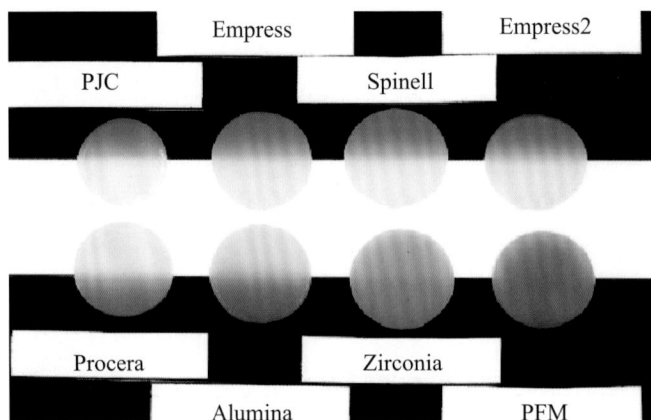

图9-3-1 常见全瓷修复材料在黑白背景下的透射光和反射光

六、饰面瓷的影响

底层瓷与饰面瓷复合体的半透性将影响修复体最终的美学效果。上饰面瓷后半透性降低，可能的原因是饰面瓷由不同含量的晶体组成、瓷层厚度的增加、底层瓷与饰面瓷的界面反射、瓷层中的孔隙以及底层瓷经反复焙烧后其组分发生改变等。各全瓷体系半透性的差异与饰面瓷的厚度不同、光学性能不同及通过烧结程序后，底层 - 饰面瓷的光透射性改变有关。

七、牙体组织、桩核及粘固剂的影响

全瓷修复体常结合桩核修复死髓牙，当光穿透过瓷层后，基牙、桩核及粘固剂的颜色将对修复体的颜色和半透性产生影响，特别对于半透性较高的全瓷体系，如 In-Ceram Spinell、Empress 等影响更明显。有研究通过在桩核上烧结遮色瓷取得较好的美学效果。Nakamura 的研究表明金合金桩核对 Empress 全瓷的颜色影响较大，烤瓷合金桩核对其影响较小。Carossa 等的研究发现：全瓷桩核在 IPS — Empress2 及 In-Ceram 全瓷冠下亮度最大，烤瓷的金合金桩核和抛光的金合金桩核亮度次之，不抛光的金合金桩核亮度最差。目前全瓷桩核技术特别是含氧化锆的全瓷桩核的研究和临床应用成为热点，这样制作的修复体更接近天然牙的光学性能。透射性较高的修复体颜色还将受粘结剂影响，应选择适当颜色的粘结剂以保证粘结前后颜色不改变。Barath 的研究证明：粘结剂将改变全瓷修复体的最终颜色，树脂粘结剂、玻璃离子粘固剂、磷酸锌粘固剂的半透性依次降低。

第四节 全瓷修复体与天然牙半透性的匹配

天然牙随个体、性别、年龄、牙位等因素不同而具有不同的半透性。Kelly 等推荐在比色时应参考余留天然牙的半透性和明度来选择全瓷材料。目前的研究结果表明具有低明度、高半透性的天然牙修复最好采用 In-Ceram Spinell、Empress、Empress2；In-Ceram Spinell、Empress、Empress2 和 Procera 可用于中等明度和半透性的牙体修复；Kelly 等指出半透性低、明度高的牙体，如变色的牙体或桩核修复的基牙，应用半透性低的底层核全瓷修复材料，如 In-Ceram Alumina 或金瓷冠修复（表 9-4-1）。

综上所述，研究全瓷材料的透射性能是一个很复杂的问题，了解其重要性、测定方法、影响因素及各种全瓷体系与天然牙半透性的匹配，对于制作更加逼真的全瓷修复体具有重要的意义。

表 9-4-1 根据天然牙的半透性选择全瓷冠材料

天然牙	渗透尖晶石瓷	铸瓷	铸瓷2	致密烧结氧化铝	渗透铝瓷	氧化锆瓷	金-瓷修复材料
低明度、半透性高	√	√	√				
中等明度和半透性	√	√	√	√			
不透明、高明度					√	√	√

（蒋 丽 万乾炳）

第十章

疲劳的概念与使用寿命在全瓷修复学中的意义

陶瓷材料具有与天然牙相似的色泽和半透明性，还有良好的生物相容性、抗腐蚀性以及耐磨损性。这些优良性能都是金属、塑料和树脂材料所无法比拟的。陶瓷材料在口腔修复领域的运用越来越多，目前，临床大部分固定修复体采用了陶瓷，在烤瓷支架半固定和活动修复中也在尝试应用。各种新型陶瓷材料层出不穷，尤其是全瓷材料，从加强型烤瓷、铸造陶瓷、热压铸陶瓷、玻璃渗透陶瓷，发展到致密烧结氧化铝陶瓷、氧化锆陶瓷。

但是，陶瓷材料的脆性和低抗张强度也给口腔修复医生带来了不少麻烦和顾虑。所谓脆性是指在没有明显变形的情况下，也可以说在没有（肉眼可察觉的）先兆的情况下，修复体突然断裂（即力学失败或失效）的情况。所谓低抗张强度则指陶瓷材料抗压不抗弯的特性，此性质使陶瓷材料受力时容易从弯曲外侧断裂失效。

鉴于此，陶瓷材料学家和口腔医师把研究集中在提高陶瓷强度和韧性方面，经过长期的积累和材料学的发展，出现了不少高强度陶瓷材料，作为美学陶瓷或者结构陶瓷被应用到临床。单从机械强度而言，这些材料均已满足口腔临床的需要，如 Dicor 铸造陶瓷强度达到 112~228MPa，IPS Empress 的三点弯曲强度已有 182~260MPa，In-Ceram Alumina 有 236~600MPa，Procera AllCeram Alumina 强度升至 487~699MPa，而新近应用到口腔修复的氧化锆陶瓷更是将强度推进到 900~1200MPa。但是全瓷修复体在口腔环境中反复的咀嚼功能状态下，常常表现出令人意外的失败率，比如 Dicor 铸造陶瓷全冠在临床使用 2 年后有 2%~4% 的断裂失效，4~5 年后这一比例高达 20%~25%。陶瓷这种随着使用时间增长而出现的断裂行为就是口腔修复体和修复材料的一种疲劳行为，并且这种疲劳断裂往往是在全瓷修复体受到的正常的咬合力的情况下发生的。也就是说，修复体在使用一段时间后，在正常使用情况下，也会发生断裂。这说明陶瓷在使用一段时间后，抗破坏的能力下降，原来可以抵抗的咬合力现在已经无法对抗，材料已经"老化"了。从工程的角度来看，口腔修复体可以视为一种特殊的工程结构和部件，强度、刚度和疲劳寿命是保证其正常使用的三个基本要求。通常情况下，材料的强度和刚度决定了该材料能否承受口腔内的咀嚼应力，而材料的疲劳性能则决定了用该材料制作成的修复体能够使用的时间。因此，对陶瓷材料和结构的疲劳研究和认识具有重要的临床意义。

第一节 疲劳的原因与评价

陶瓷疲劳的本质是在使用过程中各种因素使材料表面或者内部产生微裂纹，然后微裂纹在相关推动因素的作用下发展扩大，最终达到一定的尺寸（即临界值），材料或者构件就迅速地完全断开了。在达到临界值以前的裂纹生长叫做"亚临界裂纹生长"。

陶瓷的疲劳现象可以分为三种：静疲劳、动疲劳和循环疲劳。静疲劳是由于环境介质（如水分等）逐渐降低裂纹尖端区域的断裂抗力，从而发生了类似于静载下的应力腐蚀过程从而导致的疲劳失效。动疲劳是在恒定加载速率下表现出来的因裂纹扩展而导致的失效，主要描述的是陶瓷材料的断裂特性和裂纹扩展特性。循环疲劳是指陶瓷材料在循环应力作用下的疲劳破坏和失效，是大多数陶瓷构件失效的主要形式。

材料的疲劳行为主要表现为随着时间的推移，材料在应力反复作用下出现裂纹扩展和性能下降的现象。疲劳寿命是指结构或机械直至破坏所用的循环载荷的次数或时间。材料和构件的寿命是很多人关心的问题之一，而科研工作者研究材料疲劳行为和裂纹扩展规律的重要目的之一就是要运用这些规律进行准确的寿命预测。

确定材料和构件疲劳寿命的方法主要有两类：试验法和试验分析法。试验分析法又称为科学疲劳试验法。试验法完全依赖试验研究，是最传统的方法。它直接通过与实际情况相同或相似的试验来获取所需要的疲劳数据。这种方法虽然可靠，但是对于口腔修复体，其结构复杂，加载方式、加载次数、环境条件等数量太庞大，在这种情况下，无论从人力、物力，还是从工作周期上来说，试验法都是有难度的。同时，由于修复体结构、外加载荷和口内环境的差异性，使得试验法获得的结果必须经过临床的证实。因此，试验法多从简化或者标准化模型开始。

确定疲劳寿命的分析法是依据材料的疲劳性能，对照结构所受到的载荷历程，按分析模型来确定材料的疲劳寿命。任何一个疲劳寿命分析方法都包含三部分内容：①材料疲劳行为的描述；②循环载荷下结构的响应；③疲劳累积损伤法则。

传统上，用来衡量陶瓷材料力学性能的主要指标是强度和韧性，但是作为一种需要承载应力的结构材料，为了保证其能够安全、可靠、有效地承载，必须对其疲劳特性进行深入了解。在过去100多年的疲劳研究过程中，人们对金属疲劳有了深入的了解，并且认为塑性形变是疲劳的前提和基础，而陶瓷材料缺乏塑性形变能力，因此人们普遍认为陶瓷没有疲劳。近年来，由于陶瓷构件的广泛使用，其寿命预测、可靠性分析问题才逐渐引起人们重视，经过研究，人们才逐渐认识到陶瓷的疲劳问题，陶瓷材料和构件的疲劳特性才逐渐成为力学性能研究的热点。

总的来说，对材料进行疲劳性能研究的作用主要有：①精确估算或者预测力学构件的疲劳寿命；②优选材料、优化工艺和构件结构设计，延长构件寿命；③用简单的力学性能参数，估算材料疲劳性能，简化甚至取代疲劳试验。研究材料疲劳性能的实验分析方法主要有：①通过实验描绘材料的 S-N 曲线（应力—寿命曲线）；②研究材料的疲劳裂纹扩展，找出疲劳裂纹扩展速率或亚临界裂纹生长参数，用于预测寿命。对口腔科陶瓷材料来说，疲劳性能的研究的主要目的在于估算修复体寿命、优选新型口腔科陶瓷材料、优化制作工艺和修复体结构设计。

全瓷修复体的疲劳研究对象主要针对冠和桥，其他瓷修复体如嵌体、贴面和粘结桥等可以借鉴冠桥和粘结的研究方法和结果。冠桥在早期采用同一种材料制作，属于单层结构。后来为了提高整体强度，就像金属烤瓷修复体一样，采用强度较高而美观较差的底层瓷与美观但强度不高的饰面烤瓷结合的双层结构。在研究过程中，为了更好模拟临床使用时的受力状态，还要加入粘结剂层、牙本质层或者核型、牙齿动度等条件。

无论如何模拟，瓷修复体在口内使用过程中发生破坏失效是一个很复杂的问题。修复体处于口腔复杂的应力和化学腐蚀环境中，很多因素参与了修复体破坏的过程。通过临床观察和实验室研究以及两者的结合，发现全瓷修复体破坏特点主要有以下几个方面：

1. 临床固定瓷修复体口内使用的寿命离散度很大，究其原因，主要是因为修复体在口内的破坏受到很多因素的控制和影响，因此，要准确预测修复体寿命是很困难的。

2. 临床固定瓷修复体口内破坏失效的原因非常复杂，但总的来说，其口内破坏失效是一个在咀嚼循环应力作用下，由唾液等腐蚀性因素参与的疲劳破坏的过程。

3. 系列临床观察和理论分析表明，临床固定修复体的破坏主要起源于应力集中和缺陷存在的区域。

材料疲劳断裂相关的因素有：

临床固定修复体破坏是在咀嚼应力作用下，应力集中部位的瓷层中缺陷和杂质处产生裂纹，裂纹在循环应力的反复作用下不断慢速扩展，达到临界长度以后产生迅速的失稳扩展导致修复体失效破坏。因此，修复体瓷层内存在的裂纹和缺陷是引起破坏的最主要因素。这些裂纹可能来自于瓷聚合、熔解、烧结过程，底层瓷和饰面瓷热膨胀性能的差异也会导致裂纹发生。此外，在功能状态下修复体表面磨损造成的裂纹也可能成为破坏源。

与瓷修复体疲劳有关的受力和环境：咀嚼频率、咬合接触时间、咬合力和咀嚼力的特点（大小、方向、作用点），食物、性别、年龄、牙位、咬合关系等。平均咬合力 200N 左右，紧咬牙等状况的极限咬合力可以达到 600~800N 或者更高。前牙比后牙受力小。口腔唾液的浸泡以及其他一些腐蚀性的环境因素使得修复体瓷强度下降。修复体表面的裂纹在唾液侵蚀的作用下，会出现应力腐蚀，使得裂纹扩展临界值降低，裂纹更易扩展。修复体长期处于口腔湿润环境中，陶瓷会产生静态疲劳和腐蚀性裂纹扩展，从而引起失效。在功能状态下，唾液的侵蚀以及循环咀嚼应力都是引起修复体失效的重要因素。循环应力可能引起裂纹慢速扩展导致失效破坏。外力创伤和进食咀嚼过程中的意外应力也是导致修复体破坏的因素。

瓷修复体受力后的分布除了与咬合有关外，本身受力后的应力分布还受到以下因素的影响：底层瓷与饰面瓷之间的弹性模量和其他物理性能的差异，厚度和厚度比，粘结剂厚度和弹性模量，冠的外形，其下方支持的牙体组织的弹性模量等因素。全瓷修复体还可能出现底层冠组织面裂纹和连接体部位破坏而导致失效。这些也与临床牙体预备和修复设计、制作造成的缺陷有关。

第二节　全瓷冠的疲劳特点

美国的一个研究小组运用接触力学理论和 Hertzian 接触理论对口腔科陶瓷全冠的接触破坏进行了计算和实验观察，研究了瓷层、食物或者牙尖的接触半径、全瓷冠的两层、三层复合结构等情况下的接触破坏模式。结果发现两种主要的不同的接触破坏模式：①在均质性的陶瓷材料上，看到了明显的环状裂纹区（"脆性破坏"模式）；②在非均质的材料上，观察到伴有显微破坏的界限明显的塑性屈服区（"半塑性破坏"模式）。随着瓷层厚度的增加，试件的破坏模式也会产生变化，从组织面的放射状裂纹变为表面的环状裂纹。随着接触半径的减小，试件的接触破坏极限应力也随之减小。对于临床全瓷修复体系而言，当瓷层厚度低于 1mm 时，底层瓷组织面的放射状裂纹是修复体破坏的主要模式，尤其是在底层瓷弹性模量和粘结剂弹性模量相差很大时，会加剧这种放射状裂纹的形成。在水域环境中，在循环受力的作用下，这种疲劳损伤会逐渐积聚，直至完全破坏。

基于接触式破坏以及其他的相关疲劳研究、有限元力学分析和临床及实验中失败修复体的折断面分析结果，全瓷冠的设计和制作有如下建议：①底层瓷陶瓷的强度要高以抵御放射状裂纹，弹性模量要大以优化应力分布；②饰面瓷有中等适度的断裂韧性以对抗环状裂纹生长，具备高硬度以防止产生半塑性的显微结构破坏；③在几何外形上，尽量减少牙尖曲度（即后牙牙尖和前牙切缘不突出）和冠的尺寸；④底层瓷和饰面瓷表面尽量光滑，避免采用粗砂喷砂或者用钻针打磨，尤其是在咬合接触和颈缘部位；⑤底层瓷和饰面瓷之间的热膨胀系数尽量接近以减少由此产生的有害的残余张应力；⑥全瓷冠的粘结层厚度的减少，粘结剂和核桩材料弹性模量的增加，有助于提高修复体的抗破坏力；⑦后牙冠比前牙冠的力学要求高。

一项对 IPS Empress 1 白榴石增强的热压玻璃陶瓷的试验分析法研究，通过常规方法求得亚裂纹生长参数，并计算出 12 年的强度下降情况，与 12 年的临床瓷嵌体观察出现的边缘崩瓷的概率一致，预示试验分析法在预测某些瓷修复体的寿命的准确性。目前相对预测冠的疲劳寿命还少有文献支持，多是参考长期临床观察的数据。

第三节　全瓷材料和全瓷桥的疲劳研究和使用寿命预测

全瓷固定桥对材料的要求远高于全瓷全冠，这也是为什么全瓷冠在 1970 年前就出现，而全瓷桥则足足晚了 20 年。全瓷桥一直等到 1990 年左右，才有足够力学性能的口腔科陶瓷的产生。目前几乎所有的全瓷材料均可以用于单冠的修复，但仅有氧化铝、氧化锆等少数几种全瓷材料可用于制作全瓷桥，特别是多单位固定桥。Zimmer 等对 IPS-Empress 2 全瓷冠、桥为期 3 年的临床观察显示，单冠成功率为 100%，三单位桥成功率为 72.4%。在所有临床失效的三单位桥里，有 50% 是由于连接体面积不够造成的，有 16% 是由于饰面瓷脱落造成的。其他种类的全瓷修复体的临床观察也有类似的结果。故而现在很多的疲劳研究都是针对固定桥，而不是冠。对临床破坏修复体观察、体外模拟实验和修复体受力的计算机有限元分析显示，全瓷固定桥的应力集中部位是在连接体处，大多数固定桥失败发生在连接体，桥体的跨度及其在牙列中的位置以及连接体区域的横截面积（尺寸）、位置、形态和龈方（对于单端固定桥是在咬合方）弧度对修复体破坏和寿命都有很大影响。

由于全瓷固定桥的破坏模式和薄弱环节相对比较单一，可以采用实验分析法充分利用疲劳裂纹扩展速率或者亚临界裂纹生长参数来估算不同情况下修复体的使用寿命。

陶瓷材料的疲劳研究发现，不同材料的疲劳强度的下降幅度是有差异的。比如 IPS Empress 2 的饰面瓷有原来的 Empress veneer 和新近推出的 Eris，虽然两者的初始强度和韦伯模数比较接近，但是具有较高亚临界裂纹生长参数的 Eris 在经过 5 年使用后的估算疲劳强度将近是前者的两倍。尽管如此，在文献中经常发现一个趋势，初始强度高的全瓷材料，其断裂韧性、弹性模量、亚临界裂纹生长参数也高，在相同制作条件下，韦伯模数也有这种走向；不含玻璃的全瓷材料比含有玻璃的初始强度、韦伯模数、断裂韧性、亚临界裂纹生长参数高，含有玻璃少的材料比含玻璃多的高；含有具有能够相变增韧的氧化锆的底层陶瓷材料相对来说不仅初始强度和断裂韧性很高，而且比含有氧化铝的底层陶瓷的抗疲劳性能也好。多数研究显示陶瓷材料都对水域环境敏感，在水域环境中抗疲劳性能下降。需要指出的是，最新的氧化锆－氧化铝陶瓷的力学性能得到更大的提高，不仅初始强度较高，断裂韧性非常突出，能够更明显地抵抗裂纹生长。

在目前所能使用的全瓷材料中，还没有一种材料称得上完美，即既能够充分抵抗破坏又能展示满意的颜色和半透明性。幸运的是，临床上前牙修复体对美观的要求高而受到咬合力相对低（即对材料的耐用性要求低）。反之，后牙修复体受到的咬合力大，要求耐用性高，而对美观的要求低。因此，临床上可以针对性地进行全瓷材料的选择。一般来讲，In-Ceram Spinell、IPS Empress、IPS Empress 2 具备较好的半透明性和颜色，适合较高和中等的半透明要求；Procera AllCeram Alumina 的颜色为象牙白，有一定半透明性，适合中等要求的半透明性。含氧化锆的陶瓷强度较高但透光性较差，适合后牙区的修复，尤其是没有半透明性且成白色状的致密氧化锆陶瓷。

（王　航）

参 考 文 献

1. 姚江武. 现代口腔色彩学. 厦门：厦门大学出版社，2000.

2. Johnson W M，Reibick M H. Color and translucency changes during and after cutting of esthetic restorative materials. Dent Mater，1997，13(1)：89.

3. Heffernan M J，Aquilino S A，Diaz-Arnold A M. Relative translucency of six all-ceramic system. Part I：Core materials. J Prosthet Dent，2002，88：4-9.

4. 万乾炳，杜传诗. 一种新型的全瓷修复体——In-Ceram. 国外医学：口腔医学分册，1997，24（1）：3.

5. Antonson S A，Anusavice K J. Contrast ratio of veneering and core ceramics as a function of thickness. Int J Prosthodont，2001，14(4)：316-320.

6. Zhang Y，Griggs J A. Influence of powder/liquid mixing ratio on porosity and translucency of dental porcelains. J Prosthet Dent，2004，91(2)：128-135.

7. 孟玉坤，巢永烈，廖运茂. 反复烧烤对渗透陶瓷 - 面瓷复合体颜色的影响. 实用口腔医学杂志，2003，19(2)：132-135.

8. 吴海树，丛蕾，由明德，等. 烧结温度对瓷修复体半透性的影响. 口腔材料器械杂志，2000，9(4)：208-209.

9. 孟玉坤，巢永烈，廖运茂. GI- II 型渗透陶瓷全瓷底层材料透射率的测定. 华西口腔医学杂志，2002，20(5)：367-369.

10. Kelly J R，Nishimural，Campbell S D. Ceramic in dentistry：historical roots and current perspectives. J Prosthet Dent，1996，75：18-32.

11. Holloway J A，Miller R B. The effect of core translucency on the aesthetics of all-ceramic restorations. Pract Periodontics Aesthet Dent，1997，9：567-574.

12. Heffernan M J，Aquilino S A，Diaz-Arnold A M. Relative translucency of six all-ceramic system. Part II：Core and veneer materials. J Prosthet Dent，2002，88：10-15.

13. Vichi A，Ferrari M，Davidson CL. Influence of ceramic and cement thickness on the masking of various types of opaque post. J Prosthet Dent，2000，83：412.

14. Nakamura T，Saito O，Fuyikawa J. Influence of abutment substrate and ceramic thickness on the colour of heat-pressed ceramic crowns. J Oral Rehabi，2002，29(9)：805-809.

15. Carossa S，Lombardo S，Pera P. Influence of posts and cores on light transmission through different all-

ceramic crowns: Spectrophotometric and clinical evaluation. Int J Prosthodont, 2001, 14: 9-14.

16. Lopes G C, Baratieri L N, Caldeira-de-Andrada M A, et al. All-ceramic post core, and crown: technique and case report. J Esthet Restor Dent, 2001, 13(5): 285-295.

17. Ahmad I. Zirconium oxide post and core system for the restoration of an endodontically treated incisor. Pract Periodontics Aesthet Dent, 1999, 11(2): 197-204.

18. Peter Y, Saqib R Q, Joseph P D. Effect of adding opaque porcelain on the final color of porcelain laminates. J Prosthet Dent, 1997, 77(2): 136-140.

19. Barath V S, Faber F J, Westland S, et al. Spectrophotometric analysis of all-ceramic materials and their interaction with luting agents and different backgrounds. Adv Dent Res, 2003, 17: 55-60.

20. Sorensen J A, Choi C, Fanuscu M I, et a1. A clinical trial of all-ceramic crown restorations. Pract Proced Aesthet Dent, 2003, Suppl: 33-38.

21. 陈治清. 口腔生物材料学. 北京: 化学工业出版社, 2004.

22. 徐恒昌. 口腔材料学. 北京: 北京大学医学出版社, 2005.

23. 徐君伍. 口腔修复理论与临床. 北京: 人民卫生出版社, 1999.

24. 张志君. 电脑比色技术 - 口腔器械学. 成都: 四川大学出版社, 2000.

25. Billmeyer F W, Saltzman M. Principles of color technology.2nd ed. New York: John Wiley & Sons, 1981.

26. Denissen H, Mangano C, Nava V, et al. Atlas of porcelain restorations. Padua, SPA: Piccin Nuova libraria, 1900.

27. Akkayan B, Gulmez T. Resistance to fracture of endodontically treated teeth restored with different post systems. J Prosthet Dent, 2002, 87(4): 431-437.

28. Butz F, Lennon A M, Heydecke G, et al. Survival rate and fracture strength of endodontically treated maxillary incisors with moderate defects restored with different post-and-core systems: an in vitro study. Int J Prosthodont, 2001, 14(1): 58-64.

29. 樊明文. 现代临床医学妇儿及五官科进展: 口腔分册. 北京: 科学技术文献出版社, 2006.

30. Jean-Francois Roulet. 牙体修复学新进展. 赵守亮, 译. 北京: 人民军医出版社, 2005.

31. Herbert T.Shillingburg. 固定修复学精要. 冯海兰, 译. 北京: 人民军医出版社, 2005.

32. 王光华, 彭式韫. 牙体修复学. 北京: 人民卫生出版社, 2007.

33. 赵云凤. 现代固定修复学. 北京: 人民军医出版社, 2007.

34. 刘峰. 口腔美学修复临床实战. 北京: 人民卫生出版社, 2007.

35. 章非敏. 牙科全瓷修复技术. 南京: 凤凰出版传媒集团, 江苏科学技术出版社, 2007.

36. Shillingburg H T, Hobo S, Whitsett LD, et al. Fundamentals of fixed prosthodontics.3rd Ed. Quintessence Publishing Co. Inc.

37. Shillingburg H T. 牙体预备的基本原则. 刘荣森, 译. 北京: 人民军医出版社, 2005.

38. 陈吉华, 森修一, 永野清司. 现代临床金属烤瓷修复学. 西安: 陕西科技出版社, 1998.

39. 巢永烈. 口腔修复学. 北京: 人民卫生出版社, 2006.

40. 荆其诚, 焦书兰, 喻柏林, 等. 色度学. 北京: 科学出版社, 1979.

41. Sirimai S, Riis D N, Morgano S M. An in vitro study of the fracture resistance and the incidence of

vertical root fracture of pulpless teeth restored with six post-and-core systems. J Prosthet Dent，1999，81(3)：262-269.

42．Nicholson J W．Adhesive dental materials and their durability．International Journal of adhesion and adhesives.2000，20(1)：11 - 16.

43．Alkhiary Y M，Morgano S M，Giordano R A．Effects of acid hydrolysis and mechanical polishing on surface residual stresses of low-fusing dental ceramics．J Prosthet Dent，2003，90(2)：133-142.

44．Attar N，Tam L E，McComb D．Mechanical and physical properties of contemporary dental luting agents．J Prosthet Dent，2003，89 (2)：127 -134.

45．Aykent F，Usumez A，Ozturk A N，et al．Effect of provisional restorations on the final bond strengths of porcelain laminate veneers．J Oral Rehabil，2005，32(1)：46-50.

46．Begazo C C，de Boer H D，Kleverlaan C J，et al．Shear bond strength of different types of luting cements to an aluminum oxide-reinforced glass ceramic core material．Dent Mater，2004，20(10)：901-907.

47．Burke F J，Fleming G J，Nathanson D，et al．Are adhesive technologies needed to support ceramics? An assessment of the current evidence．J Adhes Dent，2002，4(1)：7-22.

48．Bhamra G，Palin W M，Fleming G J．The effect of surface roughness on the flexure strength of an alumina reinforced all-ceramic crown material．J Dent，2002，30(4)：153-160.

49．Cho B H，Dickens S H．Effects of the acetone content of single Solution dentin bonding agents on the adhesive layer thickness and the microtensile bond strength．Dent Mater，2004，20(2)：107-115.

50．Courson F，Bouter D，Ruse N D，et al．Bond strengths of nine current dentine adhesive systems to primary and permanent teeth．J oral Rehabil，2005，32(4)：296-303.

51．Dagostin A，Ferrari M．Effect of resins sealing of dentin on the bond strength of ceramic restorations．Dent Mater，2002，18(4)：304-310.

52．Dumfahrt H，Gobel G．Bonding porcelain laminate veneer provisional restorations：An experimental study．J Prosthet Dent，1999，82(3)：281-285.

53．El Zohairy A A，De Gee A J，Mohsen M M，et al．Effect of conditioning time of self-etching primers on dentin bond strength of three adhesive resin cements．Dent Mater，2005，21(2)：83-93.

54．Elias A C，Sheiham A．The relationship between satisfaction with mouth and number，position and condition of teeth：studies in Brazilian adults．J Oral Rehabil，1999，26(1)：53-71.

55．Emami N，Soderhm K J．How light irradiance and curing time affect monomer conversion in light-cured resin composites．Eur J oral sci，2003，111(6)：536-542.

56．Ferrari M，Cagidiaco M C，Vichi A，et al．Bonding of all-porcelain crowns：structural characteristics of the substrate．Dent Mater，2001，17(2)：156-164.

57．Fllho A M，Vieira L C，Araujo E，et al．Effect of different ceramic surface treatments on resin microtensle bond strength．J Prosthodont，2004，13(1)：28-35.

58．Friedl K H，Schmalz G，Hiller K A，et al．Marginal adaption of class V restorations with and without "softstart-polymerization"．Oper Dent，2000，25(1)：26-32.

59．Frankanberger R，Perdigao J，Rosa B T，et al．"No-bottle" vs "multi-bottle" dentin adhesives - a microtensile bond strength and morphological study．Dent Mater，2001，17(5)：373-380.

60. Fujitani M，Harima T，Shintani H. Does Er：YAG or CO_2 laser ablation of dentin affect the adhesive properties of resin bonding systems？ International Congress Series，2003，1248: 161-166.

61. Fuentes V，Ceballos L，Onorio R，et al. Tensile strength and microhardness of treated human dentin. Dent Mater，2004，20(6): 522-529.

62. Furukawa K，Inai N，Tagami J. The effects of luting resin bond to dentin on the strength of dentin supported by indirect resin composite. Dent Mater，2002，18(2): 136-142.

63. Graham J D，Johnson A，Wildgoose D G，et al. The effect of surface treatments on the bond strength of a nonprecious alloy-ceramic interface. Int J Prosthodont，1999，12(4): 330-334.

64. Hashimoto M，Ohno H，Kaga M，et al. Over-etching effects on microtensile bond strength and failure patterns for two dentin bonding systems. J Dent，2002，30(2-3): 99-105.

65. Hiraishi N，Kitasako Y，Nikaido T，et al. Effect of artificial saliva contamination on pH value change and dentin bond strength. Dent Mater，2003，19(5): 429-434.

66. HooShmand T，van Noort R，Keshvad A. Bond durability of the resin-bonded and silaine treated ceramic surface. Dent Mater，2002，18(2): 179-188.

67. Hofmann N，Papsthart G，Hugo B，et al. Comparison of photo-activation versus chemical or dual-curing of resin-based luting cements regarding flexural strength，modulus and surface hardness. J Oral Rehabil，2001，28(11): 1022-1028.

68. Janda R，Roulet JF，Wulf M，et al. A new adhesive technology for all-ceramics. Dent Mater，2003，19(6): 567-573.

69. Janda R，Roulet J F，Kaminsky M，et al. Color stability of resin matrix restorative materials as a function of the method of light activation. Eur J Oral Sci，2004，112(3): 280-285.

70. Jedynakiewicz N M，Martin N. The effect of surface coating on the bond strength of machinable ceramics. Biomaterials，2001，22(7): 749-752.

71. Jones S E B. The story of adhesion and developments in dentistry. Int J Adhesion and Adhesives. 1995，15(2): 109-113.

72. Mausner I K，Goldstein G R，Georgescu M. Effect of two dentinal desensitizing agents on retention of complete cast coping using four cements. J Prosthet Dent，1996，75(2): 129-134.

73. Miyazaki M，Onose H，Moore B K. Analysis of the dentin-resin interface by use of laser Raman spectroscopy. Dent Mater，2002，18(8): 576-580.

74. Monlin P，Degrange M，Picard B. Influence of surface treatment on adherence energy of alloys used in bonded prosthetics. J Oral Rehabil，1999，26(5): 413-421.

75. Nakamura S，YOShida K，Kamada K，et al. Bonding between resin luting cement and glass infiltrated alumina reinforced ceramics with silane coupling agent. J Oral Rehabil，2004，31(8): 785-789.

76. Nogami T，Tanoue N，Atsuta M，et al. Effectiveness of two liquid silane primers on bonding sintered feldspathic porcelain with a dual-cured composite luting agent. J Oral Rehabil，2004，31(8): 770-774.

77. Patzer G L. Understanding the causal relationship between physical attractiveness and self-esteem. J Esthet Dent，1996，8(3): 144-147.

78. Peumans M，Van Meerbeek B，Lambrechts P. et al. Porcelain veneers: a review of the literature. J

Dent，2000，28(3)：163-177.

79. Piwowarczyk A，Lauer H C，Sorensen J A. Microleakage of various cementing agents for full cast crowns. Dent Mater，2005，21(5)：445-453.

80. Pioch T，Stotz S，Buff E，et al. Influence of different etching times on hybrid layer formation and tensile bond strength. Am J Dent，1998，11 (5)：202-206.

81. Kato H，Matsumura H，Atsuta M. Effect of etching and sandblasting on bond strength to sintered porcelain of unfilled resin. J oral Rehabil，2000，27(2)：103-110.

82. Kern M，Wegner S M. Bonding to zirconia ceramic：adhesion methods and their durability. Dent Mater，1998，14(1)：64-71.

83. Komine F，Tomic M，Gerds T，et al. Influence of different adhesive resin cements on the fracture strength of aluminum oxide ceramic posterior crowns. J Prosthet Dent，2004，92(4)：359-364.

84. Kumbuloglu O，Lassila L V，User A，et al. Shear bond strength of composite resin cements to lithium disilicate ceramics. J oral Rehabil，2005，32(2)：128-133.

85. Kumbuloglu O，User A，Toksavul S，et al. Intra-oral adhesive systems for ceramic repairs：a comparison . Acta Odontol Scand，2003，61(5)：268-272.

86. Luthy H，Filser F，Loeffel O，et al. Strength and reliability of four-unit all-ceramic posterior bridges. Dent Mater，2005，21(10)：930-937.

87. Lu Y C，Tseng H，Shih Y H，et al. Effects of surface treatments on bond strength of glass-infiltrated ceramic. J Oral Rehabil，2001，28(9)：805-813.

88. Pospiech P. All-ceramic crowns：bonding or cementing? Clin Oral Investig，2002，6(4)：189-197.

89. Priest G，Priest J. Promoting esthetic procedures in the prosthodontic practice. J Prosthodont，2004，13(2)：71-72.

90. Rahiotis C，Kakaboura A，Loukidis M，et al. Curing efficiency of various types of light-curing units. Eur J oral Sci，2004，112(1)：89-94.

91. Saracoglu A，Cura C，Cotert H S. Effect of various surface treatment methods on the bond strength of the heat-pressed ceramic samples. J Oral Rehabil，2004，31(8)：790-797.

92. Saygili G，Sahmali S. Effect of ceramic surface treatment on the shear bond strengths of two resin luting agents to all ceramic materials. J Oral Rehabil，2003，30(7)：758-764.

93. Seghi R R，Sorensen J A. Relative flexural strength of six new ceramic materials. Int J Prosthodont，1995，8(3)：239-246.

94. Sen D，Poyrazoglu E，Tuncelli B，et al. Shear bond strength of resin luting cement to glass-infiltrated porous aluminum oxide cores. J Prosthet Dent，2000，83(2)：210-215.

95. Shimada Y，Yamaguchi S，Tagami J. Micro-shear bond strength of dual cured resin cement to glass ceramics. Dent Mater，2002，18(5)：380-388.

96. Shinchi，M J，Soma K，Nakabayashi N. The effect of phosphoric acid concentration on resin tag length and bond strength of a photo-cured resin to acid-etched enamel. Dent Mater，2000，16(5)：324-329.

97. Soeno K，Suzuki S，Yokomichi R，et al. Evaluation of a novel dentin bonding system compared to commercial bonding system. J Dent，2004，32(4)：315-320.

98. Sproull R C. Color matching in dentistry. Part I: The three-dimensional nature of color. J Prosthet Dent, 1973, 29(4): 416-424.

99. Stappert C F, Stathopoulou N, Gerds T, et al. Survival rate and fracture strength of maxillary incisors, restored with different kinds of full veneers. J oral Rehabil, 2005, 32(4): 266-272.

100. Szep S, schmid C, Weigl P, et al. effect of the silicone disclosing procedure on the shear bond strength of composite cements to ceramic restorations. J Prosthet Dent, 2003, 89(1): 60-65.

101. Usumez A, Ozturk AN, Usumez S, et al. The efficiency of different light sources to polymerize resin cement beneath porcelain laminate veneers. J Oral Rehabil, 2004, 31(2): 160-165.

102. Walls A W, Steele J G, Wassell R W. Crowns and other extra-coronal restorations: porcelain laminate veneers. Br Dent J, 2002, 193(2): 73-76, 79-82.

103. Blatz M B, Sadan A, Martin J, et al. In vitro evaluation of shear bond strengths of resin to densely-sintered high-purity zirconium-oxide ceramic after long-term storage and thermal cycling. J Prosthet Dent, 2004, 91(4): 1356-1362.

104. Blatz M B, Sadan A, Soignet D, et al. Long-term resin bond to densely sintered aluminum Oxide ceramic. J Esthet Restor Dent, 2003, 15(6): 362-369.

105. Braga R R, Ballester R Y, Ferracane J L. Factors involved in the development of polymerization shrinkage stress in resin-composites: A systematic review. Dent Mater, 2005, 21(10): 962-970.

106. Barkmeier W W, Shaffer S E, Gwinnett A J. Effects of 15 vs 60 second enamel acid conditioning on adhesion and morphology. Oper Dent, 1986, 11(3): 111-116.

107. Chang J C, Hart D A, Estey A W, et al. Tensile bond strengths of five luting agents to two CAD-CAM restorative materials and enamel. J Prosthet Dent, 2003, 90(1): 18-23.

108. Watkin A, Kerstein R B. Improving darkened anterior peri-implant tissue color with zirconia custom implant abutments. Compend Contin Educ Dent. 2008, 29(4): 238-240, 242.

109. Knode H, Sorensen J A. Fracture strength of ceramic single tooth implant restoration. J Dent Res, 1992, 71(1137): 248.

110. Yildirim M, Fischer H, Marx R, et al.In vivo fracture resistance of implant-supported all-ceramic restorations.J Prosthet Dent, 2003, 90(4): 325-331.

111. Piwowarczyk A, Lauer H C, Sorensen J A. The shear bond strength between luting cements and zirconia ceramics after two pretreatments. Oper Dent, 2005, 30 (3) : 382 - 388.

112. Adatia N D, Bayne S C, Cooper L F,. et al. Fracture resistance of yttria-stabilized zirconia dental implant abutments. J Prosthodont, 2009, 18(1): 17-22.

113. Yüzügüllü B, Avci M.The implant-abutment interface of alumina and zirconia abutments.Clin Implant Dent Relat Res, 2008 , 10(2): 113-121.

114. Linkevicius T, Apse P. Influence of abutment material on stability of peri-implant tissues: a systematic review. Int J Oral Maxillofac Implants, 2008 , 23(3): 449-456.

115. Bae K H, Han J S, Seol Y J, et al. The biologic stability of alumina-zirconia implant abutments after 1 year of clinical service: a digital subtraction radiographic evaluation. Int J Periodontics Restorative Dent, 2008 , 28(2): 137-143.

116. Cho H W，Dong J K，Jin T H，et al．A study on the fracture strength of implant - supported restorations using milled ceramic abutments and all-ceramic crowns．Int J Prosthodont，2002，15(1)：9-13.

117. 杨炎忠，周延民，田小华，等．不同结构氧化锆瓷基台及种植体周骨壁应力的有限元分析．现代口腔医学杂志，2008，6：624-627.

118. Brodbeck U．The ZiReal post：A new ceramic implant abutment．J Esthet Restor Dent，2006，15（1）：10-24.

119. Garine W N，Funkenbusch P D，Ercoli C，et al．Measurement of the rotational misfit and implant-abutment gap of all-ceramic abutments．Int J Oral Maxillofac Implants，2007，22(6)：928-938.

120. Butz F，Heydecke G，Okutan M，et al．Survival rate，fracture strength and failure mode of ceramic implant abutments after chewing simulation．Journal of Oral Rehabilitation，2005,32(11)：838-843.

121. 陈卓凡 李宝如，赵克，等．瓷基台在前牙种植修复中的临床应用．中国口腔种植学杂志，2005,3：132-134.